SHIYONG ZHONGZHENG HULI JISHU

实用重症护理技术

郑 娜 郭 静 杨雅景／编著

U0363560

中国纺织出版社有限公司

图书在版编目（CIP）数据

实用重症护理技术 / 郑娜，郭静，杨雅景编著． --
北京：中国纺织出版社有限公司，2022.8
　ISBN 978-7-5180-9686-2

　Ⅰ.①实… Ⅱ.①郑… ②郭… ③杨… Ⅲ.①险症—
护理学 Ⅳ.①R459.7

　中国版本图书馆CIP数据核字（2022）第124237号

责任编辑：傅保娣　　责任校对：高　涵　　责任印制：王艳丽

中国纺织出版社有限公司出版发行
地址：北京市朝阳区百子湾东里A407号楼　邮政编码：100124
销售电话：010—67004422　传真：010—87155801
http://www.c-textilep.com
中国纺织出版社天猫旗舰店
官方微博http://weibo.com/2119887771
三河市宏盛印务有限公司印刷　各地新华书店经销
2022年8月第1版第1次印刷
开本：710×1000　1/16　印张：19.25
字数：297千字　定价：88.00元

编委会

编　著

郑　娜（四川省医学科学院·四川省人民医院）

郭　静（四川省医学科学院·四川省人民医院）

杨雅景（四川省医学科学院·四川省人民医院）

编　者（排名不分先后）

张文婷（四川省医学科学院·四川省人民医院）

冉亚萍（四川省医学科学院·四川省人民医院）

潘媛媛（四川省医学科学院·四川省人民医院）

杨玉洁（四川省医学科学院·四川省人民医院）

王红玉（四川省医学科学院·四川省人民医院温江医院）

王　娜（四川省医学科学院·四川省人民医院温江医院）

盛　静（四川省医学科学院·四川省人民医院彭山医院）

曾洪英（四川省人民医院友谊医院）

唐　琳（四川省人民医院友谊医院）

马　莉（遂宁市第一人民医院）

前　言

随着社会的发展、人口的老龄化、生活压力的增大及生活节奏的加快,重症患者不断增多,重症救护工作越来越受到广泛重视,而社会的进步和科学技术的迅速发展也推进了急救医疗服务体系的不断完善和发展,尤其是新的急救技术和急救手段的不断出现,对医护人员的救护水平也提出了更高的要求。

急危重症患者的护理是护理工作的重点和难点。近年来,急诊医学飞速发展,急危重症疾病研究不断深入,使急危重症护理工作成为当前临床护理工作中的一项艰巨而又重要的任务,急救应对能力已成为衡量医护人员工作质量的重要指标。现代急救理念的更新,各种新的急救治疗仪器、监测仪器的更新问世,新的救护技术和监测技术不断地应用于临床,这些都对医护人员提出了更高的要求。临床护士不仅要有扎实的基本医学知识和护理理论,还需要丰富的护理实践经验并借鉴他人的宝贵经验,不断更新知识,指导自己的护理实践活动,为急危重症患者提供优质护理,提高救治成功率,降低病死率和致残率,最大限度地减低疾病和损伤带来的痛苦,维护急危重症患者的身心舒适。

随着现代医学的快速发展,临床护理学有了明显的发展,由于急危重症护理的特殊工作性质,要求更加严格,技术也需更加精湛。在临床各科中都存在一些急危重症,这类病症起病急,病情危重且变化迅速,常同时存在重要器官和系统严重的病理变化,危及患者的生命。因此,要求急危重症护理人员必须具备良好的心理素质、全面的专业知识和丰富的临床经验,通晓各种急危重症的护理方法,熟悉各种急危重症监护的技术操作,掌握急危重症监护和治疗设备的使用方法,及时发现患者的主要问题,在紧急情况下能够对急危重症患者快速做出准确的判断、抢救,并采取有效的护理措施,密切配合医生抢救患者生命,从而提高抢救成功率,提高整体护理质量。护理相关学科的发展日新月异,基础研究和临床实践都出现了大量新观点、新技术、新方法,使患者得到了快速、有效的护理与治疗。同时也要求现代护理人员不仅要继承发扬传统医学中的宝贵经验,更需掌握现代科学赋予护理与治疗的新内涵,以求更好地为患者服务。

编著者

2022年4月

目　录

第一章　急危重症护理概述

第一节　急危重症护理的概念和范畴

一、急危重症医学的概念和历史

（一）急危重症医学的概念

急危重症医学是研究危及生命的急危重症状态的发生、发展规律及其诊治方法的临床学科，是医学进步的重要标志之一，其发展极大地提高了急危重症患者的抢救成功率。在医学上，处于病危、情况紧急的患者通常会出现身体功能下降、身体信息发生不良变化等现象。为了帮助急危重症患者获得较好的救治，我国推出急危重症医学这一学科，该学科注重对病情较严重的患者进行分析和救治，救治过程中，注重对患者身心的关注，并且运用先进的医学仪器来帮助患者减轻痛苦。在对患者进行救治时，会对患者的身体情况进行实时监控，并对其病情进行较好的控制，以减轻患者的痛苦，使患者获得康复的机会。

（二）急危重症医学的历史

急危重症医学是一门新兴的临床医学。20世纪60年代，电子医疗仪器（如心电监护仪、除颤器、人工呼吸机、血液透析机等）开发并迅速应用于临床，重症监护病房（ICU）的建立以及美国急诊医学会和危重病医学会的成立，促进了急危重症医学的发展。我国于20世纪80年代成立了急危重症医学专业，1986年成立了中华急诊医学专业委员会，2005年成立了中国危重症医学专业委员会。急危重症医学在我国得到迅速发展。

二、急危重症护理的范畴

急危重症护理具有综合性及跨学科的特点，其任务、功能和职责等方面具有独立性、综合性与协作性。它的研究范畴比较广泛，主要包括院前急救、院内急诊救护、急危重症救护、意外伤害急救、急性中毒处理、突发事件救护、急危重症护理教育和科研及人才培训等。

1.院前急救。院前急救是指发病急、病情恶化的患者，来到医院进行救治时的准备工作。在这一环节需要医生和护士对其进行紧急救治，并时刻需要有医护人员在旁监控。这一环节也是正式开始救治的第一步任务。

2.院内急诊科救护。院内急诊科救护是指医院急诊科（室）的医护人员接收经院前急救后、现场第一目击者、伤病员家属送来的或用其他方法到医院救治的各种急诊伤病员，对其进行抢救治疗和护理，并根据病情变化，对患者做出出院、留院观察、立即手术、收住专科病房或收住重症监护病房（ICU）的决定。这是院前急救的延续，是急救医疗服务体系的第二个重要环节。

3.重症监护病房（ICU）救护。ICU救护是指受过专门培训的医护人员，在备有先进监护设备和急救设备的复苏室、抢救室、急诊监护室（EICU），对收治的各类危重症伤病员，运用先进的医疗技术、现代化的监护和抢救设备，实施集中地加强治疗和护理，从而使伤病员度过危险期，是现代医疗水平的体现，是急救医疗服务体系的第三个重要环节。

4.意外伤害急救。意外伤害急救是指意外伤害发生时，对意外伤害（烧伤、中暑、溺水等）进行现场急救和医院救护。

5.急性中毒处理。研究和诊治各类急性中毒是急危重症护理的重要内容。毒物范围很广，包括工业毒物、农药、医用药物、家用杀虫剂等。既往研究结果表明，当今有1/20的生病原因在于中毒，且以乡村地区的中毒人数居多，主要是由于无意或有意吸食农药所致。在城市发展过程中，大量的有害物体被排放到空气中、河流中，从而导致人们的生存环境遭到破坏，对人的身体健康造成严重的危害。

6.突发事件救护。突发事件救护是指当突发灾难（如地震、火灾等）时，对众多受灾的伤病员采取有效的救治及减灾免难的急救措施。

7.急危重症护理教育和科研及人才培训。建立有效的现代化急救呼救和通信系统，配备各种救护伤病员的抢救设备和交通工具，通过多种教育形式，组织现有护理人员学习急救医学知识,有计划地组织急救医学讲座,规范化培训急救专业人员,加强急危重症护理教学工作,开展急危重症护理科学研究及情报、信息交流工作,以提高其整体素质和急救水平等都是急危重症科学管理的内容。

第二节　急危重症护理的原则和内容

一、急危重症护理原则

急危重症护理的根本原则:一是赢得宝贵时机(时效观念),二是挽救生命(生命第一原则)。

急危重症护理的基本原则:一是强调整体观念,二是保护重要脏器(生命支持)。

二、急危重症护理特点、方法与内容

1.及时有效救护。急危重症患者病情危重,危及生命,变化急骤,及时有效的救护是抢救成功的关键。

2.高效率、强预见性。对急危重症患者进行救治时需要动态监测、细致观察和采取针对性强的积极治疗措施,这就要求护理人员工作效率高,预见性强。

3.高素质护理队伍。急危重症护理人员工作紧张繁忙,责任重大,要有高度的责任心和良好的独立思维能力。因此,必须有一支热爱专业、掌握多学科急救知识与技能的高素质的护理队伍。

4.思维方法。在对患者进行救治的过程中,首先需要对患者的实际情况进行较好的把握。厘清思路,将患者按照一定的患病程度来进行划分。以救治病重患者优先,处理好紧急问题。具有大局观念,避免错过最佳救治时间。

5.服从结论。实践上要服从循证医学和护理理论,遵循必然、肯定的规律,运用确切、有把握的操作技术。

6.急救和护理技术娴熟。其主要包括:①急,护理技术要求做到稳、准、快、好;②稳,动作轻柔、协调、灵巧、稳定,富有条理;③准,熟练掌握各种急危重症护理技术流程,处置操作做到规范化,准确无误;④快,动作熟练,忙而不

乱,手疾眼快,干净利落,高效率、高质量地完成急救护理任务;⑤好,技术质量高,效果好。

7.各环节配合。全力抢救急危重症患者的过程中需要集中优势的诊疗、护理力量和精诚合作的团队精神,并争取院内有关部门的合作,以保证各环节救护工作的衔接和开展。

8.具备及时洞察和随机应变的能力。在对患者进行救治的过程中,首先需要仔细观察患者的病情,然后通过娴熟的医学知识和先进的医疗设备剖析病情。还应对重病患者进行实时的监管,一旦发现存在问题,即应积极采取救治方案,并对发病的患者采用应急措施,帮助患者脱离生命安全,对患者尽快进行抢救,使患者可以安全度过重病阶段,从而有机会获得新的生命。

9.重视心理护理。重病患者通常会存在一定的心理健康问题,这大大影响患者的身体健康。为了使患者可以情绪稳定,并获得较好的发展,应当对患者的心理进行疏导,使患者不再惧怕病魔,并愿意积极主动地配合治疗,这样有利于患者身体获得更好的救治,使患者的生命安全得到保障。要注意保护性医疗,不能用语言或非语言形式流露无法抢救的信息,尽量守护在患者床旁,以减轻或消除患者的心理压力。

10.医护人员和患者之间的友好互动关系。可以使患者更加安心,并使自己的身心得到健康的发展。在与患者进行沟通交流的过程中,医生应当注重患者的身体情况及心理变化,通过安抚患者情绪的方式,来拉近与患者之间的关系,使患者更愿意和医生交流,并将其自身的实际情况和心中的想法向医生进行说明,这样有利于医生为患者带来更好、更具有针对性的救治方案。

11.与患者家属建立起良好的交流关系。医生不仅需要与患者建立起友好关系,还应当与患者家属建立起良好的交流互动关系,使患者家属愿意相信医生,并将病患的情况与医生进行交流,有利于帮助患者恢复健康。同时向患者家属介绍寻求社会救助的渠道和信息。

12.加强基础护理。急危重症患者生活不能自理,对环境的适应能力差,因此要做好口腔、眼和皮肤的护理,采取舒适体位,促进排痰和及时吸痰,保持气道通畅,促进排泄。保持室内温度湿度适宜,空气新鲜,环境清洁、安静。

13.严格执行规程和制度。急危重症患者病情复杂、抵抗力低、易发生交叉感染,要严格执行无菌技术操作规程和消毒隔离制度。

14.做好病情详细记录。其主要包括:①意识状态、瞳孔反射、对光反射、四肢反射、肢体活动状况等;②患者心率、身体外部的健康情况、气色及面色;③呼吸是否通畅、是否可以正常地吸入氧气;④尿液的颜色是否正常、尿液中是否掺有杂质、尿量是否正常;⑤大便的颜色、形状、气味是否正常;⑥进行抽血的过程中,检验血液的黏度、颜色是否正常;⑦在对患者进行抢救的过程中,使用的方式是否会刺激患者;⑧对患者应当进行过敏检测,以避免出现不良反应。

第三节　急危重症护理人员应具备的基本素质

一、高度的责任心和同情心

医护人员应当具有职业道德和怜悯之心,明确身为医生的社会责任感,对他人的生命负责,对社会具有使命感。身为医生应当严格要求自己,尽可能避免因自身的疏忽给患者带来不可挽回的影响。医者更应当善意地对待病患,因其本身就在遭受着病痛的折磨,在身体和心理上都承担着巨大的折磨,这使得病患需要更多的善意和帮助,才可以使其存在生的希望。因此,医者应当具有高尚的品质,敬畏生命,学好专业知识和技能,担负起救死扶伤的责任。

二、渊博的知识和精湛的救护技能

急危重症护理工作涉及内、外、妇、儿等临床各科,且病情变化复杂迅速,因此,急危重症护理人员必须具有扎实的医学基础理论和专业理论知识,识记与急危重症护理相关的知识;还要具有较高的智力,可以针对患者的病情及时发现问题,并做出应急措施;遇到问题时要积极地进行分析,尽快采取解决方案;不断学习、不断实践,丰富自己的能力,保障每一例患者都可以得到最大程度上的救助。

三、良好的身体素质和心理素质

急危重症护理工作的紧急性和突发性,要求急危重症护理工作者必须注意锻炼身体,做到身心健康,才能胜任长途跋涉和颠簸、伤员搬运等急救工作的需要。同时应保持良好的精神、心理状态和稳定的情绪,掌握人际交流、沟通的技巧,与患者及其家属建立协调的合作关系,特别是面对突发事件的大批危重伤病员的急救时,更要具有处变不惊、有条不紊、忙而不乱的应急能力。

所需的急救技能主要包括:①能独立处理各种急病症(休克、晕厥、脑血管意外、重症支气管哮喘、急性冠脉综合征、急性上消化道出血、糖尿病急症等);②学会心肺脑复苏术;③掌握现场急救技术;④熟练使用输液泵、呼吸器、生理监护仪、血糖仪及分析血气报告等;⑤能开展气道开放技术、电除颤、深静脉置管、动脉穿刺、洗胃术等;⑥知道急重症伤病员心理护理要点及沟通技巧;⑦掌握突发事件的急救及应急预案。

第二章　意外伤害患者的护理

第一节　中暑

炎热的夏季会导致人们出现中暑现象,中暑的人通常会出现晕厥、四肢无力等现象。这主要是由于高温环境对人体的健康产生了威胁,人体组织遭到破坏,无法正常运转,汗腺与水分大量流失,导致人体正常的组织系统遭到破坏,进而引发人体的神经出现问题,造成大脑的短暂晕厥及心脏的急促运行,对人体的健康造成较大的不良影响。中暑属于一种急症,临床表现为突然发生的高热、皮肤无汗、干燥及惊厥或意识丧失等。

一、病因与发病机制

(一)病因

病因主要包括以下4个因素。①环境因素。为必备因素,包括高温、高湿度、通风不良等,导致人体产热增多而散热障碍。②热适应障碍。慢性疾病、肥胖、营养不良、过度疲劳、缺少体育锻炼、睡眠不足、饮酒、脱水等均可干扰机体热适应。③机体产热增多。在高温环境或通风不良的环境中劳动、工作、训练等。④机体散热障碍。主要见于汗腺功能障碍,如先天性汗腺缺乏、汗腺损伤、过敏性疾病等;在湿度较高和通风不良的环境中容易发生。

(二)发病机制

人的正常体温比较恒定,一般不会因环境温度或代谢水平的改变而明显波动。在正常情况下,通过下丘脑体温调节中枢的作用,机体产热和散热过程保持动态平衡,体温维持在37℃左右。当环境温度升高时,人体会出现一系列的生理功能变化,如水电解质代谢、心血管系统、消化系统、中枢神经系统、泌尿系统等都要发生适应性变化。一旦超过一定限度,则可对人体各系统产生各种不良的影响,主要包括以下方面。

1.水、电解质代谢。较高的室外温度,会导致人体水分流失增加,使人体的汗腺遭到破坏,进而导致中枢神经受损,出现中暑现象。

2.心血管系统。中暑早期,由于散热需要,皮肤血管扩张,血液重新分配,血压降低,加上出汗导致失水、血液浓缩、血容量不足,引起周围循环衰竭。此外,高温能引起心肌缺血、坏死,诱发心律失常、心功能减弱甚至心力衰竭。

3.中枢神经系统。较高的温度导致人体的热平衡受损,加速代谢细胞的坏死,使大脑中枢神经受到严重的威胁,进而导致心脏运行和各器官均出现问题,使整个机体陷入病痛中。

4.消化系统。胃肠道血流灌注减少,胃肠运动受抑制,消化功能减弱,食欲下降。

5.泌尿系统。人长时间处于较高气温下,会导致汗腺无法进行正常的代谢,导致人体水分流失,肾脏器官受到严重的影响,不利于身体的健康发展。

二、病情评估

(一)病史

询问患者有无引起机体产热增加、散热减少或热适应不良的原因存在,如有无高温或露天作业史、未及时补充水分等。

(二)临床表现

1.先兆中暑。在高温、通风不良的环境下工作一定时间后,大量出汗、口渴、头晕、胸闷、眼花、耳鸣、全身疲乏,体温正常或略有升高,不超过38℃。转移到通风处安静休息,补充水盐,短时间可恢复。

2.轻度中暑。体温较高,身体和头部发热,出现轻微的呼吸困难,脉搏加快。这时及时采取应急措施,进行正确的治疗后,很快就会脱离病痛,重获健康,但要注意避免再次长时间处于高温环境,造成二次中暑。

3.重度中暑。中暑情况较为严重时,会出现晕眩及抽搐,这时患者存在一定的危险,要及时对其进行救治,否则会出现生命危险。

(1)热衰竭:又称中暑衰竭,多见于老年人、儿童、体弱及慢性疾病患者。多由于大量出汗导致失水、失钠、血容量不足,从而引起周围循环衰竭。主要表现为疲乏、无力、头痛、头晕、口渴、皮肤苍白、出冷汗、脉搏细速、血压下降、晕厥或意识模糊,体温正常或轻度升高,无明显中枢神经系统损害表现。

(2)热痉挛:一般是运动后马上补充水分导致的。在进行剧烈运动之后,人体处于一种高度兴奋状态,这时应慢走,逐渐调节身体状况,如果立即喝太多水,会导致体内的钠成分发生变化,进而出现身体发热、精神恍惚的现象。

(3)热射病:又称中暑高热,多见于高温环境中老年、体弱患者。典型表现为高热、无汗、昏迷,直肠温度可超过41℃,甚至高达43℃。早期表现为头痛、头晕、全身乏力、多汗,继而体温迅速升高,出现皮肤干热、无汗、谵妄和昏迷,可有抽搐、脉搏加快、血压下降等表现。严重者可出现休克、脑水肿、肺水肿、弥散性血管内凝血及肝、肾功能损害等严重并发症。

三、救治与护理

(一)现场急救

迅速脱离高温环境,将患者转移至阴凉、干爽、通风处,为其解开或脱去外衣,让其取平卧位,予以饮用含盐冰水或饮料。尽快送往医院进行救治。

(二)医院内救护

1.先兆轻症中暑的护理。①使患者迅速脱离高温环境,转移至阴凉通风处休息,解除或脱去衣服静卧,口服凉盐水或清凉含盐溶液。将患者安置在20~25℃的房间内。②补充液体及维生素,有虚脱者要静卧,静脉补给冰生理盐水、葡萄糖、氯化钾及大剂量的维生素C。③体温持续在38.5℃以上者,可服用解暑药。

2.重症中暑高热的护理。可给予物理降温和药物降温。

物理降温主要包括:①患者置于通风环境里,有条件者可安置在20~25℃的空调室内;②在患者头颈部、双侧腋下、腹股沟等大动脉处放置冰袋或湿冷毛巾;③将患者置于25℃的水流中浸泡或冲洗(除头部外),注意水温不可过低,忌用水冲洗心前区以避免诱发心脏停搏;④可用95%乙醇加等量冰水做全身皮肤擦浴;⑤对体质较好的患者,可用生理盐水降温。

药物降温主要为静脉注射地塞米松10~20mg,有助于降温,改善机体反应性。氯丙嗪25~50mg加入500mL的冰葡萄糖盐水中静脉滴注1~2h。输液速度慢而均匀,输注过程中注意观察血压变化,如收缩压<90mmHg,应减慢滴速或停药。

（三）护理

护理内容包括：①密切观察病情，肛温到38.5℃时应停止降温，重症患者密切观察意识、生命体征、瞳孔大小、对光反射及尿量变化；②对于有意识障碍者应将其头偏向一侧，保持呼吸道的通畅；③保持有效降温，确保室内温度在20～25℃，通风良好，应用冰帽、冰槽行头部降温时，及时添加冰块，每5～10min测量体温1次；④高热患者应及时更换衣服、被褥，保持皮肤清洁干燥，定时翻身；⑤患者饮食多以半流质为主，加强营养，保证生理需求；⑥加强口腔护理，每日行口腔护理2次，保持口腔清洁。

第二节　溺水

溺水主要是指人在水中无法正常呼吸，并在进行换气的过程中将一些物质吸入鼻腔和口腔，进而导致人出现窒息的情况，长时间处在这一情况下，就会导致溺死。在溺水的状态下，人其实尚有气息，但如果没有及时采取救治措施，则会错过最佳的救治时间。

一、病因与发病机制

（一）病因

病因主要包括：①意外落水或患有不能胜任游泳的疾病或游泳时疾病急性发作而导致溺水；②在游泳过程中，时间过长、力气耗竭或受冷水刺激、肢体发生抽搐或肢体被植物缠绕等，造成浮力下降、淹没于水中而发生溺水；③水下作业人员发生潜水意外而造成溺水；④入水前饮酒过量或使用过量的镇静药物易发生溺水。

（二）发病机制

溺水后，呼吸道阻塞，造成急性缺氧而引起人体各器官功能障碍。溺水分为干性溺水和湿性溺水，以湿性溺水较多见（占90%）。前者主要是由于落水者心理较为慌乱，在挣扎的过程中会将水呛入呼吸道，从而产生干咳等现象；后者主要是由于在落水后，有很多的水喝到胃里，并且一部分水进入肺部，导致落水者出现肺积水等不良现象。无论是哪一种溺水，长时间不进行救治都会导致窒息、死亡。

根据发生水域的不同,溺水又可分为淡水溺水和海水溺水。淡水与海水成分及渗透压不同,引起的病理生理改变也不相同。

1.淡水溺水。江、河、湖、池中的水一般属于低渗,统称淡水。因渗透压低,淡水吸入肺泡后,大量的低张性淡水进入血液循环,造成血容量增加,血液稀释,引起低钠、低氯和低蛋白血症;血液的非正常流通会导致血压下降,红细胞和白细胞之间的关系遭到破坏,进而引发心脏出现问题,出现窒息、休克等现象;血液在继续分解融合的过程中,会使血红蛋白出现异常变化,进而引发肺部出现问题,情况严重时会导致大脑的神经系统受损,对人的生命产生威胁。

2.海水溺水。海水是高渗液体,含3.5%氯化钠及大量钙盐和镁盐。海水渗透压高,吸入肺泡后,通过肺泡将大量水分自血管吸入肺泡腔,产生肺水肿,使气体交换减少,出现低氧血症,严重者可致脑水肿。人在溺水的状态下,血液流通会出现不正常的反应。血液的各项平衡遭到破坏,血液的非正常流动会导致落水者心脏出现问题,并压迫中枢神经系统。

二、病情评估

(一)病史

向患者家属、亲友或陪同人员了解溺水的时间、地点及吸入水的性质。同时还应了解溺水的原因,以便于指导治疗与护理。

(二)临床表现

溺水的主要表现是缺氧窒息。窒息的轻重取决于溺水量的多少、吸入水的种类、溺水时间的长短及是否得到及时救护等。

患者被救上岸后,轻者可有面色苍白、头痛、视物不清、咳嗽、咳粉红色泡沫样痰、胸痛、呼吸急促,海水溺水者可有口渴等症状。重者往往昏迷、面色青紫、颜面肿胀、黏膜苍白、眼球结膜充血、鼻和口腔充满血性泡沫样液体或污泥、肢体冰冷、烦躁不安或昏迷并伴随抽搐。呼吸及心跳不规则、微弱或停止,两肺有明显的湿啰音。心音微弱或消失。胃部明显扩张,可见上腹部膨隆。有时合并有吸入性肺炎、肢体外伤等。一般是呼吸先停,心跳后停。

(三)辅助检查

辅助检查主要包括:①动脉血气分析和pH值测定显示低氧血症和酸中

毒;②针对落水者的口腔、鼻腔以及呼吸道进行检查,查看是否存在氯化物残留;③对落水者的尿液进行检验,针对尿液中的镁含量进行严格的把握;④针对落水者的肺部进行检验,查看是否有积水,并检查落水者是否存在炎症等问题。

三、救治与护理

溺水是一种呼吸道阻塞急症,快速有效的现场急救是决定治疗及预后的关键所在。

(一)现场急救

1. 及时对落水者进行打捞。在对落水者进行救助的过程中,工作人员要做好自我防护,保障自身的安全,并且沉着冷静地对落水者进行救助。在下水之前,工作人员应当脱掉身上的多余衣物,减轻自身的重量,并朝着落水者的方向游,当游到落水者的身后时,应采取环抱的方式对落水者进行救助。落水者应尽可能保障自身情绪稳定,不要进行挣脱,以防给救助人员造成救助困难。救助者应当保障落水者可以进行呼吸,并且不会吸入过多的水,在上岸之后,马上对落水者采取紧急救助。

2. 落水后注意要点。不会游泳者落水后应保持冷静,立即屏气,切勿大喊大叫,以免水进入呼吸道引起阻塞和剧烈咳呛;同时尽量抓住漂浮物,如木板、树木、桌椅等,以助漂浮,双脚像踏自行车那样踩水并用双手不断划水,利用头部露出水面的机会换气,再屏气,如此反复,以等救援。会游泳者,如果发生小腿痉挛,要保持镇静,将身体抱成一团,头浮出水面;深吸一口气,将脸浸入水中,用手将痉挛下肢的脚趾向背侧弯曲,使脚趾跷起来,可使痉挛松解,然后慢慢游向岸边。

3. 保持呼吸道通畅。将溺水者救上岸后,首先清理其口、鼻中的污泥、杂草、呕吐物等,并松开其衣领、腰带,保持其呼吸道通畅。

4. 排水。将溺水者救助上岸后,应快速助其进行身体内水的排出,避免内脏积水过多。在进行排水的过程中,对落水者的救助姿势也是非常重要的,正确的方式可以使落水者身体内部的水分得到较好的排出,避免内脏受损。救助人员应将落水者置于俯卧的姿势并放在自己的腿上,使水可以从落水者体内排出。救助人员还应当采用抖动落水者腿部和肩部的方式使水排出。这一系列的过程需要快速、熟练。

5.落水者出现休克、呼吸骤停时。救护人员应对其采取高强度的心肺复苏,使落水者可以呼吸。

6.迅速送医院抢救。在运送途中,不管患者情况如何,应继续抢救。

(二)医院内救护

1.安置于抢救室内。迅速换下湿衣裤,盖被保暖。

2.维持呼吸功能。保持呼吸道通畅,给予高浓度氧气吸入。对行人工呼吸无效者应行气管插管,使用人工呼吸机进行间断正压呼吸或呼气末期正压呼吸,以使塌陷的肺泡重新扩张,改善供氧和气体交换,维持适当的动脉血气和酸碱平衡。

3.肺水肿的处理。在加压给氧的同时,湿化瓶内加40% ~ 50%乙醇,可促使肺泡内的泡沫化为水性分泌物,从气管内排出。根据情况选用强心、利尿等药物以减轻肺水肿。迟发性肺水肿是溺水患者的主要死亡原因。

4.脑复苏:适当过度通气,并通过使用大剂量皮质激素和脱水剂防治脑水肿,降低颅内压。

5.防治并发症:有心律失常和心力衰竭者应积极治疗。使用抗生素防治吸入性肺炎。注意防治低血压、肾功能不全等。

6.维持水、电解质平衡。①淡水溺水时,适当限制入水量并积极补充氯化钠溶液,静脉滴注2%的氯化钠注射液500mL或输全血,以纠正血液稀释状态和防止红细胞溶解,如血液稀释严重,应限制补水;②海水溺水时,由于大量体液渗入肺组织,血容量偏低,且肺水肿和脑水肿是由于缺氧所致,此时不宜过分限制补充液体,可静脉滴注5%葡萄糖注射液或输入血浆,以稀释浓缩的血液和增加血容量,但不宜使用盐水。

(三)护理

1.病情监测。①循环功能的监测,心肺复苏成功后,及时进行心电监护,监测患者的心率、血压、血氧饱和度等;②呼吸功能监测,迟发性肺水肿是溺水患者医院救治中常见的死亡原因,要注意输液速度及输液量,如有肺水肿征象,及时给予强心剂和利尿剂;③肾功能的监测,观察尿量和尿色的变化,记录患者的液体出入量,若有少尿和血红蛋白尿,应及时给予利尿剂和5%的碳酸氢钠以碱化尿液;④中枢神经系统的监测,密切观察患者脑水肿的变化,防止脑疝的出现,可使用脱水剂、糖皮质激素以减轻脑水肿;头部降温,以降低脑耗氧量;恢复期的患者可以采用高压氧舱治疗等。

2.输液的护理。对淡水溺水者,应从小剂量、低速度开始,避免短时间内输入大量液体,加重循环负担;海水溺水者,因为有血液浓缩,要及时输入5%葡萄糖注射液,切忌输入盐水。

3.防治感染。吸入性肺炎是溺水后的主要并发症,应选用合理的抗生素,预防和控制肺部感染。

4.加强基础护理。对昏迷患者注意皮肤的护理,定时翻身,防止压疮的发生;鼓励患者咳嗽、咳痰以防止肺部感染;注意保暖。

5.心理护理。对于有自杀倾向者,帮助其消除自杀念头,使其重新树立生活的勇气。

第三节　电击伤

电击伤又称触电,是指一定强度的电流对人体所造成的全身性或局限性的损伤及功能障碍,重者可致呼吸、心脏停搏而死亡。电流通过中枢神经系统和心脏时,可引起心室颤动(又称室颤)或心脏停搏,甚至造成死亡(或假死)。高电压还可以引起电烧伤。

一、病因与发病机制

(一)病因

错误的用电方式或者意外触电,都会导致电击伤。被电击的人会出现严重的身体伤害。人们要注重用电安全的相关知识,不正确的使用电或在天气不好时错误的应急手法,都会导致出现电击的伤害。在进行家庭或工业检查电路的过程中,也可能会造成用电安全带来的身体危害。

(二)发病机制

电击之后,人体的体温会上升,高强度的电流会导致人体组织结构受到损害。电流经过人的皮肤和内脏,造成身体受到严重的电击伤。身体中的水分、血液遭受不良影响,体内的细胞也会被杀死。如电流通过大脑、延髓时影响神经细胞的去极化而致意识改变,呼吸、心跳骤停;对身体造成最严重的伤害就是心脏及相关的组织受到电击,心脏无法正常运转,较强的电流会导致人体的血管上的细胞死亡，无法进行正常工作，引发心脑血管堵塞。当损伤严重，肌肉组织广泛变性、坏死时，大量肌红蛋白释放，继发严重酸中毒、高钾血症，导致急性肾衰竭、急性呼吸窘迫综合征、心功能不全等。

（三）触电方式

1.单相触电。这种情况下，主要是受到一个电流来源的伤害，通过人体表面接触，从而产生电流，这也是最常见的触电方式。通常是不注重用电安全导致的，因此，要加强人们安全用电的意识。

2.二相触电。这种情况下，主要是人体受到两个电流的攻击，两个电流之间一个对身体进行高压攻击，一个对身体进行低压攻击，使电流通过人体的方式来进行导电，从而形成二相触电。

3.跨步电压触电。当电线断落在地时，以落地点为中心的20m以内地区形成很多同心圆，各圆周的电压不同，电压由中心点向外周逐渐降低，如有人走进10m以内的区域，两脚迈开0.8m，两脚之间即形成电压差，称为跨步电压，电流从电压高的一只脚进入，从电压低的一只脚流出，引起肌肉痉挛，使人触电。

（四）触电损伤的严重程度

人体受到的电击伤害程度，主要取决于电线形成的电流种类、电压的高低、电流的强度等方面，也取决于人体对电流的承载力是否可以抵挡电流产生的触电损伤。人体受到的电流攻击可以分为以下几个来源。

1.电流强度。电流在对人体产生伤害时，需要注意电流的强度。较低的电流会对人体造成轻微的伤害，较强的电流会导致人体的外部和内部器官均受到严重的损害。一般来讲，人体是有可承受电流的范围的，超出安全范围就会对人体产生致命的伤害，导致肌肉萎缩、身体严重缺水，严重者会出现心脏停搏。

2.电流类型。电流在形成的过程中，会分为直接电流和交流电流。人们在经受电击之后会呈现出不同程度的痛苦。二者之间的差异主要在于对人体耐受力的不同上，通常情况下，低频的电流针对交叉电流产生的危险更高。但当电压过高时，直流电更危险，因其可导致肌肉强直性收缩，引起心脏停搏。

3.电压。皮肤干燥时，24V以下为安全电压。电压越高，电能越大，致伤的机会也越大。高压交流电引起呼吸骤停者较多，但易于恢复；而高压直流电引起室颤、心脏停搏者居多,常致人死亡。

4.电阻。电阻和电流之间的关系成反比。阻力越大,越能抵挡住过多、过强的电流,反之亦然。使人体的阻力增强的原因主要在于,人在成长过程中,身体各项能力不断完善,身体逐渐康健,就会很有效地阻止电流的损害。

5.电流在人体中的通路。电流进入及流出人体的部位,以及在体内流经的途径都与机体损伤的程度有关。同样强度的电流只流过肌肉、肌腱等组织时,即使造成重度电烧伤甚至局部炭化,也不致影响生命,但若电流经心、脑、延髓、脊髓等重要组织和脏器时,危险极大。例如,一定量的电流从左手流经右手(经心脏),或从左手流经右足(经心脏),或从颅顶流至足底(经大脑、延髓、脊髓等),常为致命性电损伤。

6.接触电流的时间。电流对人体的损害程度与接触电流的时间成正比。

二、病情评估

1.有触电或雷击史。向触电者或陪同人员详细了解触电经过,包括时间、地点、电源情况等。

2.临床表现。人体接触电流后,轻者立刻出现惊恐、面色苍白、心悸、头昏、肌肉收缩甚至有短暂的抽搐等;较重者出现持续抽搐及休克症状或昏迷;严重者呼吸、心跳停止。由低电压电击引起的室颤是伤者致死的主要原因。由高电压电击引起呼吸中枢麻痹时,患者呼吸停止,但心跳仍存在,如不立即实行人工呼吸,可很快死亡。

电流通过产热可引起组织电烧伤,主要累及电流在人体的进出口位置和通电路线上的组织。触电部位皮肤表现常较轻微,但实际上深部通路上的组织烧伤可达肌肉、神经、血管,甚至骨骼等。有的受伤当时表现不明显,1周或数周后逐渐出现坏死、出血、感染等;血管内膜受损,血栓形成,继发组织出血、坏死,甚至广泛组织坏死,后果严重。

3.辅助检查。可行血常规、尿常规、电解质、肝肾功能检查。血清肌酸磷酸激酶(CPK)升高提示肌肉损伤。心电图常出现心动过速和轻度S-T段改变,并可持续数周。受损伤2~4周内,有些患者可逐渐出现不明原因的低血钾,引起呼吸抑制和心律失常。

三、救治与护理

(一)现场急救

基本原则是脱离电源和心肺复苏。

(1)尽可能关闭电闸,以避免电流对患者持续性伤害和确保救援者的安全。若一时不能关闭电闸,可用木棒、皮带、绝缘手套将患者脱离电器或电线,救援者应注意自身安全,严格保持自己与触电者的绝缘。

(2)把触电者从触电中解救出来之后,就要马上对其采取紧急救治。首先需要检查触电者的呼吸、心跳是否正常,再对触电者进行心脏和呼吸的救助。如果条件允许,应尽快给触电者进行氧气的输入,并对其身体进行物理降温。在早期复苏之后,有可能再发生或持续存在心律失常,应转送到医院治疗。当触电者的精神状态出现问题时,应对其进行正确的心理疏导,并且为其创造安静的休息环境,保障触电者的精神状态良好,直至其逐渐恢复正常。

(二)医院内救护

1.进一步心肺复苏。若患者无呼吸、心跳,应尽快施行正规心肺复苏,包括气管插管、心脏按压、电击除颤、药物应用等。可以考虑使用如下药物。①盐酸肾上腺素。可以增加心脏收缩力及冠状动脉、脑血管的供血,并可使心室细颤变为粗颤,易于电除颤。一般采用首剂量1mg静脉注射或气管内滴入,如无效,可每3~5min注射1次。该药可作为触电后心脏停搏心肺复苏时的首选药物。②利多卡因。为治疗室性异位心律的首选药物。触电后发生室颤,如第1次胸外电除颤无效,可继续心肺复苏并静脉内应用利多卡因,再加大电能量除颤,常可获得较好疗效。室颤时,首次用量为1mg/kg,稀释后静脉缓慢滴注,必要时10min后再给0.5mg/kg,总量不超过3mg/kg。

2.脑复苏。触电后心跳、呼吸停止者,在心肺复苏的同时要尽快进行脑复苏,在头部及全身大血管处放置冰袋降温,静脉滴注20%甘露醇溶液并应用激素等。

3.补液治疗。高电压击伤时,深部组织的损伤很大,渗出多,不能以体表烧伤面积作为输液的根据。一般输液量要比体表烧伤公式预计量高4倍以上,可根据患者全身状态、末梢循环、心率、中心静脉压、尿的颜色和相对密度、红细胞比容、血气分析和每小时尿量来调整补液的质、量和速度。触电之后会导致触电者的身体出现烧伤,这时需要为其进行新鲜血液输送,然后尽快检查心脏及其他内脏是否受损。如发现问题,针对性地进行救治。

4.防止肾脏受损。触电之后,可能会导致人体中的蛋白质、水分下降。在对触电者进行救治时,如果没有把握好救治时间和抢救方法,会使患者的肾脏出现问题。在体内肾小管堵塞的情况下,应及时运用医学手段来对问题进行更好的解决,避免对人体造成更大的损伤。

5.伤口的正确处理。电击之后局部表面受损程度不大,最严重的是电击对皮肤组织所产生的危害,进而导致人体的内脏受损。高压电击伤时,深部损伤组织中大量液体渗出,筋膜下水肿明显,压力增加,应根据具体情况进行清创处理。

6.其他。预防感染、对症及营养支持治疗。

(三)护理

1.严密观察生命体征。定时监测呼吸、脉搏、血压及体温。每次心脏听诊应保持在5min以上,注意判断有无心律失常。注意呼吸频率,发现异常时及时通知医生。

2.注意患者的意识变化。观察有无出现意识的改变,如短暂的烦躁和意识模糊、神经兴奋等,瞳孔有无散大、缩小或固定。

3.注意有无其他合并伤。如触电后自高处跌下,可伴有颅脑损伤、胸部创伤、四肢骨折、内脏破裂等,应注意观察患者全身情况,及时发现和处理合并伤。

4.注意尿液的性质和量。严重电击伤时,坏死的肌肉可释放出大量毒性物质和异性蛋白(肌红蛋白、血红蛋白),沉积和堵塞肾小管,应注意观察和记录尿液的颜色和量,一旦发现尿液颜色有暗红色或绛红色改变者,应警惕急性肾衰竭的发生。

5.加强基础护理。防止肢体坏死、肺部感染、尿路感染、压疮等并发症的发生。

第四节　妇科急腹症

一、异位妊娠

受精卵于子宫腔以外着床发育的现象称为异位妊娠。通常情况下,在精子和卵子结合之后,形成的受精卵应在子宫内,但是发生异位妊娠时,受精卵在子宫外部着床,并且进行发育,这会对女性的生命健康产生严重的威胁。按照异位妊娠所在位置的不同,可以分为很多种,但无论是哪一种,妊娠位置不正均会导致腹内出现破裂或流产的现象,从而导致子宫内部出现大量血液,严重威胁人体的健康。当发现妊娠位置偏移或体内输卵管受损时,应及时进行就医问诊,以保障生命安全。

(一)一般护理

①卧床休息,指导患者适应床上大小便。②建立好静脉通道,保证输液速度,并留取血标本,进行交叉配血,做好输血准备,了解药物作用及可能出现的不良反应。③指导患者进食营养丰富的食物,尤其是富含铁蛋白的食物,接受非手术治疗的患者应多吃蔬菜、水果,保持大便通畅。④告知患者病情发展的一些指征,以便患者在病情发展时,可以及时发现并能及时获得相应的处理。⑤急性期协助患者做好生活护理,保持皮肤及外阴的清洁。⑥与患者保持良好的沟通,了解患者的心理状态。

(二)症状护理

1.接受非手术治疗患者的护理。①绝对卧床;协助患者完成日常的生活护理,减少活动。②密切观察患者的生命体征和一般情况,并重视患者的主诉:若腹痛突然加剧、肛门坠胀明显、阴道出血量增多并伴有面色苍白、脉搏加快等变化,提示病情加重;在进行阴道出血救治的过程中,一定要观察出血量及血液的颜色是否正常。③指导患者按照规定按时服药,并且注重患者的饮食、休息问题,一定要保障机体摄入充足的养分,以利于患者的康复。④实时观察患者血液的变化,并定期对患者进行采血及对样本进行观测,对患者进行救治。

2.接受手术治疗患者的护理。①体位:患者返回病室后,按手术及麻醉方式决定术后体位。脊椎麻醉（又称腰麻）患者术后去枕平卧6h。全身麻醉（简称全麻）尚未清醒患者去枕平卧，头偏向一侧。术后第2日可采取半卧位。②观察生命体征：密切观察生命体征的变化，及时测量并准确记录。③尿量的观察：留置尿管24h，保持尿管通畅，注意观察尿量及颜色。④饮食护理：全麻尚未清醒者暂禁食水，清醒者遵医嘱给予流质饮食，但应避免进食奶制品及甜食等产气食物，排气后进半流质饮食，排便后进普食。⑤伤口敷料的观察：保持伤口敷料干燥、整洁，有渗血、渗液时及时更换。⑥缓解疼痛：术后24h疼痛最为明显，48h后疼痛逐渐缓解，根据具体情况遵医嘱适当应用止痛剂，必要时间隔4~6h可重复使用。⑦活动：术后协助患者每1~2h翻身1次，24h拔除尿管后应尽早下床活动，预防深静脉血栓形成及肠粘连等并发症的发生。⑧并发症的预防：保持口腔清洁，协助患者进行深呼吸和有效咳嗽、咳痰，防止坠积性肺炎、肺不张等并发症。

（三）并发症护理

并发症护理包括：①由专业的人员对患者进行照顾，保障患者的正常生活以及身心的愉悦；②注重患者的身体处于血液流通的状态，避免患者出现血液堵塞等状况；③保持患者的呼吸道通畅，保障患者可以吸入所需要的氧气，避免患者出现窒息；④注意患者体温，为患者提供舒适的环境；⑤密切关注患者的实时状态，为患者制订具体的复健方案；⑥安置调整患者的身体姿势，保障患者呼吸道的通畅；⑦对患者进行心理安抚，保障患者可以安心面对手术，并尽早获得康复。

（四）心理护理

向患者及其家属进行真实情况的告知，使患者及其家属可以安心等待救治。与家属建立良好的交流互动关系，赢得患者及其家属的信任。对患者进行心理疏导，使患者能以平常心面对手术，缓解患者的紧张情绪。在手术结束之后，将实际情况先和患者家属说明，并向其传递安全健康意识，使其可以正确地面对现实生活，保持健康的心身状态。

（五）健康教育

健康教育主要是帮助患者树立健康意识，主要包括：①告知患者不可进行大幅度的运动或身体的抻拉运动，防止术后不良状况的发生；②告知患者讲卫生的重要性,勤洗衣物,防止感染;③调整患者的饮食,主要以清淡为主,注重营养均衡摄入;④定期对自身状况进行检查,保障血液的正常;⑤向患者进行避孕措施的正确讲解,避免再次发生同类问题。

二、子宫内膜异位囊肿破裂

子宫内膜组织(腺体和间质)出现在子宫以外部位,就会导致内膜位置偏移,从而产生子宫内膜异位的情况。随着内膜位置偏移,还会导致内部出现炎症等问题。

(一)一般护理

①指导患者腹痛时采取舒适的体位,如侧卧位、半卧位、躯体弯曲位。②帮助患者进行身体的清理,保障患者的整体卫生,避免炎症的进一步发展,控制病情,尽可能帮助患者清除身体中的残留炎症。③与患者进行良好的交流,并帮助患者解决心理问题,以减轻病痛带来的心身痛苦。

(二)症状护理

1.腹痛加重。保障患者可以有良好的休息环境,并针对患者的相关情况进行密切观察,使患者病情得到有效控制。如在观察过程中,发现患者的病情出现异常,及时联系医生和患者的家属,寻求解决方案。

2.开腹手术后的护理。①体位:患者在术后应当保证身体处于正确的位置和姿势,医护人员应注重自身的专业性,帮助患者减少疼痛。针对麻醉后的患者,对其进行定期的身体体位移动,避免患者出现神经压迫。②生命体征的观察:密切观察生命体征的变化,及时测量并准确记录。③尿量的观察:注意观察患者尿液颜色及尿量是否正常。④饮食护理:全麻尚未清醒者暂禁食水,清醒者遵医嘱给予流质饮食,但应避免进食奶制品及甜食等产气食物,排气后进半流质饮食,排便后进普食。⑤伤口敷料的观察:需要定期帮助患者进行伤口的处理,使伤口可以尽快恢复。如伤口出现恶化、活化或者炎症的情况,及时联系医生进行伤口处理。⑥缓解疼痛:手术结束1d之后,患者的麻醉效果消失,随之患者会感到剧烈的疼痛,但在手术结束2d之后,这种疼痛感可以得到有效缓解。⑦活动:在手术结束之后,一定要注重患者身体的有效调整,以利于患者更好地康复。⑧并发症的预防:一定要保障患者的卫生,避免患者出现其他炎症,针对患者的呼吸问题应格外注意,避免发生并发症而对人的身体造成危害。

3.腹腔镜手术后护理。①患者卧床休息至少半小时,向其说明出现肩痛及上肢不适等症状是因腹腔残留气体引起,术后可逐渐缓解,直至消失。②拔除导尿管,密切观察患者生命体征及有无并发症出现,发现异常,及时汇报医生处理。③观察穿刺口有无红肿渗出,鼓励患者下床活动,以尽快排出腹腔气体。④按医嘱给予抗生素。⑤做好出院指导,注意休息,避免劳累,术后2周内避免性生活,1周左右门诊随诊。

4.手术后患者护理。术后患者需要服用一些药物使身体得到较好的调整,此时应注重患者服药过程中的护理,主要包括以下几方面。①患者一定要遵循医嘱,服用合适的药物。向患者讲明非根治性手术后仍有较高复发率,而术后使用激素类药物可降低复发率。②初次用药指导。护士需要对患者进行详细调查,并详细记录患者的基本信息和患病情况。需要注意的是,患者在服药过程中,一旦身体出现不适,应立即停药,并去医院进行救治。③提醒患者定期用药,促进患者尽快康复。可以定期以电话问诊的方式询问患者具体情况,对患者的心理问题及身体情况进行较好的了解和疏导,并进行详细记录,以方便下一次了解情况。④骨密度监测及护理。骨密度主要受到雌激素的影响,为了使患者可以尽快康复,嘱患者多食用含钙多的食物,加强身体锻炼,促进钙吸收,从而有利于骨骼的健康发展。

(三)并发症护理

并发症护理主要包括:①预防盆腔粘连,及时手术,术后早期活动,预防复发;②预防感染,遵医嘱应用抗生素,监测体温及白细胞变化。

(四)心理护理

关心患者的心理变化,使患者得到心灵的宽慰,有利于医患之间建立起良好的交流关系。在与患者交谈的过程中,可以对患者的实际情况有更好的了解,这也会使患者的病情得到更好的控制。患者应积极配合治疗,健康饮食、作息规律。

(五)健康教育

健康教育的主要内容包括:①防止经血倒流,阴道会由于先天原因而发生生殖器官异形,缺少正常所需的子宫组织结构,当发现类似问题时,应及时采取解决措施,避免子宫内部出现出血、挤压等状况;②减少刺激性液体对身体的影响,一般来说,含有咖啡因的液体会加重患者的疼痛感;③按医生预约时间随诊,坚持服药,不适时随诊;④多补充含钙的物质,增强钙元素的摄入与吸收,防止骨密度降低;⑤禁盆浴2周,禁性生活2周。

三、子宫肌瘤蒂扭转

子宫肌瘤蒂扭转是较为少见的一种病症,主要症状为腹部呈现出疼痛感和下坠感,需要专业医生进行检查和救治,对腹部进行肿瘤的切除,保障扭转的位置恢复正常。

(一)一般护理

①为患者提供安静、舒适、干净的休养环境,防止患者的病情加重。②告知患者如何运用正确的姿势排尿可以减少其术后的疼痛感。③急性期需禁食,应当照顾患者的日常生活。④按时进行输液,严格按照医嘱进行输液。⑤对患者进行血样的采集,对患者进行病情观察。⑥耐心对待患者,尽可能满足其生活需求,使患者的情绪稳定,心身状况获得较好发展。

(二)症状护理

腹痛加重时绝对卧床休息。密切观察腹痛的性质、部位,注意生命体征变化,发现异常应及时报告医生。一旦决定手术,应尽快进行常规术前准备,如备皮、皮试、配血、留置尿管、更换病员服等。

(三)并发症护理

1.感染。评估患者现存的危险因素,密切监测体温、白细胞计数,遵医嘱应用抗生素治疗,注意观察药物的疗效和不良反应。

2.血栓性疾病。出现血栓性静脉炎时会有下肢肿胀、疼痛,术后应嘱患者尽早床上活动,按摩双下肢,拔除尿管后鼓励其尽早下床活动,一旦有下肢肿胀、疼痛等症状时,及时通知医生。肺栓塞表现为突然胸痛、咯血、血氧饱和度急剧下降,嘱患者卧床休息,给予氧气吸入,及时报告医生。

3.腹胀。术中肠管受刺激使肠蠕动减弱所致。患者术后呻吟、抽泣、憋气可咽下大量气体,加重腹胀。一般48h恢复,部分患者延长。勿急躁,适当活动,及时取半卧位,可减轻腹胀;可行肛管排气,四磨汤口服,针刺足三里穴或注射新斯的明等辅助治疗。

(四)心理护理

帮助患者放松自己的情绪,多与患者进行交流,了解患者的病情并对其进行心理疏导。针对患者的疑虑给予帮助,促使患者尽快康复。

(五)健康教育

①注重日常生活中的合理饮食,使患者体内摄入正常的营养物质,督促患者进行锻炼,促进营养物质的吸收和应用。②注重阴道的健康,每日进行消毒、清理,保障阴道的健康。③每日检查,如发现分泌物中有出血征象,应及时进行医治。

四、卵巢肿瘤蒂扭转

卵巢肿瘤蒂扭转的发生概率较高,约达1/10,属于紧急妇科病。主要是在卵巢附近出现肿瘤,但是位置随着肿瘤的生长而发生扭转。通常会出现在妊娠早期或者生育之后的阶段。

(一)一般护理

①为患者提供安静、舒适、干净的休养环境,防止患者的病情加重。②告知患者如何运用正确的姿势排尿以减少术后的疼痛感。③急性期需禁食,应照顾患者的日常生活。④按时进行输液,严格按照医嘱进行输液。⑤对患者进行血样的采集,对患者进行病情观察。⑥耐心对待患者,尽可能满足其生活需求,使患者的情绪稳定,心身状况获得较好的发展。⑦不能进食或需要禁食者,建立静脉通道,遵医嘱输液、输血。

(二)症状护理

1.疼痛护理。①定期观察患者疼痛间隔时间,在什么情况下会产生疼痛感、疼痛的程度等。②嘱患者好好休息,满足患者的生活需求。③询问患者是否需要止痛药,根据评估结果为患者选择合适的止痛方案。④告知患者身体不适或出现疼痛时应及时告知,并给予患者关心和帮助。⑤尽可能减少应激因素。⑥在口服或注射止痛药后,若还存在剧烈的疼痛感,及时联系主治医生,寻求救治。⑦在等待救治的时间里,应安抚患者情绪,并分散患者的注意力,以减轻疼痛感。

2.开腹手术后护理。①体位:术后应当保障患者身体处于正确的位置和姿势,医护人员更应注重自身的专业性,帮助减轻疼痛。针对麻醉后的患者,应对其进行定期的身体体位移动,避免压迫神经。②生命体征的观察:密切观察生命体征的变化,及时测量并准确记录。③尿量的观察:尿管留置24h,保持尿管通畅,注意观察尿量及尿色。注意观察尿液颜色及尿量是否正常。④饮食护理:全麻尚未清醒者暂禁食水,清醒者遵医嘱给予流质饮食,但应避免进食奶制品及甜食等产气食物,排气后进半流质饮食,排便后进普食。⑤伤口敷料的观察:定期帮助患者进行伤口的处理,使伤口可以尽快恢复。如发现伤口恶化、活化或者发炎的情况,应及时联系医生进行伤口的处理。⑥缓解疼痛:手术结束1d之后,患者的麻醉效果消失,随之患者会感到剧烈的疼痛,但在手术结束2d后,这种疼痛感可以得到有效缓解。⑦活动:在手术结束之后,一定要注重患者身体的有效调整,以利于患者更好康复。⑧并发症的预防:一定要保障患者的卫生,避免患者出现其他炎症,应针对患者的呼吸问题格外注意,避免发生并发症而对人的身体造成危害。

(三)并发症护理

①根据患者的症状和体征,估计失血及失液量,快速补充血容量,补液时,根据病情调节输液速度。②如果患者存在严重、难以忍耐的疼痛感,应当对患者注射镇定剂,以减轻患者的痛苦,并使患者情绪稳定下来。③对患者进行观察,选择合适的时机进行手术医治。④手术过程中,应对患者进行预防感染药物的注射,以保障患者的生命安全。

(四)心理安抚

由于未知感,患者会产生恐惧、害怕的心理。因此,应帮助患者进行正确问题的认知,并对患者给予关心。帮助患者放松情绪,多与患者进行交流,了解患者的病情并对其进行心理疏导。针对患者的疑虑给予帮助,使患者尽快康复。针对手术之后是否会产生生育方面的问题给予重视,告知患者及其家属采用有效的解决措施。

(五)健康教育

告知患者在手术结束之后,定期进行检查,并通过电话问诊的方式对患者进行1周1次的询问和关心。嘱患者注意饮食和休息问题。避免诱发因素。

五、卵巢肿瘤破裂

卵巢肿瘤破裂是卵巢肿瘤常见的并发症之一。约3%的卵巢肿瘤会发生破裂。腹部检查有压痛、反跳痛、腹肌紧张等症状。腹部可出现膨隆或移动性浊音。妇科检查和腹部检查示原有肿瘤缩小。

(一)一般护理

①指导患者腹痛时采取感觉舒适的体位,如侧卧位、半卧位、躯体弯曲位。②帮助患者进行身体清理,保障患者的整体卫生,避免炎症的进一步发展,控制病情,尽可能帮助患者清除身体中的残留炎症。③与患者之间进行良好的互动和交流,并对患者进行心理问题的帮助,使患者可以减轻病痛所带来的痛苦。④急性期协助患者做好生活护理,保持床单位、皮肤、口腔、外阴清洁。

(二)症状护理

1.腹痛加重时。应绝对卧床休息,密切观察腹痛的性质、部位及生命体征变化,发现异常,及时报告医生,预防失血性休克的发生。

2.恶心、呕吐的患者。为了防止呕吐物不慎吸入呼吸道而导致呼吸困难,需帮助患者进行正确卧位,防止出现不良现象。

3.腹腔镜手术后的护理。①病情观察:患者在术后应当保持情绪平稳。医护人员更应注重自身的专业性,帮助患者减少疼痛。针对麻醉后的患者,对其进行定期的身体体位移动,避免发生神经压迫。②生命体征的观察:密切观察生命体征的变化,及时测量并准确记录。③导尿管护理:一般于术后24h内拔除,如手术中干扰膀胱较多或采用硬膜外麻醉下手术可根据情况留置1~2d,每日用0.10%苯扎溴铵擦洗会阴1~2次,保持会阴及尿道口清洁,预防泌尿道及上行感染。④饮食护理:只要患者无不适,术后饮食可恢复正常。一般手术当日禁食,实行静脉输液,术后第1日进流质或软食,如手术当晚患者有饥饿感,应给予流质饮食,术后肛门排气后可进普食。⑤用药护理:遵医嘱给予抗生素治疗,特别是盆腔粘连较多或有盆腔炎症的患者。伤口疼痛及腹痛者酌情给予镇痛药物。⑥术后活动:一般术后当天即可在床上活动,术后第1日下床活动,手术后1~2d可参加除体力劳动外的工作。⑦术后并发症护理:手术后,腹壁可轻轻加压,将二氧化碳气体排出。腹痛发生时,患者可取膝胸卧位,让二氧化碳气体上升向盆腔聚集,以减少对膈肌的刺激,床上活动时要避免过快坐起。

4.开腹患者术后护理。①患者平卧位,头偏向一侧,血压、病情平稳后改为半卧位。②保持液路通畅,做好用药观察及宣教。③氧气吸入,遵医嘱予持续低流量吸氧。④仔细阅读手术记录和麻醉记录,了解手术、麻醉方式及患者术中生命体征是否平稳、出血量多少,以指导术后护理。⑤病情观察:保持呼吸道通畅;观察患者有无恶心、呕吐;保持腹腔引流管、尿管通畅,并观察引流液、尿液的量及性状;切口敷料有无渗血。⑥卵巢癌术后化疗的护理。

(三)并发症护理

并发症护理主要包括:①时刻观察患者的身体变化,每隔一段时间进行身体的检查,并做好记录;②进行血液的输入,避免缺血;③时刻观察患者的精神状态,并对患者进行仔细的询问和帮助;④吸氧、平卧、保暖;⑤做好尿液的检查;⑥一旦决定手术,应在短时间内完成常规术前准备工作。

(四)心理护理

向患者及其家属进行真实情况的告知,使患者及其家属可以安心等待救治。与家属建立良好的交流互动关系,赢得患者及其家属的信任。对患者进行心理疏导,使其能够以平常心面对手术,缓解患者的紧张情绪。手术结束后,应将实际情况向患者及其家属说明,并向其传递安全健康意识,使他们可以正确地面对现实生活,保持健康的心身状态。可安排同类病症的患者之间进行术后交流,彼此帮助,共渡难关。

(五)健康教育

健康教育的主要内容包括:①大力宣传卵巢肿瘤的防治知识,提高妇女的自我保健意识;②加强患者对营养物质的摄入,促进其身体恢复健康;③对患者进行定期的随访,使患者的病情在可控范围之内,对患者给予关心。

六、卵巢滤泡或黄体破裂

黄体破裂对人体的危害程度需要具体问题具体分析,这是一种常见的妇科炎症之一,属于急性病的一种。通常情况下,这一病症发生在青年女性中,主要表现为下腹部疼痛难忍,不是整个腹部出现疼痛感,而是一侧的腹部出现疼痛。随着破裂黄体的逐渐愈合,不会对未来的生活造成过多的影响。但情况严重的患者会出现晕厥、休克,需要进行紧急止痛和救治。

(一)一般护理

①卧床休息,指导患者腹痛时采取感觉舒适的体位,如侧卧位、半卧位、躯体弯曲位。一般患者在进行排泄的过程中,疼痛感会增加。②应当进行止血

的救治,并在用药之后进行实时观察,防止患者出现不良反应。③需要注重饮食问题,多吃蔬菜水果,避免辛辣食物的刺激而导致炎症。④保证排泄正常、多次。⑤与患者保持良好的沟通,提供给患者有关治疗、护理各方面的信息,给予患者言语性和非言语性的安慰。

(二)症状护理

①腹痛加重时应绝对卧床休息,注意保暖,遵医嘱给予可及时有效解除疼痛的药物。②密切观察腹痛的性质、部位,生命体征变化,发现异常,及时报告医生,预防失血性休克的发生。

(三)并发症的预防和救治

①时刻观察患者的身体变化,每隔一段时间进行身体的检查,并做好记录。②进行血液的输入,避免缺血。③时刻观察患者的精神状态,并对患者进行仔细的询问,提供帮助。④吸氧、平卧、保暖。⑤做好尿液的检查,对尿液进行采样观察,主要关注尿液的颜色、量。⑥一旦决定手术,应在短时间内完成常规术前准备工作。

(四)心理护理

帮助患者放松自己的情绪,多与患者进行交流,了解患者的病情并对患者进行心理疏导。针对患者的疑虑给予帮助,促使患者尽快康复。

(五)健康教育

①注重日常生活中的合理饮食,使患者摄入正常的营养物质,督促患者进行锻炼,以促进营养物质的吸收和应用。②注重阴道的健康,每日进行消毒、清理,保障阴道的健康。③每日进行检查,如发现分泌物中有出血征象,应及时进行医治。

第五节 急性有机磷农药中毒

有机磷农药属有机磷酸酯或硫代硫酸酯类化合物,是目前我国应用最广、用量最大一类农药。该类农药多数具有大蒜味,难溶于水而溶于有机溶剂,可经呼吸道、消化道及皮肤侵入体内,引起急性中毒。有机磷杀虫剂单剂与混剂引起的急性中毒患者列我国所有化学物质中毒首位,且病死率高。世界范围内每年发生农药中毒数百万,其中有机磷农药中毒占多数。

一、有机磷中毒的途径

这种中毒方式主要是由于在进行工业、农业生产的过程中,采用不合规的方式进行操作导致的。有机磷中毒的途径主要包括:①未按要求佩戴安全防护用具,经过身体接触,对呼吸道产生的中毒现象;②生活性中毒,多为误服、自服或食用被农药污染的瓜果、蔬菜所致,常以口服中毒途径为主。

二、病理生理机制

短期内大量有机磷农药进入体内,抑制胆碱酯酶活性,导致神经突触处乙酰胆碱积聚,乙酰胆碱为胆碱能神经系统的化学递质,其蓄积增多时产生胆碱能神经亢进,从而出现毒蕈碱样(M样作用)症状、烟碱样(N样作用)症状及中枢神经系统症状。如未及时救治,会危及吸入者生命安全。

三、临床表现

1.毒蕈碱样症状。最早出现,主要表现为恶心、呕吐、腹泻、流涎、出汗、大小便失禁、瞳孔缩小、视物模糊、球结膜水肿、呼吸道分泌物增多、咳嗽、咳痰、呼吸困难,严重时出现肺水肿。

2.烟碱样症状。刚开始表现为全身抽搐,伴随轻微的颤抖。如果一直未进行救治,会引起肌肉痉挛、心率加快、血压升高,从而导致窒息死亡。

3.中枢神经系统症状。刚开始时表现为轻度的晕眩、四肢无力,严重者无法入睡并出现幻觉。如果不及时进行求医问诊,会出现神经衰弱、呼吸困难等症状。

四、治疗

稳定生命体征,立即切断毒源,清除毒物,应用特效解毒剂治疗,特效解毒剂包括胆碱酯酶复能剂(氯磷定、碘解磷定)和抗胆碱剂(常用的是阿托品)两类。对症治疗,预防和治疗肺水肿、脑水肿等并发症,支持疗法等。

五、护理

1.接诊。护士接诊急性有机磷中毒患者时,应观察其生命体征和意识。首先进行心肺复苏或开放气道,建立静脉通道,维持心率、呼吸、血压,在生命体征稳定后开始其他救治措施。患者出现中毒现象之后,会出现晕厥、精神恍惚的现象。大部分患者会因中枢神经受损出现意识障碍,毒物一旦进入体内,就会引发身体功能受损,危害人体的健康。

2.症状。中毒会导致呼吸道损伤,并出现呼吸困难的现象。患者在中毒之后,精神恍惚,意识不清,无法活动。如果不尽快对其进行救治,会导致患者的呼吸道出现问题。此外,分泌物的大量分泌,导致患者呼吸出现问题,这时应及时就医,在救治中注意保持呼吸顺畅,以帮助患者渡过危险期。

3.注意要点。将患者尽快远离中毒区域,将患者接触毒物的身体进行清洗并换上新的衣物,防止二次中毒。但需要注意的是,应注重清洗方法,避免由于温度过高导致毒素蔓延加速,为患者带来不良影响。口服中毒者应立即用清水或生理盐水洗胃,洗胃时每次进液量不超过500mL,保持进出液量一致,洗胃液温度在25～30℃较适宜,温度太低会引起寒战,而温度太高则使黏膜血管扩张,加速毒物吸收。洗胃时需转动体位或改变胃管方向,以提高洗胃效果,反复清洗,直至洗出液无有机磷的大蒜味,并呈现输入的洗胃液颜色为止。洗胃后要保留胃管24h,防止洗胃不彻底。在拔除胃管前,遵医嘱经胃管注入硫酸钠30～50mL或甘露醇、番泻叶导泻,以清除肠道内毒物。

4.救治。使用专业的抑制毒素类药物进行中毒患者的抢救,对症下药。医护人员应对患者的情况进行实时观察,将问题及时反馈给医生,协助医生医治患者,其主要包括以下方面。①熟悉阿托品的作用机制和用药原则。阿托品能拮抗乙酰胆碱对副交感神经和中枢神经系统的作用,消除和减轻毒蕈碱样症状,对抗呼吸中枢抑制,但对烟碱样症状和胆碱酯酶活性的恢复无作用。阿托品静脉注射后1～4min发挥作用,8min达最高峰。因此,阿托品的应用原则为早期、足量、维持足够长的时间,剂量先大后小,间隔时间先短后长,加量要快,撤药则要慢,直至满意控制症状或轻度阿托品化后减量维持。阿托品用药分3个阶段:快速阿托品化阶段,宜在6～12h内达到阿托品化;维持阶段,达阿托品化后,依中毒程度维持阿托品化状态12～72h;恢复阶段,逐渐减量至停药,时间为2～7d。②保障专用静脉通道,定量反复静脉注射阿托品,迅速阿托品化;准确记录用药时间、剂量及效果,注意用药不良反应。③使用阿托品过程中,密切观察患者的意识、呼吸、血压、脉搏、体温、瞳孔变化,即使在阿托品化后也不应忽视,将观察到的病情及时与医生沟通,以便医生调整阿托品用量。医护人员要对解毒和不良反应有明确的认知,在对患者的病情进行观察过程中,运用自己的专业知识和素养来分辨中毒迹象,并及时记录,当出现异常现象时,及时向医生进行报告。医护人员要具有较强的责任心,不辞辛苦地对患者进行照料,定时对患者的生命迹象进行测量和记录。

5.观察中毒反跳现象。有机磷农药中毒反跳发生在毒物清洗不彻底,使用阿托品时减量过早、过快、复能剂用量不足时,临床表现为口腔、皮肤干燥,有肌颤,无血压,心率、体温上升,血乙酰胆碱酯酶活力降低,发生时间多在中毒后3d。注意观察,及时报告医生。

6.记录。留置尿管,准确记录出入量,防止水、电解质紊乱。

7.降温。为了抑制毒素的扩散,医护人员需要对患者进行降温处理。正确的降温方式有利于患者体内毒素得到更好的清理。

8.做好基础护理。有机磷中毒会使患者身体表面皮肤出现流汗,这是毒素排出的现象,此时需要帮助患者不定时进行衣物的换洗和身体的擦拭。保障患者皮肤表面的干净,避免毒素残余。

9.饮食护理。中毒患者在洗胃后的数小时内不允许进食。要对患者进行严格的检查,确认患者身体状况稳定、身体功能恢复之后,才可以给予少量进食,但需要保障食物的清淡和营养。

10.健康教育。要对中毒的患者进行安全意识教育,告知正确使用防护用具的重要性,避免毒素接触到皮肤和身体,引发不可挽回的局面。施药时需顺风进行,衣物被污染应及时更换并清洗皮肤。经过救治的患者不可酗酒和暴饮暴食,应健康饮食、合理作息,如果还存在不良反应,应及时寻求救治。患者回家后,应由专人进行陪护,避免发生问题。

第六节　毒蛇咬伤

毒蛇咬伤是指毒蛇咬破人的皮肤后,蛇毒进入人体,并经淋巴和血液循环扩散,引起人体出现局部和全身中毒症状。

一、中毒机制

中度机制包括以下几项。①神经毒。蛇毒主要是由于蛇体内含有乙酰胆碱等物质,在与人血结合以后,就会产生有毒成分,导致人体出现中毒迹象,从而使中枢神经遭到破坏,肌肉开始出现痉挛现象。情况严重者会导致呼吸困难,应及时注射血清,使中毒者脱离生命危险。②血循毒。毒素对局部组织、血管壁、心肌及肾组织有一定的破坏作用,可引起溶组织、溶血,甚至导致心力衰竭和肾衰竭等。③混合毒。混合毒兼有神经毒和血循毒的病理作用。

二、临床表现

中毒经过主要呈现出以下特征。①身体部分开始出现瘙痒感,并且伴随麻木感。长时间未经救治,就会导致全身出现酥麻,身体开始无法支配。若一直未得到医治,就会导致人体的各项功能下降,身体水分流失,呼吸出现困难,心跳急促等现象,最后导致窒息。②血循毒表现。伤口局部红肿,疼痛剧烈,伴有水泡、出血、坏死,蔓延极快。全身中毒症状表现有恶心、呕吐、口干、汗出,少数患者可有发热。严重者可出现血压下降、心律失常、急性肾衰竭等。循环衰竭是主要死亡原因。③混合毒表现。主要呈现出神经毒和血循毒两种中毒现象都有的症状。会随着创伤处逐渐扩大,伤口的血液不再流通,呈现出中毒迹象。身体的功能下降,出现晕厥、恶心、发热、呼吸困难、意识不清的现象。

三、救治与护理

(一)现场急救

1.稳定患者情绪。告知患者要保持镇定,不要惊慌,不要奔跑走动。让患者立即坐下或躺下,保持被咬伤部位处于下垂位置。

2.绑扎。紧急将伤口处勒紧,避免毒素流入心脉。将毒素抑制住之后,尽快寻求救助。绑扎处每间隔一段时间需进行放松,以避免血液不流通导致局部坏死等问题的发生。

3.冲洗。找到水源之后,尽快对裸露出来的伤口进行清洗。在对创伤处进行清洗时,还应将附着在伤口上的毒素进行清除。

4.排毒。如果伤口上有毒蛇的牙齿残留,切莫直接用手取下,应找到尖锐工具,并使用乙醇、火焰消毒,再将毒牙取出。避免伤口出现感染、炎症。在进行挖取的过程中,应给中毒者进行麻醉,减少痛苦。将近心处勒紧,避免毒素流入心脉。在将毒牙取出之后,应当对伤口进行吸取毒液,不建议用嘴进行吸取,但在紧急情况下,如救护者口腔无破损,也可直接用嘴吸出毒汁,注意要边吸边吐、边漱口。

5.局部降温。用冰块、冷泉水或井水局部冰敷或浸泡伤处,也可用1∶5 000高锰酸钾溶液浸泡,以减慢蛇毒的吸收。

6.转送。转运患者时,保持伤口与心脏同一水平,不宜抬高伤肢。

(二)医院内救护

1.伤口处理。①伤口外敷药物:伤口经过急救处理后,可外敷蛇药。应注意外敷在距离伤口2cm处成圆周形,切忌将药膏直接涂在伤口上,然后用纱布覆盖、包扎。②伤口局部阻滞:用胰蛋白酶2 000U加0.05%普鲁卡因10~20mL,在伤口周围做封闭注射,以降解蛇毒,减少毒液吸收。

2.全身治疗。①应用抗蛇毒血清,抗蛇毒血清是目前治疗毒蛇咬伤的首选特效药物,应尽早足量使用。②防治感染,常规注射破伤风抗毒素1 500U,酌情使用抗生素防治感染。

(三)护理

1.密切观察病情变化。严密监测患者生命体征,若出现感染性休克、重要脏器功能衰竭等严重并发症时,及时报告医生。同时注意维护重要脏器的功能。

2.心理护理。及时与患者沟通,稳定其情绪,消除其恐惧心理。

第三章　血液系统疾病患者的护理

第一节　出血性疾病

一、概述

出血性疾病是由于机体正常的止血机制发生障碍,引起自发性出血或轻微损伤后出血不止的一组疾病。任何原因造成血小板数目减少及其功能异常、血管壁通透性增加和凝血功能障碍,均可导致出血。

(一)分类

1.血小板异常。

(1)血小板数量减少:①血小板生成减少,如再生障碍性贫血、白血病等;②血小板破坏增多,如特发性血小板减少性紫癜;③血小板消耗过多,如弥散性血管内凝血、血栓性血小板减少性紫癜。

(2)血小板增多:①原发性,如原发性血小板增多症;②继发性,如慢性粒细胞白血病、感染、创伤及脾切除术后等。

(3)血小板功能异常:①遗传性,如血小板无力症、血小板病、巨大血小板综合征;②继发性,如抗血小板药物、严重肝病、尿毒症、重症感染等引起。

2.血管壁异常。其主要包括:①遗传性,遗传性出血性毛细血管扩张症、先天性结缔组织病、家族性单纯性紫癜等;②获得性,营养缺乏与内分泌代谢障碍(如维生素C缺乏症、维生素PP缺乏症、糖尿病、库欣病)、过敏性紫癜、动脉硬化、结缔组织病、败血症、化学物质与药物作用等。

3.凝血异常。其主要包括:①遗传性,如遗传性凝血酶原缺乏症、遗传性纤维蛋白原缺乏症、各型血友病等;②获得性,严重肝病、尿毒症及维生素K缺乏症。

4.抗凝及纤维蛋白溶解异常。主要为获得性疾病,如凝血因子Ⅷ、Ⅸ抗体的形成、肝素及双香豆素类药物过量、蛇或水蛭咬伤、溶栓药物过量、敌鼠钠中毒等。

5.复合性止血机制异常。包括:遗传性,如血管性血友病;获得性,如弥散性血管内凝血。

(二)临床表现

出血性疾病可以分为3类:血管性疾病、血小板疾病与凝血障碍性疾病。临床表现见表3-1。

表3-1　3类出血性疾病的临床特征

项目	血管性疾病	血小板疾病	凝血障碍性疾病
性别	多见于女性	多见于女性	多见于男性
阳性家族史	少见	多无	多见
出生后脐带出血	多无	多无	常见
出血部位	以皮肤黏膜为主,偶有内脏出血	以皮肤黏膜为主,重症有内脏出血	以深部组织和内脏出血为主
出血的表现(皮肤黏膜)	皮肤瘀点、紫癜	牙龈出血、皮肤瘀点、紫癜,可见大片瘀斑	少见瘀点、紫癜,可见大片瘀斑
血肿	多无	可见	常见
内脏出血	少见	常见	常见
眼底出血	多无	常见	少见
月经过多	少见	多见	少见
关节腔出血	多无	多无	多见
手术或外伤后出血不止	少见	可见	多见
病程	短暂	迁延	终身性
预后	预后较好	预后一般	预后不定

(三)辅助检查

辅助检查是出血性疾病诊断与鉴别诊断的主要手段和依据。

1.筛选试验。其主要包括:①血小板异常,血小板计数、血块回缩试验、束臂试验、BT;②血管异常,出血时间、束臂试验;③凝血异常,凝血时间(CT)、活化部分凝血活酶时间(APIT)、血浆凝血酶原时间(PT)、凝血酶时间(TT)等。

2.特殊检查。其主要包括:①要对血小板以及相关的血液组成要素进行

35

实践检验,对血小板的形成过程、功能效果、数量多少、附着情况均应进行检测;②需要对血液凝固的时间和颜色、形态进行观测;③将各类抗生素和凝血活酶进行功能的鉴定,检验血小板中的各项成分是否正常;④针对尿液中的蛋白质含量及血液成分进行检验。

(四)诊断

根据患者的既往病史、家族史、典型的临床表现、某些药物、化学品长期接触史或过敏史等以及筛选试验检查可初步诊断出血性疾病,再根据归类诊断的特殊检查,可进一步诊断具体的疾病及类型。

(五)治疗

1.病因治疗。主要针对获得性出血性疾病的病因进行治疗。①积极治疗原发病,如各种严重肝病、慢性肾病、尿毒症、结缔组织疾病和重症感染等。②避免接触和使用可加重出血的药物及物质。对血小板质量异常、血管性血友病等患者,避免使用扩血管及抑制血小板聚集的药物,如阿司匹林类、双嘧达莫、吲哚美辛(消炎痛)、保泰松等;血友病患者应慎用华法林、肝素等抗凝药;过敏性紫癜患者应避免再次接触致敏物质。

2.止血治疗。

(1)需要使血液凝固:流血的原因可能是由于体内的止血因子数量较少,无法抵挡住出血量。这时就需要对止血因子进行重组,帮助调节体内的血液相关成分,最后达到止血效果。

(2)止血药物:①运用相关的止血药物,可以起到很好的止血效果,含有维生素K的药物,有利于有效制止内脏出血的情况;②告知患者多补充维生素,多吃水果和蔬菜,使人体内的维生素得到有效补充,利于患者的血液问题得到较好解决;③其他包括促进止血因子释放的药物,如去氨加压素;可以使血小板的数量和质量都得到较好提升,有利于体内凝血因子和凝血活酶的产生。

3.其他治疗。包括脾切除、血浆置换、关节成形与置换术、基因治疗和中医中药等。

二、特发性血小板减少性紫癜

特发性血小板减少性紫癜(ITP)主要是由于自身的免疫力较低,加上平时不注重饮食和休息所致。主要是体内的血小板质量较低,无法抵御外来的入侵,导致体内血小板的数量越来越低,免疫系统严重受损。通常情况下会出现内脏出血及皮肤表层出血。人体内的血小板不断减少,会影响体内各个器官的正常运转。一般中年人易患此种疾病。

(一)病因

1.感染病毒或细菌感染。与ITP发病关系密切,尤其是上呼吸道感染。

2.免疫因素。感染本身不能直接导致ITP发病。免疫因素的参与可能是ITP发病的重要原因。血小板相关抗体(PALg)的生成并作用于血小板,可能造成血小板破坏、血小板减少,这是导致出血的主要原因。

3.肝、脾与骨髓因素。肝、脾与骨髓不但是血小板相关抗体和抗血小板抗体产生的主要部位,也是血小板被破坏的主要场所,其中以脾最为重要,因人体约1/3的血小板贮存于脾。与抗体结合后的血小板因其表面性状发生改变,在通过血流较为缓慢的脾内血窦时,易被其内单核—吞噬细胞系统的细胞吞噬而遭到大量破坏。肝在血小板的破坏中有类似脾的作用。发病期间,血小板的寿命明显缩短,为 1~3d(正常血小板平均寿命 7~11d)。急性型更短,血小板更新率加速 4~9 倍。

4.其他因素。主要受到雌性激素减少的影响,此时体内的血小板以及免疫功能遭到破坏,身体功能无法正常运转。多见于中年女性,雌性激素开始逐渐下降,发病的概率较高。

(二)临床表现

1.急性型。一般为年龄较小的儿童,是一种循序渐进的慢性疾病。①起病方式:大多数的患者会在发现病症初期呈现出发热、畏寒的现象,这时的患者已经感染上这类疾病。②皮肤黏膜出血:这一阶段患者会在身体表层出现出血状态,鼻腔、口腔黏膜也会出血,身体某些部位开始出现斑点、血迹。③内脏出血:在进行排泄时,会出现出血现象。最严重的是大脑也会有出血现象,从而使人出现意识不清、头晕目眩等状况。④其他:大量出血会使患者出现休克状态。

2.慢性型。多见于中年女性,雌性激素开始逐渐下降,发病的概率较高。随着时间变久,症状会得到缓解。①起病方式:前期状况并不明显,无显著发病情况。②出血倾向:伴随着轻微的出血,身体出现浅淡的瘀点和淤青。③其他:发病者多为女性,因此会呈现出月经血量较多,导致晕厥等现象。

(三)辅助检查

1.血小板。急性型发作期血小板常低于20×10⁹/L，慢性型常为(30~80)×10⁹/L。血小板平均体积偏大，易见大型血小板；出血时间延长，血块收缩不良；血小板功能一般正常。

2.骨髓象。巨核细胞增多或正常。急性型幼稚巨核细胞比例增多，胞体大小不一，以小型多见；慢性型颗粒型巨核细胞增多，胞体大小基本正常。有血小板形成的巨核细胞显著减少，<30%；巨核细胞呈现成熟障碍。

3.其他。80%以上的ITP患者血小板相关抗体(PAIg)阳性，缓解期可降至正常值。白细胞正常或稍多，嗜酸性粒细胞可增多，少数有贫血表现。

(四)诊断

根据反复出现或首次出现程度不等的出血症状，血小板计数明显减少，脾无肿大或轻度肿大，骨髓巨核细胞增多或正常，有成熟障碍，急性型应排除继发性血小板减少症，慢性型应具备下列5项中任何一项即可做出诊断：①脾切除治疗有效；②泼尼松治疗有效；③PAIgG阳性；④PAC3阳性；⑤血小板生成时间缩短。

(五)治疗

1.糖皮质激素。为首选药物，其降低毛细血管通透性，减少PAIgG生成及减轻抗原抗体反应，抑制血小板与抗体结合并阻止单核—吞噬细胞对血小板的破坏，刺激骨髓造血及血小板向外周的释放。常用泼尼松30~60mg/d口服，待血小板接近正常，继续服用2周后可逐渐减量，并以小剂量5~10mg/d维持3~6个月，症状重者可短期静脉滴注地塞米松或甲泼尼龙。

2.脾切除。可减少血小板抗体产生及减轻血小板的破坏。适应证：①糖皮质激素治疗3~6个月无效者；②泼尼松治疗有效，但维持量>30mg/d；③有皮质激素应用禁忌者；④⁵¹Cr扫描脾区放射指数升高。禁忌证为妊娠期或因其他原因不能耐受手术者。

3.免疫抑制剂。一般不做首选。用于以上疗法无效或疗效差者，可与糖皮质激素合用。主要药物有：①长春新碱，最常用，每周1次，每次1mg，静脉注射，4~6周为1疗程；②环磷酰胺，50~100mg/d，口服，3~6周为1疗程；或静脉注射，400~600mg/d，每3~6周1次；③硫唑嘌呤，100~200mg/d，口服，3~6周为1

疗程;④环孢素,250~500mg/d,口服,3~6周为1疗程,可维持半年以上。

4.急重症的处理。①血小板计数<20×10⁹/L者,出血严重、广泛或已经发生颅内出血者,或近期将实施手术或分娩,可输血及血小板悬液;②大剂量丙种球蛋白用于严重出血、手术前准备;③血浆置换用于新发作的急性型患者;④大剂量甲泼尼龙可抑制单核—巨噬细胞系统对血小板的破坏而发挥治疗作用。

（六）护理诊断

常见的护理诊断包括:①组织完整性受损,与血小板减少有关;②有感染的危险,与糖皮质激素治疗有关;③潜在并发症,颅内出血。

（七）护理措施

1.病情观察。①需要观察皮肤表层是否出现斑点、出血等现象;②患者的精神状况如何,是否出现头痛欲裂、口腔出血的状态;③将各类抗生素和凝血活酶进行功能的鉴定,检验血小板中的各项成分是否正常;④针对尿液中的蛋白质含量及血液成分进行检验,检查患者尿液中的各成分是否正常;⑤针对患者的呼吸和心跳进行严格的检验,避免出现休克、窒息等现象。

2.一般护理。注重饮食的健康和充足的睡眠,使患者可以吸收较多的营养物质。在进食时,挑选具备较高营养价值的食物,切忌食用辛辣刺激的食物,保障身体的各项功能都可以正常运转,这样有利于患者尽快康复。

3.预防和避免加重出血。①减少活动,血小板过低时应卧床休息。需要保障身体的干净卫生,按时对衣物进行消毒,选择面料柔顺的衣物,避免将皮肤表层刮破。②注重药物的使用,可在医生的指导下使用增强血小板数量和质量的药物。③要保障身体正常的运行,多食用健康的食物,避免出现病情恶化。

4.用药护理。在对患者进行治疗的过程中,所使用的药物会产生一定的不良反应。向患者及其家属进行阐述,询问其意见。在患者用药期间,应有专业的医护人员进行观察记录,并在出现不良反应时,及时联系医生进行紧急救治。

5.心理护理。耐心解答患者提出的问题,鼓励患者表达自己的感受,对患者的不良情绪,如烦躁、焦虑甚至恐惧等给予理解与安慰。进行护理操作时要沉着冷静、敏捷准确,以增加患者的安全感和信任感。

（八）健康教育

1.疾病知识教育。指导患者及其家属学会压迫止血的方法,并学会识别出血征象,如瘀点、黑便等,一旦发生应及时就医。

2.指导自我保护方法。要让患者形成自我保护意识,避免尖锐利器对身体造成伤害,远离危险工具。在进行救治的过程中,尽量减少与他人之间的密切接触。每次都要对衣物进行消毒处理。不可以进行剧烈运动,要保障血小板可以得到较好的恢复。

3.用药指导。应按照医生的用药指导按时服药,不可以自行判断病情的好坏而对用药的剂量进行控制,这样会导致恢复不良,使血小板得不到较好的再生。需要更好地观察患者,还需要控制患者的盐摄入量,防止钠的流失,使患者可以尽快获得康复。

三、过敏性紫癜

这是一种血液非正常反应的疾病,一般发病会呈现出皮肤出血、伴有斑点,严重者还会出现身体疼痛,排泄时有血液流出,这些都是过敏性紫癜的标志。通常男性的发病率高于女性,并且多为年龄较小的患者患病。

（一）病因

1.感染。为本病最常见的原因,包括细菌和病毒感染。细菌,尤其是β溶血性链球菌引起的上呼吸道感染、猩红热及其他局灶性感染;病毒,如麻疹、水痘、风疹病毒以及肠道寄生虫感染等。

2.食物。主要是机体对某些动物性食物中的异性蛋白质过敏所致,如鱼、虾、蟹、蛋及乳类等。

3.药物。包括抗生素类、磺胺类、异烟肼、阿托品、噻嗪类利尿药、解热镇痛药及奎宁类等。

4.其他。寒冷刺激、昆虫咬伤、花粉、尘埃、疫苗接种等。

（二）临床表现

过敏性紫癜是一种急性疾病,主要病症表现为皮肤上出现斑点、出血的状况。还会有一部分患者会伴随全身酸痛、排泄时出血的现象。通常根据病变累及部位所出现的临床表现分为以下类型。

1. 普通型。主要是表层皮肤遭到破坏,出现炎症、感染及毛细血管破裂的状况。通常会在皮肤表层出现斑点、血迹等。一般来说下肢表层皮肤的症状会更为明显。

2. 腹型(Henoch 型)。这种类型的紫癜非常危险。主要表现出普通型会呈现的情况,还会伴随全身疼痛,尤其是腹部。出现头晕目眩、四肢无力、排泄出血等现象。在皮肤表层之内的内脏会出现出血现象,是一种很紧急的腹痛型疾病。

3. 关节型。除了出现普通型症状之外,还有伴随关节痛的情况。在发病之后,应当注重对关节的保护。通常情况下,如果未发生关节内积液,在几个月后,症状就会得到明显的好转。

4. 肾型。这是几种过敏性紫殿中最危险的一种急性发病,出现的概率远远低于其他几种。一般情况下这种疾病会呈周期性,前期出现排泄出血,后期会出现身体水肿的现象,如此反复出现状况,严重者会引发尿毒症,对人体造成较为严重的影响,必须尽快进行就医问诊。

5. 混合型。是一种复合型疾病,会存在多种病症的特征,使病原体变异发展的一种综合类疾病。发病的特征表现为呼吸道感染、神经衰弱、视力下降等情况。

(三)辅助检查

辅助检查主要包括:①血常规,白细胞计数可增加,嗜酸性粒细胞增多;血小板计数正常,偶有轻度减少,但>80×10⁹/L;②出凝血功能检查,出、凝血时间正常,血块收缩良好,束臂试验阳性;③免疫学检查,血清 IgA 和 IgG 常增高,以前者增高明显;IgA 免疫复合物增高及 IgA 类风湿因子可阳性;④尿液检查,可有蛋白、红细胞及管型;⑤其他,红细胞沉降率常增快,肾功不全时可有尿素氮及肌酐增高。

(四)诊断

根据患者发病前 1 ~ 3 周有低热、咽痛、全身乏力或上呼吸道感染史,出现典型的四肢皮肤瘀点、紫癜,伴有胃肠道、关节及肾脏的表现,血小板计数正常,束臂试验阳性,出、凝血时间正常,排除其他原因引起的血管炎或紫癜即可做出诊断。

(五)治疗

1.去除病因。首先需要找到发病的原因,才可以根据具体的原因进行对症用药,使病症得到有效解决。

2.药物治疗。

(1)一般性药物:具体如下。抗变态反应药物:扑尔敏4mg,每日3次口服;苯海拉明或异丙嗪25mg,每日3次口服;息斯敏10mg,每日1次口服;10%葡萄糖酸钙10mL静脉注射,每日1次。辅助性的药物:应用大剂量维生素C静脉注射;芦丁及静脉注射钙剂,可以降低毛细血管壁的通透性。

(2)止血药:安络血10mg,每日2~3次肌内注射,或用40~60mg,加入葡萄糖注射液中静脉滴注。止血敏0.25~0.5g,每日2~3次肌内注射或静脉滴注。有肾脏病变者应慎用抗纤溶药。

(3)抑制抗原体药物:正确使用可以改善毛细血管的通畅性,减少血液黏膜的形成。在使用这类药物的过程中,一定要注重药物剂量,防止出现不良反应。在服药1周之后,病症会出现明显的好转,腹痛及关节痛的状况得到改善。在服药一段时间之后,身体的水肿得到消除,应坚持服药,直到痊愈。

(4)免疫抑制剂:对肾炎或并发膜性、增殖性肾炎,单用激素疗效不佳者,可采用环磷酰胺2~3mg/(kg·d)静脉注射,或硫唑嘌呤2~3mg/(kg·d)口服,但应注意血常规变化及其他不良反应。潘生丁也可减少蛋白尿。

(5)慢疗方式:此类患者会由于关节炎症发作、血液流通不畅、身体表面出现斑点等现象,需要尽快进行医治。有风湿者加防风;运用祛湿的药物减轻关节疼痛,并改善脾胃的功能。

(六)护理诊断

常见的护理诊断包括:①皮肤完整性受损,与变态反应、血管炎有关;②疼痛,与关节和肠道变态反应性炎症有关;③潜在并发症,消化道出血、紫癜性肾炎。

(七)护理措施

1.皮肤的护理。针对皮肤的变化进行观察,查看斑点的数量、颜色及形态,每日进行观察和记录。皮肤出现瘙痒时,一定不要用手直接抓搔。注重清理,防止因抓破导致的感染和过敏。出现不良反应时,应及时就医,并检查变应原,正确使用药物,以脱离痛苦和疾病。

2.关节肿痛的护理。对关节出现疼痛感的患者,帮助其调整体位,避免压迫神经,应使关节得到放松,有效缓解疼痛感。

3.腹痛的护理。需要有专业人员对患者进行照顾和观察,针对患者的实时状况有较好的了解。注意观察患者腹痛的程度,在其进行排泄过程中观察尿液的颜色及大便的形态、颜色。将排泄物留样观察。可采用热敷的方式帮助患者缓解疼痛,并告知患者出现腹痛之后应禁食。需要保证患者足够的营养摄入,从而使患者的身体可以得到较好的保障。

4.心理护理。病痛会带给患者及其家属极大的痛苦,因此,医护人员应宽慰患者,对其多些耐心和理解,使患者感受到心理安慰。在患者出现问题时,及时施以援手,使患者感受到关怀,并配合医生尽快进行手术。

（八）健康教育

1.疾病知识教育。将发病原因及病况的基本特征向患者及其家属进行详细介绍,并告知患者及其家属怎样做才可以使患者得到更好的恢复。告知患者在饮食、作息上的注意事项。

2.预防过敏性紫癜的复发。保持病室内干净、整洁,温度18~22℃,湿度50%~60%,每日定期通风1~2h,保持空气新鲜,每日紫外线消毒1~2h。紫癜轻者可适量活动,避免劳累;重者或合并其他部位出血者应卧床休息。每日晨起、饭后用漱口液漱口,保持口腔清洁;定期洗澡,更换棉质柔软内衣;每日用温水清洗外阴、肛门,防止感染。饮食应清淡、易消化,禁食辛辣、煎炸之品,可选用清热、凉血、收敛、止血食物,如苦瓜、冬瓜、丝瓜、番茄等,如发现紫癜与某些食物有关,应禁食,如果出现紫癜肾,应禁食盐,少活动。起居有规律,及时增减衣物,注意保暖,饮食有节制。禁搔抓皮肤、剔牙,用软毛牙刷或用温水刷牙,勿碰撞、挖鼻孔,各种穿刺后要多按压几分钟,防止出血。

3.学会自我监测病情。教会患者对出血情况及其伴随症状和体征进行自我监测。一旦发现新发大量瘀点或紫癜、明显腹痛或便血、关节肿痛、血尿、水肿、泡沫尿甚至少尿者,提示病情复发或加重,应及时就医。

四、血友病

血友病是一种遗传性凝血因子缺乏引起的出血性疾病。典型血友病患者常自幼年发病,自发或轻度外伤后出现凝血功能障碍,出血不能自发停止。主要分为:①血友病 A,是临床上最常见的血友病,占血友病人数的80%~85%;

②血友病B,又称遗传性凝血因子IX缺乏症,占血友病人数的15%左右;③遗传性凝血因子XI缺乏症,又称 Rosenthal 综合征,在中国极少见。在中国,血友病的社会人群发病率为(5~10)/10万,婴儿发生率约为1/5 000。

(一)病因

血友病A、B均属于性染色体(X染色体)连锁隐性遗传,致病基因位于X染色体上,导致下一代男性发病。而遗传性凝血因子XI缺乏症则为常染色体隐性遗传性疾病,男女均可遗传,子女均可发病。

(二)临床表现

主要表现为出血和局部血肿压迫表现。

1.出血。情形严重的患者会在剧烈运动之后出现出血的现象。这主要由于身体的各类组织遭到破坏,关节、肌肉的组织结构遭到破坏,不利于患者的正常发育,并且会导致患者的身体结构发生异变,进而影响患者的正常生活和活动。血友病在开始阶段主要表现为:①皮肤少量出血为主,但是血流不止;②有遗传性,伴随终身;③组织结构受损,肌肉处于紧绷状态,如果长时间未得到医治,会导致更加严重的情形;④关节发病主要会出现关节疼痛、少量血流出、肌肉萎缩等症状;⑤血友病的出血量主要与人体内各项血液因子的数量和质量有关。

2.血肿压迫表现。血液不流通会导致血管内血液不流畅,身体出现麻木状态;呼吸较为困难,严重者会发生窒息或死亡。

(三)辅助检查

辅助检查主要包括:①血常规检查,血小板计数正常,严重出血者血红蛋白减少;②凝血功能检测,凝血(CT)时间和活化部分凝血活酶时间(APTT)延长;③确诊试验,凝血活酶生成试验及纠正试验有助于3种血友病的诊断和鉴别诊断。另外,可通过基因检查等手段,如常用PCR及基因芯片技术等。

(四)诊断

根据遗传病史、出血表现及相关的辅助检查可做出诊断。

(五)治疗

1.局部出血处理。皮肤出血,可局部压迫止血;鼻黏膜出血,可用凝血酶、巴曲酶加压或堵塞止血;对于严重的出血导致的关节及肌肉血肿,可以用绷带加压包扎或者沙袋等局部压迫和冷敷止血。

2.补充凝血因子。补充缺失的凝血因子为主要疗法,主要方法有5种。①新鲜冰冻血浆,含有人体血液中所有的凝血因子。②血浆冷沉淀物,主要含凝血因子Ⅷ及纤维蛋白原等,其中Ⅷ浓度较血浆高5~10倍。③凝血酶原复合物,含凝血因子Ⅹ、Ⅸ、Ⅶ、Ⅱ,为一般的替代治疗。④血液提取的凝血因子Ⅷ浓缩制剂或基因重组活化的凝血因子Ⅷ制剂;凝血因子的使用方法,根据凝血因子Ⅷ的凝血活性,可以根据如下公式:首次输入活化凝血因子Ⅷ(或凝血因子Ⅸ)剂量(U)=体重×所需提高的活性水平(%)÷2;最低止血要求凝血因子Ⅷ水平达20%,出血严重或需行中型以上手术者,应使凝血因子Ⅷ或Ⅸ活性水平达40%以上。⑤重组人活化因子Ⅶ(rFⅦa,活化的凝血因子Ⅶ),可用于预防或治疗凝血因子Ⅷ或Ⅸ缺乏的严重血友病患者的出血。

3.药物治疗。去氨加压素(desmopressin,DDAVP)、达那唑及糖皮质激素改善血管通透性等。

(六)护理诊断

常见的护理诊断包括:①皮肤完整性受损,与凝血因子缺乏有关;②疼痛,与肌肉、关节疼痛与深部组织血肿或关节腔积血有关;③有失用综合征的危险,与反复多次出血有关;④焦虑,与终生出血倾向、担心丧失劳动力有关。

(七)护理措施

1.病情观察。①在对患者进行观察的过程中,需要注重患者的出血点及出血量,并观察其身体表面是否存在斑点、出血、淤青等外伤。②需要对身体各类组织结构进行观察,检查内脏和颅内是否有大量出血的状况,并时刻与患者建立良好的交流互动关系,随时联系患者,询问患者的感受,帮助患者得到救助。③不断地进行止血的相关试验,使患者得到较好的救治。

2.一般护理。①休息及活动,有出血倾向时应限制活动,卧床休息,出血停止后逐步增加活动量,嘱患者动作轻柔,谨防外伤及关节损伤。②饮食,以高蛋白质、高维生素C和少渣、易消化的食物为主,多食苜蓿、菜花、蛋黄、菠菜、肝脏及新鲜的绿叶蔬菜,不但可以补充促凝血物质、减少出血机会,还能促进人体健康;不宜多食辛辣、厚味的食物,如羊肉、狗肉、辣椒及肥肉等,禁烟酒,以免诱发出血而损伤脾胃。③用药护理,禁忌使用阿司匹林等药物。

3.出血的预防和护理。①需要注意伤口处不要发生感染或者二次受伤的状况;尽快寻求救治,并将自己的真实情况向医生说明;为了减少出血的可能,应将家中会造成伤口的尖锐器物收起来,避免意外划伤。②在身体状况逐渐好转的过程中,注重健康的饮食和良好的作息时间,避免剧烈运动,以免再次出血。③关节出现疼痛感之后,需要休息,并注意躺在床上的姿势,减少对神经和肢体的压迫,但注意间隔一段时间就要进行身体姿势的调整,避免身体出现麻木感。④服用相应的止血类药物,并寻求血小板集聚的相关医疗帮助,如输入成分血、抗血友病球蛋白浓缩剂或凝血酶原复合物等,并注意观察有无发热、肝炎等并发症。⑤尽可能采用口服给药,避免或减少肌内注射,必要注射时采用细针头,并延长压迫止血时间;避免各种手术,必要手术时应先补充凝血因子,纠正凝血时间直至伤口愈合。

4.心理护理。血友病是一种遗传性疾病,属于终身病,治疗困难,且目前尚无十分有效的治疗方法,常导致患者及其家属悲观绝望。对长期反复出血影响生活质量的患者应耐心劝慰,并指导其预防出血的方法,积极配合治疗和护理。

(八)健康教育

健康教育的主要内容包括:①做好疾病知识宣教;②做好预防出血的宣教工作,剪短指甲,衣着宽松,避免各种外伤;避免从事易导致受伤的工作和劳动;适宜的运动能有效地预防肌肉无力和关节腔反复出血,但应避免剧烈运动,以降低外伤和出血的危险;注意口腔卫生,避免牙龈出血;学会出血的急救处理方法;③避免应用扩张血管以及抑制血小板凝聚的药物;④为患者及其家属做好血友病遗传咨询工作;向患者及其家属进行优生优育教育,若产前羊膜穿刺确诊为血友病,应终止妊娠,以降低血友病的出生率。

第二节　白血病

白血病是一类造血干细胞出现恶性克隆性问题,产生病态分化的不成熟白细胞,这些白细胞没有正常白细胞的功能,而增殖能力很强,使体内的细胞结构被打乱,人体的造血系统遭到严重破坏,无法为人体提供所需的血液供应量。白血病主要是通过血液流遍全身的方式侵蚀其他内脏器官,从而导致人体内的细胞平衡被打破,阻碍人体的正常发展。白血病主要表现为发热、身体表面出血、内脏出血等。

白血病的发病症状较轻,但白血病患者有很大的概率得癌症。经调查研究发现,我国患病率明显低于其他国家。针对不同性别、年龄来说,成年男性发病概率大于成年女性,儿童发病概率较大。

一、分类

1.白血病有可能出现两种情况。第一种为急性白血病,发病时间较早,状况较为明显,这种类型通常情况下出现较快,结束较快,周期较短,因此,白血病细胞还没有形成完全;第二种为慢性白血病,主要呈现出发病状况不明显,不容易被发现,并且潜伏期可长达几十年,细胞处于慢慢成长的过程,形成的细胞较为成熟。

2.白血病细胞产生的原因复杂。各类细胞通过异常分裂的方式形成多种白血病细胞,两种急性白血病的对比分析见表3-2。

表3-2　急性白血病分析

急性淋巴细胞白血病	急性髓系白血病
L_1型,原始和幼淋巴细胞以小细胞(直径≤12μm)为主,胞质较少 L_2型,原始和幼淋巴细胞以大细胞(直径>12μm)为主 L_3型,原始和幼淋巴细胞以大细胞为主,大小较一致,细胞内明显空泡,胞质嗜碱性	M_0,急性髓细胞白血病微分化型 M_1,急性粒细胞白血病未分化型 M_2,急性粒细胞白血病部分分化型 M_3,急性早幼粒细胞白血病 M_4,急性粒—单核细胞白血病 M_5,急性单核细胞白血病 M_6,红白血病 M_7,急性巨核细胞白血病

3.按白细胞计数分类。多数患者白细胞计数增高,超过 $10 \times 10^9/L$,称为白细胞增多性白血病;若超过 $100 \times 10^9/L$,称为高白细胞性白血病;部分患者白细胞计数在正常水平或减少,称为白细胞不增多性白血病。

二、病因

1.病毒感染。成人T细胞白血病(ATL)/淋巴瘤可由人类T淋巴细胞病毒Ⅰ型引起。此外,EB病毒、HIV与淋巴系统恶性肿瘤的关系也已被认识。

2.电离辐射。通过拍片的方式可对白血病细胞进行详细的分析。白血病发生的原因有很多,其中最重要的是人体对辐射的吸收剂量和效果。如果机体的组织结构遭到破坏,就会使免疫力下降。伴随放射性的刺激,从而使人体的骨骼发育停止,导致基因发生变化,诱发白血病的产生。

3.化学因素。如果在进行其他疾病治疗过程中,服用导致白血病的药物,也会使患者患上白血病。有些抗生素存在导致白血病的药物成分,如果患者的免疫力较低,可能会引发白血病。

4.遗传因素。基因也是诱发白血病的原因之一,有部分患者是因上一代的影响而发生先天性白血病。

5.其他因素。患者自身较为虚弱,很容易受到外来病原体的入侵,也可能通过血液的方式感染白血病;并且机体免疫力较低的人血液会发生异变,从而发生急性白血病。

三、临床表现

(一)急性白血病

起病急缓不一,患者会出现发热、畏寒、精神萎靡不振、面色欠佳等症状。部分患者可出现斑点、出血的状况。女性患者可能会出现经期时间过长、血量较多。这些症状都是白血病细胞增多对人体产生的不良影响。

1.贫血。这是白血病发病早期的症状,但是不是普遍现象。急性白血病可能不出现贫血的状况。

2.发热。发热是白血病的普遍症状,并且会在发病之后引发机体其他器官出现炎症、感染等症状,如果得不到及时医治,则会使血液出现问题,导致血液的相关病状。患者体质较弱,可能会受到严重的病毒入侵,导致机体的功能下降,最后导致人体内的健康细胞被病原细胞破坏。感染的主要原因是成熟粒细胞缺乏,其次是人体免疫力降低。患者免疫功能缺陷也可引起病毒感染,如单纯疱疹、带状疱疹等。

3.出血。大部分患者在出现白血病前期会发生身体表层皮肤出血的状况,这主要是由于体内的血液组成结构遭到破坏,血小板数量和质量下降,白血病细胞大量产生,体内的止血因子数量减少,人体会出现大量出血、血流不止的危险情况。出血点不确定,皮肤开始出现斑点,听力、视力下降。随着时间的推移,局部出血扩散为全身出血、内脏出血、颅内出血等危险症状。

4.当白血病细胞增多时,人体的各个器官都会遭到损害。主要表现为以下特征。①淋巴肿大,身体中的健康细胞开始逐渐减少,而白血病细胞增多;经过一段时间后,可以观察到白血病患者相较于普通人的器官较大。②骨骼和关节。骨骼发育缓慢并逐渐停止,这种情况在成年人中发生的概率较小,但是成年人会伴有胸闷、气短的状况。③眼部。白细胞的过多繁殖,导致眼球突出,使视线受到阻碍,甚至导致患者眼看不见。④口腔和皮肤。可有牙龈增生、肿胀;身体表层皮肤开始出现斑点,听力、视力下降。随着时间的推移,局部出血扩散为全身出血、内脏出血、口腔出血等危险症状。⑤中枢神经受到侵害,神经系统出现异常,可出现晕厥、失眠等精神问题,严重者会出现生理不适、头痛、恶心、休克、窒息状态。⑥睾丸。睾丸的形态发生变化,一侧睾丸的形状较大,另一侧的形状正常。这主要是由于生殖细胞受到白血病细胞的影响,阻碍其正常发育,并带来阻碍作用。

5.其他。白血病还可浸润其他组织器官,如心、肺、胃肠等部位,但不一定出现相应的症状。

(二)慢性白血病

这是相较于急性白血病的一种类型,出现这种疾病的人群较广泛,并且疾病的潜伏时间较长。其症状不明显,因此不易被发现。生活习惯不同,发病的类型存在着差异性。主要有慢性粒细胞白血病(简称慢粒)、慢性淋巴细胞白血病(简称慢淋)。

1.慢粒。其分期主要包括以下3期。①慢性期。最早出现的症状是乏力、低热、多汗或盗汗、体重减轻等代谢亢进的表现。一般持续1~4年。②加速期。患者常有发热、虚弱、进行性体重下降、骨骼疼痛,逐渐出现贫血、出血,脾持续或进行性肿大。本期可维持数月到数年。③急变期。为终末期,表现与急性白血病类似。本期预后极差,往往在数月内死亡。

慢粒患者最显著的体征是脾大,可达脐平面,甚至可伸入盆腔,质地坚实、平滑,无压痛。但若发生脾梗死,则可突发局部剧烈疼痛和明显压痛。肝明显肿大者少见。

2.慢淋。与慢粒一样,起病缓慢,常无自觉症状,淋巴结肿大常为首次就诊的原因。病变早期表现为乏力,随后出现食欲减退、消瘦、低热和盗汗等;晚期易发生贫血、血小板减少、皮肤黏膜紫癜。患者可出现皮肤增厚、结节以至全身红皮病。约8%的患者可并发自身免疫性溶血性贫血。

慢淋患者淋巴结肿大以颈部、锁骨上、腋窝、腹股沟等处为主,肿大的淋巴结无压痛、质地中等、可以移动。CT扫描可发现肺门、腹膜后、肠系膜淋巴结肿大。50%～70%慢淋患者有肝、脾轻至中度肿大。

四、辅助检查

(一)外周血常规

1.急性白血病。白细胞会呈现过多或过少的状态,不在正常的数量之间,患者的血液流通呈现不流畅的状态,血小板数量明显减少,患者的健康血细胞逐渐减少。

2.慢性白血病。根据不同阶段,白细胞的数量不断增多,但达到一定的数量之后,人体功能下降,出现发热、贫血现象,就会导致白血病发病。

(二)骨髓象

骨髓象是确诊白血病的主要依据和必做检查。

1.急性白血病。通常情况下,患者的骨骼发育不会受到过多的影响和抑制。成熟的粒细胞开始裂变,使细胞的数量急速上涨,促进骨骼的活跃发展。原始细胞达到一定数量之后,就可以判定为白血病。

2.慢性白血病。骨髓增生明显至极度活跃。以粒细胞为主,粒/红比例明显增高;原始细胞<10%;嗜酸性粒细胞、嗜碱性粒细胞增多;红系细胞相对减少;巨核细胞正常或增多,晚期减少。

(三)血液生化

由于大量癌细胞被破坏,各型白血病血液中尿酸浓度及尿液中尿酸排泄均增加,特别是在化疗期。血清乳酸脱氢酶增高。

(四)形态学、免疫学、细胞遗传学和分子生物学分型(MICM分型)

急性白血病的单纯细胞形态学分型因局限性较大,如T、B细胞不能区分,不能提供染色体、基因异常等对发病机制、治疗选择和预后判断等重要信息。利用MICM分型可提高诊断的准确性,更有利于治疗。

(五)其他

中枢神经系统白血病(CNSL)常做脑脊液检查,见脑脊液压力升高,白细胞计数升高,蛋白质水平增加,而糖定量减少,涂片可找到白血病细胞。90%以上慢粒患者血细胞中出现Ph染色体,也可存在于粒细胞、红细胞、巨核细胞及单核细胞中。约50%慢淋患者染色体出现异常,常见12、11、17号染色体异常。

五、诊断

1.急性白血病。患者有持续性发热或反复感染,进行性贫血,出血,骨骼关节疼痛,肝、脾和淋巴结肿大等临床特征;外周血象中白细胞计数增加,并出现原始或幼稚细胞;骨髓象中骨髓增生活跃,原始细胞占全部骨髓有核细胞的30%以上。根据上述特征即可做出诊断。

2.慢性白血病。凡有不明原因的持续性白细胞数增高,根据典型的血常规和骨髓象改变,脾大、Ph染色体阳性即可做出诊断。

六、治疗

白血病的治疗主要以支持治疗和多种药物联合化疗为主。化疗获得完全缓解后或慢性期可及早进行异基因造血干细胞移植(HSCT)。

(一)紧急处理高白细胞血症

血液中白细胞数>100×10⁹/L,不仅会增加患者的早期病死率,而且会增加髓外白血病的发病率和复发率。当循环血液中白细胞数>200×10⁹/L时,还可发生白细胞淤滞症,表现为呼吸困难甚至呼吸窘迫、低氧血症、头晕、反应迟钝、言语不清、颅内出血、阴茎异常勃起等。所以,一旦出现该病症,要紧急使用血细胞分离机,单采清除过高的白细胞,同时给予化疗药物和水化,并预防高尿酸血症、酸中毒、电解质平衡紊乱、凝血异常等并发症。

(二)化学药物治疗

化学药物治疗是目前白血病治疗最主要的方法,也是造血干细胞移植的基础。

1.急性白血病。急性白血病的化疗过程分为两个阶段,即诱导缓解和缓解后治疗。治疗白血病常用化疗药物见表3-3。

表3-3　白血病常用化疗药物

种类	药名	缩写	给药途径	主要不良反应
抗叶酸代谢药物	甲氨蝶呤	MTX	口服或静脉注射或鞘内注射	口腔及胃肠道黏膜溃疡,肝损害,骨髓抑制
抗嘌呤代谢药物	巯嘌呤	6-MP	口服	骨髓抑制,消化道反应,肝损害
	氟达拉滨	FLU	静脉滴注	神经毒性,骨髓抑制,自身免疫反应
抗嘧啶代谢药物	阿糖胞苷	Arc-C	静脉滴注或皮下注射	消化道反应,肝功能异常,骨髓抑制

种类	药名	缩写	给药途径	主要不良反应
烷化剂	环磷酰胺	CTX	口服或静脉注射	骨髓抑制,恶心呕吐,脱发,出血性膀胱炎
	苯丁酸氮芥	CLB	口服	骨髓抑制,消化道反应
	白消安	BUS	口服或静脉注射	皮肤色素沉着,精液缺乏,停经,肺纤维化
生物碱类	长春新碱	VCR	静脉注射	末梢神经炎,脱发,腹痛,便秘
	三尖杉碱	H	静脉注射	骨髓抑制,心脏损害,消化道反应
	依托泊苷	VP-16	静脉注射	骨髓抑制,脱发,消化道反应
抗生素类	柔红霉素	DNR	静脉注射	骨髓抑制,心脏损害,消化道反应
	阿霉素	ADM	静脉注射	骨髓抑制,心脏损害,消化道反应
	阿克拉霉素	ACM	静脉注射	骨髓抑制,心脏损害,消化道反应
酶类	左旋门冬酰胺酶	L-ASP	静脉滴注	肝损害,过敏反应,高尿酸血症,高血糖,胰腺炎,氮质血症
激素类	泼尼松	P	口服	类库欣综合征,糖尿病,高血压
抗嘧啶嘌呤代谢药物	羟基脲	HU	口服	消化道反应,骨髓抑制
肿瘤细胞诱导分化剂	维A酸(全反式维甲酸)	ATRA	口服	皮肤黏膜干燥,消化道反应,口角破裂,头晕,关节痛,肝损害

(1)诱导缓解:是急性白血病的起始治疗阶段,指从化疗开始到完全缓解(CR)的阶段。主要是通过联合化疗,迅速、大量地杀灭白血病细胞,恢复机体正常造血,使患者尽可能在较短的时间内达到完全缓解。CR即患者的症状和体征消失;外周血象的白细胞分类中无幼稚细胞;骨髓象中相关系列的原始细胞与幼稚细胞之和<5%,患者能否获得CR,是急性白血病治疗成败的关键。

急性淋巴细胞白血病(急淋白血病,ALL)诱导的基本方案是长春新碱加泼尼松组成的VP方案,儿童急淋白血病患者首选VP方案,成人急淋白血病推荐DVLP方案,即柔红霉素、长春新碱、门冬酰胺酶和泼尼松,也可用VAP(VP加门冬酰胺酶)或VDP(VP加柔红霉素)方案。

急性非淋巴细胞白血病(急非淋白血病,ANLL)诱导缓解治疗国内外普遍采用DA方案,即柔红霉素和阿糖胞苷或HA方案,即高三尖杉酯和阿糖胞苷,急性早幼粒细胞性白血病采用全反式维甲酸 $25 \sim 45 mg/(m^2 \cdot d)$ 口服,直至缓解。常用的联合化疗方案见表3-4。

表3-4 急性白血病常用的联合化疗方案

治疗方案	药物	剂量(mg)	用法	完全缓解率(%)
急性淋巴细胞白血病				
VP方案	VCR	2	每周第1日静脉注射1次	儿童:88 成人:50
	P	40~60	每日分次口服	
VDP方案	VCR	2	每周第1日静脉注射1次	儿童:89~100 成人:50~88
	DNR	30~40	第1~3日,静脉注射	
	P	40~60	每日分次口服	
VLP方案	VCR	2	每周第1日静脉注射1次	72
	L-ASP	5 000~10 000(U)	每日1次,共10d,静脉注射	
	P	40~60	每日分次口服	
DVLP方案	DNR	45	每2周第1~3日静脉滴注	成人80
	VCR	2	每周第1日静脉注射1次,共4周	
	L-SAP	5 000~10 000(U)	第19~28日,共10次	
	P	40~60	每日分次口服,应用4周	
急性非淋巴细胞白血病				
DA方案	DNR	30~40	第1~3日,静脉注射	38~85
	Ara-C	150	每日1次,第1~7日静脉滴注	
HA方案	H	4~6	静脉滴注5~7d	
	Ara-C	150	每日1次,第1~7日静脉滴注	
HOAP方案	H	4~6	静脉滴注5~7d	
	VCR	2	每周第1日静脉注射1次	
	Ara-C	150	每日1次,第1~7日静脉滴注	
	P	40~60	每日分次口服	

(2)缓解后治疗:是CR治疗后的延续阶段。患者达到完全缓解后,体内尚存有 $10^8 \sim 10^9$ 的白血病细胞,且在髓外某些部位仍可有白血病细胞的浸润,是白血病复发的根源,因此必须进行缓解后的治疗。主要方法是化疗和造血干细胞移植。ALL可早期采用原诱导缓解方案2~4个疗程,也可采用其他强力化疗方案,以后每个月强化治疗1次,维持治疗3~4年,常用6-巯基嘌呤和甲

氨蝶呤交替长期口服。ANLL可采用原诱导缓解方案巩固4~6个疗程,或用中剂量阿糖胞苷为主的强化治疗,每1~2个月1次,共1~2年,以后随访观察。CNSL常在缓解后鞘内注射甲氨蝶呤,首次5mg,以后每次10mg,为减轻药物刺激引起的蛛网膜炎,可同时加用地塞米松2mg,每周2次,共3周。对甲氨蝶呤耐药者可改用阿糖胞苷鞘内注射。

2.慢性白血病。慢粒常首选羟基脲治疗,起效快,但持续时间短,用药后2~3d白细胞数下降,但停药后很快回升。常用剂量为3g/d,分2次口服。当白细胞下降到20×10^9/L时,剂量应减半,降至10×10^9/L时改用0.5~1g/d维持。还可选用白消安治疗,起效比羟基脲慢,但持续时间长,用药2周后外周血白细胞才开始减少,停药后白细胞减少可持续2~4周。开始剂量为4~6mg/d口服,当白细胞降至20×10^9/L时宜暂时停药,待稳定后改用2mg/d维持治疗。慢粒急性变时按急粒化疗方案治疗。慢淋良性期不必急于治疗,进展期常用的药物是苯丁酸氮芥和氟达拉滨。苯丁酸氮芥连续用药剂量为4~8mg/d,口服。氟达拉滨用药剂量为25~30mg/(m^2·d),静脉滴注。

(三)防治感染

防治感染是急性白血病患者进行有效化疗或进行骨髓移植、降低病死率的关键措施之一。患者在化疗、放疗后,常有粒细胞减少,宜住进层流病房或消毒隔离病房。可用粒细胞集落刺激因子(G-CSF)或粒—单细胞集落刺激因子(GM-CSF)以提升白细胞。当患者出现发热时,应积极查找原因,并做胸部X线检查、咽拭子、血培养及药敏试验,可先用广谱抗生素治疗,如头孢菌素类、氨基糖苷类药物,试验结果出来后再更换敏感抗生素。若更换药后体温仍未下降,应考虑真菌感染的可能,可试用两性霉素、氟康唑等。病毒感染,如带状疱疹可给予阿昔洛韦口服等治疗。

(四)成分输血

严重贫血可输注浓缩红细胞,维持血红蛋白>80g/L。若血小板计数过低而引起出血者,应输注单采血小板悬液,直至止血。

(五)放射治疗

CNSL和睾丸白血病时,可做头颅和骨髓放射治疗。对淋巴结肿大伴有局部压迫症状者或伴有胀痛的巨脾可采取局部放射治疗以缓解症状。

七、护理诊断

常见的护理诊断包括：①有损伤的危险，与血小板减少、白血病细胞浸润等有关；②活动无耐力，与长期、大量的持续化疗、白血病引起代谢增高及贫血有关；③有感染的危险，与粒细胞减少、化疗有关；④预感性悲哀，与白血病治疗效果差和病死率高有关；⑤潜在并发症，CNSL、化疗药物的不良反应、尿酸性肾病。

八、护理措施

（一）病情观察

在对患者进行观察的过程中，需要注重患者的体温、体重、呼吸等基本信息，并每日记录血小板的数量；需要对患者身体各类组织结构进行观察，检查内脏和颅内是否有大量出血，并时刻与患者建立良好的交流互动关系，随时联系患者，询问患者的感受，及时给予患者帮助。监测患者血小板变化，使患者得到较好的救治。

（二）一般护理

1.休息及活动。有出血倾向时，应限制活动，卧床休息，出血停止后逐渐增加活动量。运动的强度和时间应当结合患者的身体承受能力来进行。

2.饮食。以高蛋白质、高维生素C和少渣、易消化的食物为主，多食新鲜的绿叶蔬菜和水果，不但可以补充促凝血物质、减少出血机会，还能促进人体健康。不宜多食辛辣、厚味食物，因此类食物可诱发出血而损伤脾胃。

（三）感染的预防与护理

化疗的伤害很大，化疗过程中无法将健康细胞和白血病细胞进行区分，杀死白血病细胞的同时也会杀死正常细胞。经过化疗之后，机体的健康程度会明显下降，并出现脱发等不良反应。在这期间患者身体状况很差，很容易被感染。因此，需要进行隔离保护，使患者不会接触外界有害物质。医院应当注意看护人员的卫生，减少探视的时间和人数，避免对患者造成伤害。若患者出现感染或恶化的现象，应及时进行血液、尿液的检验，并开展紧急救治。确诊有感染时，应遵医嘱使用有效抗生素，常用第三代头孢类药物，如头孢哌酮、头孢曲松及头孢他啶。

(四)化疗药物应用的护理

1.化疗药物的应用。化疗药物具有效果好、刺激性强的特征,使用化疗药物会导致人体的免疫力和抗体下降,将正常细胞杀死,在进行药物注射化疗时应当注意:①选择静脉进行注射,缓慢注射,以降低对机体的刺激性;注意选取较细的针管,避免对人体血管造成损害;若需要长期注射化疗药物,最好采用中心静脉或深静脉留置导管;一定要在患者身体、精神状况良好的状态下进行注射;②在进行注射之前,应先对仪器进行清理、消毒,在找到合适的注射位置之后再进行注射;注射的过程中需要将血液回流,并在注射结束后用盐水进行冲洗,避免发生感染;③在注射过程中,如果发现有药物泄漏的现象,需要立即停止注射,并进行冷敷;④当注射的血管发生炎症时,可运用紫外线进行定期照射。

2.使用化疗药物后的防护。化疗会使骨髓的发育受阻,骨髓抑制是多种化疗药物共有的不良反应,可给患者带来不良后果。要选择合适的时间对患者进行化疗治疗。通常情况下,在化疗药物使用的1~2周对患者进行手术救治是最佳时间。在这一过程中,一定要注重对患者出血量的控制,并且针对患者的感染做好防护,减少患者与外界的接触,避免外界的细菌进入患者的体内而加重患者的病情。

3.使用化疗药物后的护理。由于化疗药物的刺激性较大,首次使用会导致患者出现身体上的不适反应。但随着使用次数的增多,这种不适反应就会减轻。症状多在用药后1~3h出现,可持续数小时至24h。因此,应帮助患者营造一个适合治疗的良好环境。注重患者良好的休息和饮食,在饮食方面应当注重营养物质的摄入,但不可以食用刺激性强的食物。若患者进食时出现不良反应,应立即停止进食并进行休息。

4.口腔溃疡的护理。化疗过程中,一些药物会导致患者出现口腔溃烂的状况,这就需要定期对患者口腔进行清理,并让患者在每次进食之后都进行漱口,避免因食物引发口腔感染。患者在漱口时,需要注重漱口水的用药含量,使用具有杀菌、止痛的漱口水。

5.制订并落实避免心肺受损的方案。需要对患者进行定期检查,针对患者基本情况、用药反应进行严格的监督和记录。在患者出现不良反应时,及时采取解决措施。通常情况下,用药后患者的心率会发生一定的变化,但是不会超过心脏正常跳动频率的最大值。一旦发生不良反应,应及时联系医生,并对患者进行紧急转移和情绪安抚。

有些药物中含有巯嘌呤等对肺有害的药物成分,因此,需要保护患者的肺脏。医护人员应注意监测患者心肺功能的变化,并且告知患者要注重饮食,保障代谢系统的正常运行。一旦发现排泄物中含有血,应及时联系医生进行救治,并停止使用该药物。

6.预防尿酸性肾病。为了使患者的肾脏不受影响,要让患者每日的饮水量达到一定的标准,以减少药物的不良影响。多喝水就可以进行多次排尿。在排尿的过程中,需要检查尿液的颜色、尿中是否带血。

(五)心理安抚

医生要告知患者及其家属白血病的治疗周期较短,主要是通过移植骨髓的方式进行治疗,患者及其家属应当对自己和医生有信心。医生和家属应给予患者充分的关怀,尽可能满足患者的要求,以保障患者身心的健康。医院需要帮助患者创建一个适合治疗的环境,使患者可以具备较好的物质条件来进行治疗。

九、健康教育

1.疾病预防指导。接触电离辐射及对人体有刺激性的含苯物质会导致患者的病情加重。长期处于苯含量较高的环境会导致骨髓受损,因此,从事房间装修、油漆挂墙的工作人员一定要正确佩戴防护面具,避免有害物质对骨髓产生的危害。

2.生活指导。患者应爱惜自己的身体,减少外出或与过多的人接触。针对自身的状况及时进行检查,针对自身的各项健康指标进行记录,防止受到感染。保持良好的生活习惯和稳定的情绪。在饮食方面,要注重各种营养物质的摄入,避免营养不良而导致病情恶化。

3.用药指导。患者一定要按照医嘱的时间和剂量进行服药,医生应给予患者关怀。需要向患者说明病情得到缓解之后也要坚持服药,不可间断。每隔一段时间去医院进行检查和复诊。当身体出现不良反应时,应及时寻求医治。

第三节　淋巴瘤

淋巴细胞发生异变或感染后,可能会产生淋巴瘤。淋巴瘤主要是由于免疫系统遭到破坏,淋巴细胞无法进行正常的发育。淋巴瘤患者会伴有发热、头痛、皮疹等症状。淋巴细胞可以出现在人体的每个部位,人体中的骨髓、颈部附近的淋巴细胞较多,多为发病区。淋巴癌不断恶化,会给人的身体造成不可挽救的伤害,因此,应尽早发现、尽早治疗。根据瘤细胞的特点和瘤组织的结构成分,可分为霍奇金淋巴瘤(HD)和非霍奇金淋巴瘤(NHL)两大类,两者均发生于淋巴组织。在我国,霍奇金淋巴瘤仅占淋巴瘤的8%～11%。淋巴瘤在我国的病死率为1.5/10万,居恶性肿瘤病死率第11～13位,发病率近年有上升趋势,男性为1.39/10万,女性为0.84/10万,城市高于农村,发病年龄以20～40岁多见,约占50%。

一、病因

1.病毒感染。其主要包括:①感染EB病毒,导致淋巴细胞发生异变,引发淋巴癌;②人体内的T细胞呈现出非正常现象,进而导致淋巴细胞集聚,从而形成淋巴体;③Kaposi病毒入侵人体,导致人体的免疫功能下降。这些可能均为产生淋巴癌的原因。

2.免疫缺陷。人体的免疫系统会对病原体的入侵产生重要的影响,当人体免疫力较为薄弱时,就会难以抵抗病毒的入侵。

3.其他因素。幽门螺杆菌(Hp)可能是胃黏膜淋巴瘤的病因。

二、临床表现

HD多见于青年,儿童少见。NHL可见于各年龄组,随年龄增长而发病增多。临床表现因病理类型、分期及侵犯部位不同而错综复杂。

1.淋巴结肿大。淋巴癌产生的过程中身体感受不到疼痛,但是可以明显看到发病部位出现肿大现象。一般来说,人体的很多部位都有淋巴细胞的存在,它可以出现在人体的每个部位,腋下、颈部的淋巴细胞较多,多为发病区。淋巴细胞之间相互连结,形成团状的淋巴体,从而导致其所处的区域出现堵塞的状态。淋巴体的出现会使人出现呼吸困难、排尿困难等症状。

2.发热。可有持续性或周期性发热,热型多不规则。30%～40%的HD患者以原因不明的持续发热为首发症状。但NHL一般在病变较广泛时才发热,且多为高热。热退时大汗淋漓为本病的特征之一。

3.皮肤瘙痒。这是HD较特异的表现,为HD唯一的全身症状。全身瘙痒大多发生于纵隔或腹部有病变的患者,局灶性瘙痒发生于病变部淋巴引流的区域。多见于年轻患者,尤其是女性。

4.酒精疼痛。有17%～20%的HD患者在饮酒20min后病变局部淋巴结发生疼痛,即称为"酒精疼痛",是HD特有症状。发生机制不明。该症状可早于其他症状及X线检查表现,具有一定的诊断意义。这些患者多有纵隔侵犯,且以女性居多。病变缓解后,酒精疼痛即消失,复发时有重现。

5.全身各组织器官受累。肝受累可引起肝大和肝区疼痛,少数可发生黄疸。脾大不常见。胃肠道反应可出现食欲减退、腹痛、腹泻、肿块、肠梗阻和出血。肾损害表现为高血压、肾肿大、肾功能不全及肾病综合征。皮肤损害可有皮肤瘙痒、皮肤肿块、皮下结节、浸润性斑块、溃疡等。还可见肺实质浸润、胸腔积液、脑膜和脊髓浸润、骨骼及骨髓损害、心脏及心包受累等。

三、辅助检查

①血常规,HD常有轻或中度贫血;NHL白细胞数多正常;伴有淋巴细胞绝对或相对增多。②骨髓象,多为非特异性,如见里—斯细胞有助诊断;约20%的NHL患者在晚期可出现急性淋巴细胞白血病骨髓象。③组织学检查,淋巴结活检是确诊淋巴瘤及病理类型的主要依据;可选择颈部、腋下肿大的淋巴结或其他累及组织,如皮肤等进行活检及印片,进行免疫学标志、细胞遗传学分析、分子生物学分析等,指导临床分型和分期,判断预后。④其他,B超、CT、放射性核素扫描等可辅助发现深部淋巴结肿大和结外淋巴瘤分布范围;活动期有红细胞沉降率增快、血清乳酸脱氢酶活力增高,骨髓受累时血清碱性磷酸酶活力或血钙增高;NHL可有抗人球蛋白试验阳性的溶血性贫血。

四、诊断

对进行性、慢性、无痛性淋巴结肿大,经淋巴结活检证实即可诊断。根据病变范围不同,可将淋巴瘤分为4期。多采用1966年Ann Arbor会议推荐的临床分期法。

Ⅰ期:病变仅限于2个淋巴结区(Ⅰ)或单个结外器官局部受累(IE)。

Ⅱ期：病变累及横膈同侧2个以上淋巴结区（Ⅱ），或病变局限侵犯淋巴结以外器官及横膈同侧1个淋巴结区（ⅡES）。

Ⅲ期：病变累及横膈上下两侧淋巴结区（Ⅲ），或同时伴有结外器官局限性受累（ⅢE），或伴有脾受累（ⅢS），或结外器官及脾都受累（ⅢES）。

Ⅳ期：1个或多个结外器官受到广泛性或播散性侵犯，伴或不伴淋巴结肿大。肝和骨髓只要受到累及均属Ⅳ期。

根据患者有无全身症状，各期又可分为A、B两组。A组无全身症状；B组有全身症状，如发热超过38℃、盗汗及6个月内体重减轻10%以上。

五、治疗

以化疗为主，化疗与放疗相结合的综合治疗是目前淋巴瘤治疗的基本原则。

1.化学治疗。多采用联合化疗。HD常用MOPP（氮芥、长春新碱、丙卡巴肼、泼尼松）方案，至少用6个疗程或用至完全缓解再用2个疗程巩固疗效。对MOPP耐药者可采用ABVD（阿霉素、博来霉素、长春新碱、甲氮咪胺）方案，或采用MOPP与ABVD交替治疗。NHL以化疗为主，化疗基本方案为COP（环磷酰胺、长春新碱、泼尼松）或CHOP（环磷酰胺、阿霉素、长春新碱、泼尼松）。恶性程度高者可加用博来霉素、甲氨蝶呤、亚叶酸钙等。

2.放射治疗。对HD效果较好。NHL放疗复发率较高，用扩大照射或全淋巴结照射可提高生存率，降低复发率。

3.生物治疗。干扰素、单克隆抗体（CD20）、BC1-2的反义寡核苷酸等。

4.造血干细胞移植。对于55岁以下、重要脏器正常、能耐受大剂量放疗及化疗的患者进行异基因或自体干细胞移植，可取得较长的缓解期和无病存活期。

六、护理诊断

常见的护理诊断包括：①体温过高，与淋巴瘤本身或感染有关；②有皮肤完整性受损的危险，与放疗引起局部皮肤烧伤和疾病致皮肤损害有关；③感染的危险，与化疗、放疗的不良反应致粒细胞下降有关；④焦虑，与害怕死亡及化疗的不良反应等有关；⑤活动无耐力，与肿瘤对机体的消耗或放疗及化疗有关；⑥知识缺乏，缺乏疾病的防治和护理的有关知识。

七、护理措施

1. 一般护理。①休息与活动。应按病情与个体适应性而定。霍奇金淋巴瘤Ⅰ期、Ⅱ期和非霍奇金淋巴瘤低度恶性Ⅰ期、Ⅱ期无B组症状,在完全缓解期内可适当或正常活动;在化疗和放疗期、病情较重、有B组症状,尤其是高热时,应卧床休息,减少机体的消耗。②饮食。向患者及其家属讲解治疗期间饮食护理的重要性,给予高热量、高蛋白、高维生素、易消化的饮食,以保证足够的营养供给;发热时可给清淡、易消化的流质或半流质饮食;化疗时鼓励患者进食清淡的流质饮食或软食,少量多餐,避免食用甜食、油腻及刺激性食物,每日饮水量不少于2 000mL;对胃肠反应较重者,遵医嘱给予静脉输液。

2. 皮肤护理。放疗后患者照射区的皮肤局部可有红肿、瘙痒、灼热感、渗液以及水疱形成。应注意保持局部皮肤的清洁干燥,避免抓伤、压迫和衣服摩擦,防止皮肤破损。避免阳光照射和使用刺激性的化学物品,如香水、软膏、洗剂、美容剂、粉饼、肥皂、胶布等。为了避免皮肤发紧、干燥和瘙痒,可遵医嘱使用合适的油膏、软膏和粉等保护皮肤。若局部皮肤灼痛,可给予氢化可的松软膏或0.2%薄荷淀粉外涂;若局部出现渗液、刺痒、水疱,可用2%甲紫、冰片蛋清、氢化可的松软膏外涂,或用硼酸软膏外敷后加压包扎1~2d,渗液吸收后暴露局部;若局部皮肤有溃疡坏死,应全身抗感染治疗,局部进行外科清创、植皮。

3. 心理护理。耐心与患者交谈,向患者说明有些肿瘤,如淋巴瘤早期,尤其是霍奇金淋巴瘤是可以治愈的,即使是中、晚期,经过有计划和长期的治疗,也能获得较长时间的缓解。帮助患者克服恐惧心理,增强其战胜疾病的信心。

八、健康教育

健康教育的主要内容如下。①疾病知识教育。向患者解释淋巴瘤虽属恶性疾病,但由于近年来治疗方法的改进,缓解率大大提高,鼓励患者积极配合治疗,树立战胜疾病的信心。②皮肤护理指导。注意个人卫生,勤剪指甲,皮肤瘙痒时避免用指甲抓搔,以免皮肤破溃。沐浴时避免水温过高,应选择温和的沐浴液。③自我监测与随访。若出现疲乏无力、发热、盗汗、消瘦、咳嗽、气促、腹痛、腹泻、皮肤瘙痒以及口腔溃疡等身体不适,应及早就诊。

第四章　呼吸系统疾病患者的护理

第一节　肺炎

肺部产生炎症或者感染就会导致肺炎的发生。发生肺炎的原因包括：①人体的免疫能力较低，使病毒有机会入侵；②对药物过敏，并且没有得到有效医治；③其他疾病引起的并发症。肺炎的主要症状表现为发热、畏寒、持续咳嗽、干呕等。

一、护理评估

护理评估主要包括：①每间隔一段时间即对患者的体温、心率进行测量和记录；②询问患者的呼吸是否正常、有无头晕；③针对患者的精神状况进行观察，关注患者的情绪变化；④关注各项检查及化验结果，如血常规、痰培养，胸部 X 线摄片等；⑤药物治疗效果及不良反应。

二、护理问题

常见的护理问题包括：①体温过高；②清理呼吸道无效；③胸痛；④潜在并发症，感染性休克；⑤健康知识缺乏。

三、护理措施

（一）一般护理

①做好心理护理，消除患者烦躁、焦虑、恐惧的情绪。②保障患者呼吸环境良好，使患者拥有更好的环境来进行治疗。③需要注重患者饮食及营养物质的摄入，让其多食用一些含有维生素、蛋白质的食物，如水果、鸡蛋、牛奶等，不可食用具有刺激性的食物。④患者吐出来的痰应当进行样本留存，实时观察患者各方面的变化。⑤医护人员需对患者的基础情况进行监测和记录，保

障对患者的病情有动态的记录。当患者出现异常状况时,需要及时联系医生,并对患者的情绪进行安抚。

（二）症状护理

1.咳嗽、咳痰的护理。①鼓励患者足量饮水,每日饮水2~3L;②帮助患者进行轻咳,以免伤害咽喉;③如果患者不能咳痰,可以帮助其进行物理吸痰,但需要对器具进行清理、消毒;④遵医嘱进行药物治疗。

2.胸痛的护理。①找到合适的位置进行休息,遵医嘱给予镇咳剂,注意防止坠床、跌倒;②避免因并发症等而使患者的病情加重;③对患者进行心理疏导和安抚,以减轻患者痛苦。

3.高热的护理。①注重患者的保暖,避免患者吹冷风;②加强患者对个人卫生的关注,避免发生感染;③对患者的生活环境按时消毒,使患者的病情得到有效控制;④遵医嘱指导患者服用药物,不可自行停药或换药,病情好转后,还要继续服用药物,直到疗程结束;⑤患者的衣物要勤洗勤换,避免感染。

4.感染性休克的护理。①注意休息的姿势,保障脑部的血液可以正常流通;②对患者的基本情况进行实时测量和记录,保障患者的情况稳定,一旦出现不良反应或异常反应,需及时联系医生进行处理;③保障患者的呼吸环境通畅、干净,避免呼吸道感染;④让患者保持良好的心情,使治疗效果更好;⑤按照医嘱进行服药,不可自行停药或换药,病情好转后,还需要继续服用药物,直到疗程结束。

四、护理评价

护理评价主要包括:①患者体温是否恢复正常;②患者能否排出痰液;③呼吸频率、节律是否平稳;④胸痛是否改善。

五、健康教育

健康教育的主要内容包括:①积极预防上呼吸道感染,避免受凉、过度劳累;户外温差变化较大时,尽量减少外出;②出门时应佩戴口罩,避免病毒的入侵,并做好防寒措施;③注重饮食的健康和适量的运动,使自身的免疫力提升;④保持健康、愉悦的心情,减少焦虑情绪的负面影响;⑤在休息的过程中,需要不断调整自己的身体姿势,避免压迫神经;⑥咳出痰液;⑦当身体出现不良反应时,一定要及时就医问诊,以免延误治疗。

第二节 慢性阻塞性肺疾病

慢性阻塞性肺疾病(COPD)是一种以持续气流受限为特征的肺部疾病,主要是由于呼吸道受到外部空气的影响,从而阻断肺部呼吸,导致肺无法正常呼吸而造成阻塞现象。如不尽快使气管中的气流正常运行,则会导致肺部无法进行呼吸,从而对人的健康产生极大的危害。因此,为了使慢性阻塞性肺疾病得到治愈,就需要从呼吸方面来解决问题。

慢性肺疾病在我国很常见,但其病死率也很高,并且在近些年来患病群体不断扩散,无论是乡村还是城市,都有较多的人群患上肺部疾病。调查显示,慢性阻塞性肺疾病患者大部分处于中年期,有一小部分处于少年期。由此可见,随着年龄的不断增长,肺功能逐渐减退,从而影响肺部呼吸的健康状况。

慢性阻塞性肺疾病与支气管炎肺病有着相当密切的联系。这是由于两种疾病都是从呼吸方面来进行调节。支气管与肺部功能异常而无法进行正常的呼吸时,可使气流无法进入肺部,此时可以判断此类病情为慢性阻塞性肺疾病。

一、慢性支气管炎

与慢性肺部疾病有着密切关联的慢性支气管炎也是由呼吸道感染或呼吸不畅引起的。大多表现为咽部有黏痰或者咳嗽不断的症状,这主要是由于呼吸不畅或支气管内有灰尘所致。长此以往会导致肺部乃至心脏发生疾病。多发生于中老年人,发病率随年龄的增长而增加,50岁以上高达15%;北方高于南方,山区高于平原,农村高于城市。

(一)病因

1.感染。引起支气管炎症或慢性肺炎的原因主要是呼吸道感染或支气管管壁附着灰尘所致的反复感染。引起感染的病原体有很多种,大部分来源于感冒或者呼吸不畅所致的肺部组织遭到破坏,或者由于流感导致的体内各类激素未达到正常指标,这些都会成为支气管炎感染或肺炎感染的原因之一。如果一直未得到救治,会导致体内的免疫系统功能下降,从而使病原体更容易入侵身体,对人体健康造成极大伤害,并损害肺功能。

2.吸烟。不良生活习惯也会导致肺部的健康受到影响,吸烟的危害表现为会导致支气管炎或肺部疾病的患病率更高,这是因为吸烟可使支气管内的空气受到堵塞或无法正常进行气流的运转,从而导致人体罹患支气管病或肺部疾病的概率更大。因此,吸烟时间的长短与患病的概率直接相关。吸烟过程中,烟草中的一些物质会导致支气管内的组织遭到破坏,并且对正常细胞形成入侵,从而导致人体健康受到严重影响,长此以往会导致支气管感染,从而引发各类疾病。

3.理化因素。①大气污染、职业性粉尘及化学物质,如烟雾、粉尘、工业废气及室内空气污染(大气中的二氧化硫、二氧化氮、氯气、甲醛等)等。这些有害气体的吸入都会损害人体的健康。因有害气体在呼吸过程中会使正常细胞受损,导致机体的免疫力下降,这会使病原体更有机会进入人体,并对人体的健康产生威胁。将有毒细胞在体内进行扩散,从而使人的身体逐渐产生不适,严重者会导致神经系统受损,从而使人产生呼吸困难、头晕眼花等症状。②人体温度的变化也会导致病原体进行更严重的扩散,因此一定要注重保暖,避免身体产生过大温差,使疾病有机可乘。

4.过敏因素。常见的过敏因素有尘埃、螨虫、细菌、寄生虫、花粉和化学性气体等。过敏反应可引起支气管平滑肌收缩或痉挛、炎症反应,加重气道狭窄,增加气道阻力,促进慢性支气管炎的发生。

5.其他。机体的内在因素,如呼吸道防御功能及免疫功能降低、自主神经功能失调、营养缺乏、遗传等都可能参与慢性支气管炎的发生、发展。

支气管上的正常细胞遭到破坏,并且附着在黏膜上的各个组织受到病原体的侵蚀,从而出现支气管水肿。

(二)临床表现

1.症状。慢性支气管炎通常在病情早期症状并不是很明显,但是整个患病的周期较长。通常发作于天气较为寒冷的时间,在天气回暖时,病情也会好转,但由于体内的病原体一直未得到清除,因此会导致病情反复发作,得不到痊愈。

(1)出现咳嗽、咳痰的现象:主要表现为在一天刚开始的时候咳嗽较为严重。在白天工作生活时,咳嗽会得到稍微的缓解,但到夜间进入睡眠时期,咳嗽症状逐渐加重,并且出现咳痰现象,痰液主要呈现为白色的液体。严重情况下会带血,这主要是由于气管受到感染,导致痰量增多,并且出现痰中带血的现象。

(2)出现呼吸困难、胸闷气短的现象:这是病情加重的表现之一。严重情况下,会使人体的健康状态受损,神经功能逐渐受损,丧失生活能力。

2.体征。早期的症状并不明显,伴随时间的进展,身体健康越多受到影响。等到天气较为寒冷的时候,开始出现咳嗽、发热等症状。

3.分型。①单纯型,主要表现为慢性咳嗽、咳痰,肺部以湿啰音为主;②喘息型,除慢性咳嗽、咳痰外,还有喘息,肺部以哮鸣音为主,夹杂湿啰音。

4.临床分期。①急性发作期,指在1周之内出现脓性或黏液脓性痰,痰量明显增多或伴有发热等炎症表现,或咳嗽、咳痰、喘息等症状任何一项明显加剧;②慢性迁延期,指有不同程度的咳嗽、咳痰、喘息症状迁延1个月以上者;③临床缓解期,经治疗或自然缓解,症状基本消失或偶有轻微咳嗽、少量痰液,保持2个月以上者。

5.并发症。随着病情的进展和反复发作,可并发阻塞性肺气肿。

(三)辅助检查

进行辅助性的医学检查同常规检查项目存在一定差异的主要内容有:①胸部X线摄片检查,在检查者出现相关病症初期,胸部X线摄片检查中可能不会存在异常区域,但如果病情加重和不关注治疗,会使肺部的一些功能出现改变和无法供应的现象;②血常规检查,在检查者肺部出现其他物质的反应变化后,血液中原有红细胞和白细胞的比例和成分组合会发生严重失调;③痰液检查,需要检查被检查者体内痰等分泌物的形态和产生原因,根据其与体内其他物质的关系调整应对方法。

(四)诊断

进行相关病症诊断过程中的检验标准是检查患者咳嗽症状持续的时间和状态,如果被检查者咳嗽状态长达几年时间,并且有部分造成咳嗽状态的原因,可以通过相关身体检查项目排除其他慢性病,这种现象与检查者自身吸烟的情况和肺部可承载的呼吸和肺活量有较大联系。

(五)治疗

1.急性发作期和慢性迁延期的治疗。

(1)抗感染:一般选用以抗革兰阳性菌为主的抗生素,或根据药敏试验选用抗菌药物。对这类病症患者使用药物的组合搭配需要以患者自身致敏的药物排除作为基础,在患者相关感染病症紧急程度一般的情况下应选择口服药物。

（2）祛痰、镇咳、平喘:①祛痰,在患者咳嗽情况较为严重但无实物痰液咳出的情况下,需要主管医生对使用药物进行调整,增加化痰类药物的使用比例,目前在治疗咳喘类疾病的进展研究中,认为使用雾化方式直接向相关部位提供药物的形式较为有效;②镇咳,需要根据患者咳嗽的间隔时间和发作频率以及痰液咳出的情况,衡量使用何种程度的药物,不能直接给予止咳效果极强的药物品类;③平喘,在咳嗽症状基础上伴有喘息症状的患者,需要对其与呼吸相关的器官采用药物缓解症状。

2.缓解期的治疗。需要患者自身在病症减轻后结合身体承受能力开展对应强度的运动,另外,如果患者进入出院静养阶段,需要对其身处的自然环境的空气质量进行控制,减少有害气体,如烟气等进入患者体内,再次刺激而使病症加重。

（六）护理措施

应对患者与呼吸行为关系密切的器官进行痰液清理,减少咳嗽症状带给气管的负担。

1.预防呼吸道感染。感染的出现是产生其他类型病症的核心原因,尤其是咳嗽类呼吸病症与气管部位的感染状况关联极为密切。因此,发现身体某些部位出现感染的患者,需要控制其自身接触的外部环境状态,并增加身体可承担的运动频率与强度,从而使体内应对病毒类症状的细胞和免疫能力增加。

2.戒烟。治疗时,患者是否吸烟对判断其是否具有气管类呼吸疾病的情况有较大关联性,如果患者出现慢性形式的呼吸类气管病症却未能及时去医院以药物形式控制,会使气管与肺部器官联系的部位出现阻塞和无法呼吸的情况。在此期间,如果患者可以将吸烟习惯摒弃,则可以提升药物和其他形式辅助治疗的效果,患者家人需要以积极的情绪帮助患者改正不良习惯。针对患者摆脱吸烟习惯的现象及戒烟时间长短进行说明,使患者可以在心理层面上建立初级准备基础,开展不同时间计划的戒烟行为。这一过程应与药物治疗同步开展。

（七）健康教育

健康教育的主要内容包括：①防寒保暖,预防呼吸道感染;②戒烟,在病症发现初期就应向患者说明戒烟对治疗进程的推动作用,并向患者家属讲解详细的应对戒烟的过程与环节;③保持环境清新,调整处于治疗期间的患者在应对疾病中的生活与自然空间环境,减少粉尘类物质和有害气体对患者呼吸系统的影响;④增强抵抗力,应鼓励处于治疗期间的患者参与身体可承受范围内的运动项目,增强机体的免疫力,并对呼吸系统可承载的呼吸频率强度进行提升训练;⑤增强自理和社交能力,不能让患者完全依赖家人的照顾,需要鼓励和辅助患者独立完成生活相关事宜。

二、阻塞性肺气肿

这种病症是肺部出现异常变化的现象,主要是连接肺部器官与气管之间的系统出现呼吸不畅的情况,发生这种现象的主要原因是肺部受感染而致承载能力下降。临床主要表现为呼气性呼吸困难,以中老年多见,多由慢性支气管炎发展而来,可进一步发展为肺源性心脏病。

（一）病因与发病机制

1.慢性支气管炎。慢性支气管炎的出现主要是肺部与其他系统之间的传输能力下降和阻塞,产生这种肺部疾病主要由于患者既往有吸烟习惯和生活环境中空气污染等引起,因此,其他健康群体也应对这些条件进行控制,以避免呼吸系统疾病出现。

2.支气管哮喘、支气管扩张、肺纤维化等。也是肺气肿的常见病因。

3.蛋白酶—抗蛋白酶失衡。蛋白酶相关物质含量的变化对人体固有组织系统会产生不同程度的影响,如果患者服用含有抗蛋白酶类的药物,可以对其体内原本大量增长的酶达到初级控制作用。人体在正常生活状态下,体内蛋白酶类物质数量与抑制其生长的物质之间保持在固定的比例平衡形态,但由于身体某些部位受感染,使原有的平衡状态改变,抗蛋白酶的作用被其他成分消除。

4.氧化应激。肺气肿患者氧化应激增加。氧化物主要有超氧阴离子、羟根（OH^-）、次氯酸（$HClO_3$）、H_2O_2 和 NO 等。氧化类物质无须与其他相关成分反应即可与大分子形式的物质结合,将物质原有构成形态破坏,减少该类物质在人体内存在的数量;同样也会使蛋白酶类物质的平衡状态改变;促进炎症反应。

5.炎症机制。在患者气管类呼吸行为传输系统出现运行不畅时,应从与其关系密切的气管阻塞物和感染入手查验病症出现的原因,同时也应关注酶类物质在体内的产生数量是否有所改变。

6.其他。自主神经功能失调、营养不良、气温变化等有可能参与慢性阻塞性肺疾病(COPD)的发生。

阻塞性肺气肿的发生机制复杂,一般是多因素共同参与。①COPD对呼吸功能的影响:早期病变仅局限于细小气道时,吸气时由于肺泡膨胀对气道壁的牵拉,小气道舒张,气体能进入肺泡,但呼气时肺泡对小气道的牵拉作用减弱,胸腔内压力增高,小气道受压萎陷,气体排出受阻,产生活瓣样作用,肺泡内气体聚集,肺泡膨胀、压力增高。伴随病症感染患者肺部器官肿胀程度的加重和呼吸行为的不畅,肺部相关连接的其他血管和气管都出现无法运转和功能减弱的情况,患者体内不同部位血液流通的情况和细胞占比也会出现变化。在病症和感染完全进入肺部后,会使呼吸行为完全无法自行执行,需要进行辅助器材的支撑以促使呼吸器官发挥作用,在这类情况更加严重和不可控后肺部系统会逐渐衰竭和停止工作。②肺气肿的病理改变:在肺部拍摄X片可以观察其形态的扩大改变和发挥相关功能的作用性明显下降,同时通过其他设备对肺内部系统具体形态的观察可以发现,肺内部可供应血量增加和呼吸行为循环开展的肺叶出现脓肿。

(二)临床表现

1.症状。患者在以往诊断的慢性气管类疾病出现的基础上还有咳嗽、喘息,有时还会出现呼吸系统运行不畅和血液流通性问题。这些症状在初期只是于患者从事体力劳动和运动中出现,但伴随病症感染程度的增加,即使在日常行走中也会出现这些症状。

2.体征。早期无明显体征;伴随患者这类病症治疗过程的推进和治疗手段的不断调整,胸部与肺部之间的保护连接性会提升,患者可以利用较慢的呼吸行为提升呼吸系统工作的频率。经肺部相关设备的检验可见,在内部出现杂乱音的情况也会有所缓解,同时患者肩部也可以借助不同形态的呈现帮助呼吸行为顺利开展。

3.并发症。COPD可并发慢性呼吸衰竭、自发性气胸、慢性肺源性心脏病。

(三)辅助检查

1.肺功能检查。对肺部运行承载功能进行检查主要是衡量其内部呼吸行为是否有阻碍因素存在,从而将不同情况的检查用于对应类型疾病的预防。

(1)第1秒用力呼气容积占用力肺活量的百分比(FEV_1/FVC)是评价气流受限的敏感指标。第1秒用力呼气容积占预计值百分比(FEV_1%预计值)是评估COPD严重程度的良好指标。吸入支气管舒张药物后$FEV_1/FVC<70\%$及$FEV_1<80\%$预计值者,可确定为不完全可逆的气流受限。

(2)肺总量(TLC)、功能残气量(FRC)和残气量(RV)增高,肺活量(VC)减低:表明肺过度充气,有参考价值。RV/TLC增高。

(3)一氧化碳弥散量(LDCO)及其与肺泡通气量比值下降:可供诊断参考。

2.胸部X线摄片。可出现肺气肿改变,即胸廓前后径增大,肋间隙增宽,肋骨平行,膈低平,两肺透亮度增加,肺血管纹理减少或有肺大疱征象。X线摄片对COPD诊断特异性不高。

3.动脉血气分析。早期无异常,随病情进展可出现低氧血症、高碳酸血症、酸碱平衡失调等,用于判断呼吸衰竭的类型。

(四)诊断

1.检查分析。对个体是否具有对应类型疾病进行检验,需要以个体是否有吸烟习惯作为基础,同时针对患者具有的症状与肺部等呼吸器官的连接性进行检查,主要方式是通过对个体体内气流的流通方式进行检验。

2.COPD病程分期。①病症对患者身体状态的影响较为快速,这种情况下,患者伴随咳嗽症状且有急促喘息的情况出现;②病症与其他部位之间的感染性反应频率降低,没有急促型的咳嗽和喘息出现,身体状态较为稳定。

(五)治疗

1.稳定期治疗。教育和劝导患者戒烟;注意职业防护,脱离污染环境。

(1)支气管舒张药:如果患者咳嗽和呼吸系统不畅通持续时间较短,可以将药物治疗作为主要方式,经过较长时间范围下药物的巩固抗炎作用,可以降低病症的身体反应程度。但需要注意对患者使用喷剂类药物时应合理控制使用部位和使用抗炎药的具体剂量,使用茶碱类,如茶碱缓(控)释片的使用方法为:0.2g,每日2次;氨茶碱0.1g,每日3次。

(2)祛痰药:对痰不易咳出者可选用盐酸氨溴索30mg,每日1~3次;N-乙酰半胱氨酸 0.2g，每日 3 次；或羧甲司坦 0.5g，每日 3 次；稀化黏素 0.3g，每日 3 次。

（3）长期家庭氧疗（LTOT）：采用 LTOT 对于 COPD 慢性呼吸衰竭患者来说，可提高其生活质量和生存率，方法为：持续低流量吸氧 1～2L/min，每日 10h 以上。LTOT 的指征：①PaO_2＜55mmHg 或 SaO_2≤88%，是否有高碳酸血症；②PaO_2 为 55～60mmHg 或 SaO_2＜89%，并有肺动脉高压、心力衰竭所致的水肿或红细胞增多症。

（4）糖皮质激素：针对已经处于病症反应较为严重的患者或身体处于极度不适和呼吸急促状态下的情况，需要患者以吸入激素类应对药物进行病症反应的缓冲，对病症与器官之间的感染状态进行极速控制，同时需要对患者体内应对该类疾病的防疫系统进行增强。

2.急性加重期治疗。这种紧急情况下的病症治疗包括：①初步评估患者器官感染的情况；②根据病症可控制的情况给予相应的药物治疗；③根据病原菌种类及药物敏感试验选用抗生素积极治疗，如给予 β 内酰胺类或 β 内酰胺酶抑制剂，第二代头孢菌素、大环内酯类或喹诺酮类；如出现持续气道阻塞，可使用糖皮质激素；④祛痰剂，如溴己新、盐酸氨溴索可酌情选用。

（六）护理措施

对疾病进行护理的流程有：①缓解或消除患者呼吸行为中出现的气体阻碍现象，减少患者咽喉部出现无用性分泌物的量；②将咳嗽无法带出的痰液通过药物化解，减少其他药物发挥作用时的效果不佳现象；③提升患者可参与的活动量与频率，锻炼呼吸系统，增加其可承担的工作强度；④补充患者身体内部缺失的抗体型营养成分。

1.一般护理。休息与活动。患者采取舒适的体位，严重患者宜采取高枕或半卧位、端坐位，身体前倾，便于辅助呼吸肌参与呼吸。根据病症感染者身体出现疾病外部表现的程度和器官拍片的观察进行运动情况的判断，不能加重病症感染者身体原有的负担。

2.病情观察。观察患者咳嗽症状出现后呼吸系统可发挥的作用情况，检验其身体内部血液含量的变化。

3.用药护理。根据医生对病症类型的判断，对患者进行用药指导，对用药后的身体反应进行记录和反馈。

4.呼吸功能锻炼。帮助患者建立其他形式的辅助呼吸方式训练,增强患者胸腹部可供呼吸的条件创设和承载能力。

(七)健康教育

1.饮食指导。病症感染者呼吸频率的增加与体内蛋白类物质成分消耗量的增加和能量性成分的出现关系较大,这期间应对病症感染者补充营养成分含量较高的食物。在每日固定时间进食后,需要患者配合体内器官消化行为有对应地进行走步运动。

2.康复锻炼。使患者在心理层面和认知角度对康复训练的效果和意义进行理解,调动患者主观层面的积极情绪,以此作为推动训练行为坚持的动力。针对患者相关病症减缓的情况和身体可承载的运动量对康复行为进行计划安排,在天气条件较差的情况下不在室外进行康复训练,根据患者身体基本情况的提升程度调节后续康复训练的强度。

3.家庭氧疗。对不同病症开展护理时患者及其家属应注意以下几点要求:①向专业人员学习氧气呼吸训练相关的方法;②对氧气训练装置使用和放置的自然环境进行控制,避免发生爆炸的可能性;③及时检查和更新呼吸锻炼的设备;④注意观察氧疗效果。

第三节　重症支气管哮喘

气管及支气管疾病会伴随咳嗽和哮喘症状,这是患者身体内部器官运行状态改变而出现的病症。如果患者对自身气管状态没有予以及时关注,极易引发更大问题。因此,必须对病情做出正确评估,给予及时有效的紧急治疗和护理。

一、基本概念

1.支气管哮喘。这类疾病由慢性呼吸类疾病演变而来,主要是在咽喉部位出现感染和呼吸气流的不畅通,同时还会伴随喘息的急促性现象而暴发。

2.哮喘急性发作。呼吸系统出现相关问题后,会根据患者身体基础健康状态的差异而有不同表现,最明显的病症表现特征就是患者喘息发生的频率增加。

3.重症哮喘。病症情况较为严重和紧急的哮喘缘于应对方案的不合理，通常还会引起其他类型疾病。

二、治疗

治疗目标是有效控制急性发作症状并维持最轻的症状，防止哮喘加重；尽可能维持肺功能，防止发生不可逆的气流受限；防止哮喘死亡，降低病死率。

哮喘急性发作时立即进行治疗，否则将产生严重的并发症而危及生命。重度哮喘吸入糖皮质激素（二丙酸倍氯米松或相当剂量的其他吸入激素），联合吸入长效 β_2 受体激动剂，需要时可再增加1种或1种以上的药物：缓释茶碱、白三烯调节剂、口服长效 β_2 受体激动剂、口服糖皮质激素。同时进行氧疗、辅助通气、抗生素治疗、维持水电解质平衡、纠正酸中毒及并发症处理。

三、护理

(一)护理目标

护理目标主要包括：①及早发现哮喘先兆，保障最佳治疗时机，终止发作；②应将阻塞患者喉部的异物或病症以适宜方式消除；③对患者讲述病症相关的治愈事例，以减轻其心理压力；④应锻炼患者肢体可从事运动项目的相关能力；⑤对患者及负责看护的家人给予正确的康复行为指导。

(二)护理措施

1.院前急救时的护理。①做好出诊前的评估。在病症治疗区域内，如果有患者电话咨询疾病症状和初步应对方案，应首先将患者的异常表现和原有健康状况进行充分了解。随后应针对患者器官部位感染异常的预测情况携带药物前往。②在到达患者所在区域后，应结合病症与周围所处自然环境的适宜性进行控制。立即监测生命体征、意识情况，若患者发生呼吸、心搏骤停立即配合医生进行心肺复苏，建立人工气道并进行机械辅助通气。尽快解除呼吸道阻塞、及时纠正缺氧是抢救患者的关键。给予氧气吸入，予以面罩或者用高频呼吸机通气吸氧。遵医嘱立即帮助患者吸入糖皮质激素和 β_2 受体激动剂定量气雾剂，氨茶碱缓慢静脉滴注，肾上腺素 0.25～0.5mg 皮下注射，30min 后可重复1次。迅速建立静脉通道。固定好吸氧管、输液管，保持通畅。重症哮喘病情危急，严重缺氧可导致患者极其恐惧、烦躁，护士要鼓励患者，让患者处于端坐体位，做好固定，扣紧安全带，锁定担架平车与救护车定位把手，并在旁扶持。运送途中,密切监护患者的呼吸频率及节律、血氧饱和度、血压、心率、意识的变化,观察用药反应。

2.到达医院后的护理。帮助患者取坐位或半卧位,放移动托板,使其身体伏于其上,利于通气和减轻疲劳。应将氧气供应装置以适宜患者使用的条件应用,根据患者肺部承载能力调整氧流量。同时针对患者身体是否伴随咳嗽准备化痰装置和药物,使用生命状态的检测仪器提高患者的生存概率。一般哮喘发作时,两肺布满高调哮鸣音,但重危哮喘患者,因呼吸肌疲劳和小气道广泛痉挛,使肺内气体流速减慢,哮鸣音微弱,出现"沉默胸",提示病情危重。护士对病情变化要有预见性,发现异常时应及时报告医生处理。

3.迅速收集病史。了解以往药物服用情况,评估哮喘程度。如果哮喘发作经数小时积极治疗后仍不能控制或急剧进展,即为重症哮喘,此时病情不稳定,可危及生命,需要加强监护和治疗。

4.确保气道通畅。对患者自身通过咳嗽排出的痰液进行形态观察,将确保患者药物使用过程中呼吸的通畅性作为主要目标。①在患者喘息频率加重后会有大量无用物质进入肺部而发生反应,此时因呼吸急促、喘息、呼吸道水分丢失致使痰液黏稠不易咳出,大量黏痰形成痰栓阻塞气管、支气管,导致严重气道阻塞,加上气道痉挛,气道内压力明显增加,加重喘息及感染;同时还应对患者用药与相关设备辅助治疗过程中的水分摄入进行规定,增强患者体内痰类成分化解的可能性。②帮助患者在身体外部反应稳定后坐起;采用小雾量、短时间、间歇雾化方式,湿化时密切观察患者的呼吸状态,发现喘息加重、血氧饱和度下降等异常情况,应立即停止雾化;在患者床旁应配备化痰装备,指导患者及其家属相关工具的使用原则和力度;每次吸痰时间不超过15s,吸痰过程中注意观察患者的面色、呼吸、血氧饱和度、血压及心率的变化;严格无菌操作,避免交叉感染。

5.吸氧治疗的护理。①给氧方式、浓度和流量根据病情及血气分析结果予以调节;一般给予鼻导管吸氧,氧流量4~6L/min,有二氧化碳潴留时,氧流量2~4L/min,出现低氧血症时改用面罩吸氧,氧流量6~10L/min;经过吸氧和药物治疗病情不缓解,低氧血症和二氧化碳潴留加剧时进行气管插管或呼吸机辅助通气,此时应做好呼吸机和气道管理,防止医源性感染,及时有效地吸痰和湿化气道;在患者气管部位插入辅助化痰类的装备后应以吸氧辅助。②在患者采用吸氧治疗时,应观察其呼吸气流的畅通性,通过患者表情判断是否有情绪上的波动和身体上的不适出现。

　　6.药物治疗的护理。使患者喘息频率下降或直接根治的有效措施有两类:一类是使用对各类炎性疾病发作有较强抑制效果的药物,另一类是将缓解喘息症状的化痰药物以适宜剂量服用。具体应用如下。①以吸入方式作为药物发挥作用的主要治疗方式只能针对患者的特定部位作用。吸入式药物的操作过程需要诊治医生或护士进行操作演示和指导,在刚开始应用吸入药物设备时可能会有吞咽不良的情况出现,伴随呼吸畅通后,喘息和机器使用不适的现象会减少。②通过静脉注入适宜药物的形式进行治疗时,需要将多种药物成分进行融合注入。护士要熟练掌握常用静脉注射平喘药物的药理学、药代动力学、药物的不良反应、使用方法及注意事项,严格执行医嘱的用药剂量、浓度和给药速度,合理安排输液顺序。保持静脉通路畅通、药液无外渗,确保药液在规定时间内输入。观察治疗反应,监测呼吸频率、节律、血氧饱和度、心率、心律和哮喘症状的变化等。应用拟肾上腺素和茶碱类药物时应注意观察有无心律失常、心动过速、血压升高、肌肉震颤、抽搐、恶心、呕吐等不良反应,严格控制输入速度,及时反馈病情变化,供医生及时调整医嘱,保持药物剂量适当;应用大剂量糖皮质激素类药物时应观察是否有消化道出血或水钠潴留、低钾性碱中毒等表现,发现后及时通知医生处理。③通过口服药物以应对喘息症状时,应观察激素类药物的使用效果,针对患者与激素药物反应无法相融和病症不能缓解的现象,应将其他同类型药物进行替换,以检验药性之间的冲突性。患者在医院内进行治疗时,药物的服用应在护士的指引与帮助下完成,并对药物使用前后进食的时间进行控制。

　　7.并发症的观察和护理。情况较为严重的呼吸系统疾病还会伴随其他形式的身体症状,身体不良现象出现的时间主要集中于一日的时间范围中。对哮喘患者进入医院进行规定诊治前的情况应进行深层次把握,以患者肺部的运行承载能力作为主要检查目标。①气胸。气胸是发生率最高的并发症。气胸发生的征象是清醒患者突感呼吸困难加重、胸痛、烦躁不安,血氧饱和度降低。由于胸内压增加,使用呼吸机时机器报警。护士此时要注意观察有无气管移位、血流动力学是否稳定等,并立即报告医生处理。②皮下气肿。肿胀一般出现于患者胸部,有时还会直接扩展至腹部,在医生检查其症状过程中,该部位的触感会同正常身体状态下的感受存在较大差异,这种气肿症状的正确解决对医生的职业专业度要求较高。③纵隔气肿。这类气肿属于不同类型器官肿胀中情况最严重的一类,病变部位会直接进入患者的呼吸循环系统,产生阻碍物质。发现皮下气肿的同时有血压、心律的明显改变,应考虑到纵隔气肿的可能,并立即报告医生急救处理。④心律失常。患者存在低氧血症及高碳酸血症、氨茶碱过量、电解质紊乱、胸部并发症等,均可导致各种期前收缩、快速心房纤颤、室上性心动过速等心律失常。发现新出现的心律失常或原有心律失常加重时,要针对性地观察是否存在上述原因,给予相应的护理并报告医生处理。

8.出入量管理。急重症哮喘发作时因张口呼吸、大量出汗等原因容易导致脱水、痰液黏稠不易咳出,必须严格管理出入量,为治疗提供准确依据。监测尿量,必要时留置导尿,准确记录24h出入量及每小时尿量,观察出汗情况、皮肤弹性,若尿量少于30mL/h,应通知医生处理。意识清楚者,鼓励饮水。对饮水量不足及意识不清者,经静脉补充水分,一般每日补液2 500~3 000mL,根据患者的心功能状态调整滴速,避免诱发心力衰竭、急性肺水肿。在补充水分的同时,应严密监测血清电解质,及时补充纠正,保持酸碱平衡。

9.基础护理。哮喘发作时,患者生活不能自理,护士要做好各项基础护理,尽量维护患者的舒适感。①保持病室空气新鲜流通,温度保持在18~22℃、湿度50%~60%为宜,避免寒冷、潮湿、异味。注意保暖,避免受凉感冒。室内不摆放花草,整理床铺时防止尘埃飞扬。护理操作尽量集中进行,保障患者休息。②帮助患者取舒适的半卧位和坐位,适当用靠垫等维持,减轻患者体力消耗。每日进行常规口腔、鼻腔清洁护理3次,有利于呼吸道通畅,预防感染并发症。口唇干燥时涂石蜡油。③告知患者回家后休养的主要生活区域要保障卫生条件,减少生活性细菌引发病症部位的感染加重,应由家人辅助患者进行简单的肢体活动。协助患者床上排泄,提供安全空间,尊重患者,及时清理污物并清洗会阴。

10.安全护理。针对患者主观判断意识和辨别能力、感知能力较差,应对患者进行保护,避免患者不能控制自身行为而出现意外坠床等事故的可能性,另外在患者喘息情况明显时应将其身体保持坐直状态。

11.饮食护理。根据患者身体异常缓解的程度判断应进食的种类,伴随身体逐渐向正常形态转变需要随时调整食物种类。

12.心理护理。严重缺氧时患者异常痛苦，有窒息和濒死感，此外，所有患者均存在不同程度的焦虑、烦躁或恐惧，容易诱发或加重哮喘，形成恶性循环。护士应主动与患者沟通，提供细致的护理，给患者精神安慰及心理支持，说明良好的情绪能促进哮喘缓解，帮助患者控制情绪。

13.健康教育。为了有效控制哮喘发作、防止病情恶化，必须提高患者的自我护理能力，并且鼓励其家属参与教育计划，准确了解患者的需求，以期为患者提供更合适的帮助。患者有独自应对疾病的成功经验后，会使其在心理精神层面应对哮喘的信念感大大提升。应对患者详细介绍哮喘出现的原因、场景和初步应对手段，在患者生活的常见区域配备急性应对药物和仪器，同时提醒患者在哮喘得到治愈后也需要去医院进行多次复诊。

（1）指导环境控制：识别变应原和刺激物，如宠物、花粉、油漆、皮毛、灰尘、吸烟、刺激性气体等，尽量减少与之接触。居室或工作、学习的场所要保持清洁，经常通风。

（2）呼吸训练：应由专业人员对患者如何借助不同体位呼吸的情况进行指导，增加患者应对哮喘出现时的手段。

（3）病情监护指导：指导患者自我监测病情，每日用袖珍式峰流速仪监测最大呼出气流速，并进行评定和记录。急性发作前的征兆有：使用短效β受体激动剂次数增加、早晨呼气峰流速下降、夜间苏醒次数增加或不能入睡，夜间症状严重等。一旦有上述征象，及时复诊。嘱患者随身携带止喘气雾剂，一旦出现哮喘先兆立即吸入，同时保持平静。通过指导患者及照护者掌握哮喘急性发作的先兆和处理常识，把握好病情急性加重前的治疗时间窗，一旦发生时能采取正确的方式进行自救和就医，避免病情恶化，争取抢救时间。

（4）指导患者严格遵医嘱服药：患者应在医生的指导下实施药物服用和设备辅助治疗，在针对患者病症进行药物搭配时，应结合患者致敏情况及时向患者说明药物服用后可能会产生的身体异常反应。

（5）指导患者适当锻炼：保持情绪稳定，在缓解期可做医疗体操、呼吸训练、太极拳等，戒烟，减少对气道的刺激。避免情绪激动、精神紧张和过度疲劳，保持愉快情绪。

（6）指导个人卫生和营养：细菌和病毒对患者运行器官的感染是造成呼吸

类疾病的主要原因,因此,有哮喘疾病的患者应注意与其他尤其是感冒症状患者的隔离。患者自身应多摄入营养类物质,以增强身体固有应对系统的工作能力,另外还应正确规定睡眠与进食时间,这样才能达到最佳治疗效果。

第四节　支气管扩张症

感染、理化、免疫或遗传等原因导致支气管壁肌肉和弹力支撑组织破坏而引起的直径大于2mm的中等大小的支气管异常、持久、不可逆的扩张。临床表现主要为慢性咳嗽、咳大量浓痰和(或)反复咯血。

一、护理评估

护理评估主要包括:①导致支气管扩张的基础疾病,如支气管肺炎、肿瘤、先天发育不良等;②咳嗽、咳痰情况,痰液的量、性质、颜色和气味;③咯血量及性质;④营养状况及饮食摄入量;⑤有无慢性感染中毒症状,如发热、消瘦、贫血;⑥各种检查及化验结果,如血常规、肺功能、肺部CT、纤维支气管镜等;⑦药物治疗效果及不良反应;⑧家庭支持状况。

二、护理问题

常见的护理问题包括:①有窒息的危险;②有大咯血的危险;③体温过高;④营养不良:低于机体需要量;⑤健康知识缺乏;⑥焦虑。

三、护理措施

(一)一般护理

①给以高蛋白、高热量、高维生素、多纤维素的饮食;禁食刺激性食物,减少用力,避免剧烈咳嗽及便秘;鼓励患者每日饮水1 500mL以上,可以稀释痰液;大咯血时禁食。②取舒适卧位,平卧时头偏向一侧或患侧在上行体位引流。③保持患者情绪稳定,消除恐惧与顾虑,防止情绪波动而致再次咯血;适当应用镇静剂;对咳嗽症状有较强抑制效果的药物应提前对患者说明使用效果。④应根据医生的用药指导进行科学服用。⑤在患者日常生活区域内应有可应对急性疾病的药物。⑥在病症感染情况较为严重的情况下需要适当应用抗生素类药物以提升治疗效果。

（二）症状护理

1.顽固性咳嗽的护理。保持室内适宜温湿度，减少患者与刺激物的接触，必要时予以止咳祛痰剂。

2.咳大量脓痰的护理。①根据不同病变部位每日定时行体位引流，并在饭前进行；及时记录患者药物治疗后身体出现的病症变化和痰量变化。②口服药物后可以配合雾化形式的治疗手段。

3.咯血的护理。①尽量使患者处于平躺休养状态。②由医生或负责护理患者的家人为患者进行心理情绪的积极引导，向其说明将气管内部物质咳出即可减少咳的次数。③密切观察患者使用不同方式应对中的身体表现形态和面色。

4.大咯血的护理。①取患侧舒适卧位，并轻轻拍背；将患者咽部存在的异物和血块以不同方式进行消除。②在患者咯血症状较严重时需要使用一定剂量的止血药。③对患者使用不同类型药物治疗前后的血压和血液成分应进行严格检验。

5.大咯血窒息的处理。①需要对患者胸部呼吸活动是否有阻碍因素进行初步检验，同时观察患者面部表征。②如果患者由于喘息剧烈而出现窒息倾向，需由专业医护人员对患者身体进行调整，并将靠近外部区域的血块以拍打形式排出。③迅速高流量给氧，快速应用止血药物和呼吸兴奋剂，必要时输血。④对清醒患者做好心理护理。

四、护理评价

护理评价主要包括：①患者生命体征是否平稳，护士能否及时发现大咯血或休克征象并采取急救措施；②患者呼吸道是否通畅，能否排出痰液或血块；③患者精神状态是否稳定。

五、健康教育

健康教育的主要内容包括：①避免呼吸道感染和刺激，戒烟、酒；②补充营养，加强锻炼，接受人工被动免疫；③应重点关注口鼻附近是否会有环境中的冷空气进入；④应增加患者对不同种类呼吸疾病的了解认知。

第五节　急性呼吸窘迫综合征

急性呼吸窘迫综合征(ARDS)是指患者在原有肺部功能运转正常的条件下,由于其他部位出现外部感染和创口而为细菌感染创设了较多空间,伴随感染部位的扩散与呼吸系统连接关系密切的血管也会有对应的损伤和功能执行破坏的现象呈现,继而直接将呼吸类病症感染者的正常呼吸渠道进行限制,使其肺部器官出现对应的水肿和哮喘现象而不能正常运转。病死率达50%~70%。

一、ARDS 的病因

休克、创伤、溺水、严重感染、吸入有毒气体、药物过量、尿毒症、糖尿病酮症酸中毒、弥散性血管内凝血、体外循环等均可导致 ARDS。

二、ARDS 的临床表现

程度较为严重的呼吸类限制疾病主要发生于身体状态正常但受到外部创口伤害和细菌感染的患者,在外部创口性伤害出现后1d内会有对应的发热和感染程度加重的现象。同时患者肺部在完成呼吸运动时会有呼吸的急促和轰鸣的声音出现,如果患者对自身这类多种疾病共同出现的情况没有重视,会使关乎生存的呼吸器官之间协同工作能力大大降低,增加身体内部由于外部创口感染加剧而出现中毒现象的可能性。

三、ARDS 的治疗

这类疾病治疗的主要原则应针对呼吸行为相关的环节开展,制订和实施具体应对方案时需要寻找引起发病的原因。治疗方法包括氧疗、机械通气等呼吸支持治疗,输新鲜血,利尿维持适宜的血容量,根据病因早期应用肾上腺皮质激素,维持酸碱平衡和纠正电解质紊乱,营养支持及体位治疗。

四、ARDS 的护理

在救治 ARDS 过程中,精心护理是抢救成功的重要环节。护士应做到及早发现病情,迅速协助医生采取有力的抢救措施。对不同病症感染者进行应对方案治疗时需要对维持生命正常运转的几项指标进行监测,同时在各治疗阶段都应准备好急救设备。

1.护理评估。其主要包括:①患者呼吸困难及缺氧程度;②患者基本生命体征是否正常,意识及思考能力是否可以运转;③对患者身体不同部位尤其是感染器官进行细致的检查;④有无使用机械通气;⑤患者及其家属的心理状态。

2.护理问题。其主要包括:①低效性呼吸形态;②清理呼吸道无效;③自理能力缺陷;④潜在并发症,肺性脑病,机械通气的运用。

3.护理评价。其主要包括:①患者意识是否清醒,能否主动配合治疗;②呼吸困难是否减轻,呼吸频率、节律是否平稳;③患者生命体征是否平稳,皮肤黏膜是否红润;④如有机械通气,患者配合是否良好,精神状态是否稳定。

4.健康教育。健康教育的内容包括:①向患者及其家属说明该类病症发生的主要原因和应对的有效方式,从科学理论性认知角度增加他们对疾病发展状态的理解;②在患者基本生命体征得到保障后,对其日常开展的运动频率和强度进行调整;③应对负责护理患者的家属进行吸氧设备的使用介绍和不同辅助治疗仪器的注意事宜说明;④应对患者在温度较低条件下进行优质呼吸运动的频率进行训练提升,增加呼吸困难出现时患者向外求救和自我救助的反应时间;⑤如有不适,及时就医。

第六节　呼吸衰竭

呼吸衰竭(简称呼衰)指各种原因引起肺通气和(或)换气功能障碍,不能进行有效的气体交换,造成机体缺氧伴(或不伴)二氧化碳潴留,因而产生一系列病理生理改变的临床综合征。动脉血气分析可作为诊断依据,即在海平面正常大气压、静息状态、呼吸空气条件下,动脉血氧分压低于60mmHg,伴(或不伴)二氧化碳分压高于50mmHg,无心内解剖分流和原发于心排量降低因素。按动脉血气分析分为Ⅰ型呼衰(仅有缺氧,无二氧化碳潴留)和Ⅱ型呼衰(既有缺氧,又有二氧化碳潴留)。除构成呼吸能力下降的原有器官原因外,应对氧气与其他气体比例失调造成的呼吸不畅的情况进行探索。

一、护理评估

护理评估主要包括:①呼吸衰竭的类型,缺氧的程度;②对患者血压和呼吸是否出现异常变化的情况进行专业检查;③询问、检查患者消化系统是否伴随感染程度加深而无法工作;④黏膜色泽,有无水肿、深静脉血栓形成;⑤综合分析患者所有器官及身体不同部位的仪器检查结果和剖面图;⑥对患者使用效果较强药品的不适情况进行查验并建立应对措施。

二、护理问题

针对不同症状开展专项护理行为,需要集中于以下几个方面:①患者是否有呼吸不畅通的现象出现;②活动无耐力;③生活自理缺陷;④清理呼吸道无效;⑤患者由于家族遗传而致其他疾病出现的可能性;⑥健康知识缺乏。

三、护理措施

(一)一般护理

①首先为患者创建空气条件和阳光较好的休养环境。急性呼吸衰竭者应卧床休息,慢性呼吸衰竭代偿期患者可适当下床活动。②针对紧急情况较为严重的感染性呼吸疾病发作时,从事专项护理的人员应保持心理情绪上的稳定感,帮助患者完成自我恢复和行为开展的工作。③在药物使用期间应给予患者富含营养的食物。④应对不同程度患者的呼吸情况和维持生命运转的基本指标进行观察与控制,及时将患者咽部的痰液应用药物和仪器化解;准确记录出入量。⑤遵医嘱给予合理氧疗,使动脉血氧分压在60mmHg以上或血氧饱和度在90%以上,一般状态较差者应尽量使动脉血氧分压在80mmHg以上。针对病症较严重和器官出现初步衰竭情况的患者应给予更高浓度的氧气吸入,呼吸病症和阻碍因素较少的患者可以适当减少氧气含量的浓度,但对两种类型患者氧气成分的控制都需进行专业的思维衡量。⑥针对病症外部表现较为严重的呼吸问题应避免外部家人的探视,还应充分了解体内痰液成分和量,正确留取痰液标本。

(二)症状护理

1.咳嗽、咳痰的护理。①及时将感染者咽部阻碍呼吸行为的异物进行清除,同时拍打背部以加速痰液的咳出。②如建立人工气道,要加强湿化,遵医嘱气道内滴药,并预防感染,滴药后及时吸痰。

2.烦躁不安、睡眠昼夜颠倒的护理。应注意患者的安全。

3.肺性脑病的护理。①对患者服用相应药物后的基础生存状态进行观察。②保持皮肤、口腔的清洁。③半卧位,定时翻身、拍背,帮助排痰。④正确氧疗。

4.观察用药后反应。①患者可能因促进呼吸类药物摄入过多而出现身体发汗的现象,这一情况下应由专业治疗人员对用药含量进行调整。②使用5%碳酸氢钠纠正酸中毒时应注意患者有无二氧化碳潴留情况。③应用脱水剂、利尿剂时需注意疗效及有无电解质紊乱。

四、护理评价

对医院内部专业人员实施护理行为的效果和过程开展评价,主要有以下5点:①患者自身主观性判断思维是否清晰;②患者自身的呼吸频率是否接近正常状态;③心率、血压是否稳定;④皮肤黏膜是否红润;⑤精神状态是否稳定。

五、健康教育

健康教育的内容主要包括:①帮助患者建立辅助呼吸的其他方式;②在不同季节和天气温度条件下要穿着适宜的衣物,减少疾病出现的可能性;③向患者说明治疗过程中应尽量控制吸烟的情况;④坚持适当的室外活动。

第七节　肺脓肿

肺脓肿的发生主要是由于患者接触细菌的频率增加引起的,症状出现初期主要表现为运动过程中出现呼吸轻微不畅。在肺部相关部位感染程度加重后会随之出现咳嗽和发热的症状,在健康男性群体中较为常见。

一、病因及病理

肺脓肿的发生主要有以下几种原因:①肺部吸入有害物质受到感染和阻塞,致使身体内原本承担呼吸行为的相关连接系统无法运转;②血源感染,主要由败血症及脓毒血症引起,病变广泛,常为多发,主要采用药物治疗;③气管感染,主要来自呼吸道或上消化道带有细菌的分泌物,在睡眠、昏迷、酒醉、麻醉或癫痫发作、脑血管意外之后,被吸入气管和肺内,造成小支气管阻塞,在人体抵抗力降低的情况下,就会诱发肺脓肿。

支气管阻塞远侧端的肺段发生肺不张及炎症变化,继而引起肺段血管栓塞,产生肺组织坏死及液化,周围的胸膜肺组织发生炎性反应,最终形成一个有一定范围的脓肿。脓肿形成后,经过急性和亚急性阶段,如支气管引流不通畅、感染控制不彻底,则逐步转入慢性阶段。在感染的反复发作、交错演变的过程中,受累肺及支气管既有破坏,又有组织修复;既有肺组织的病变,又有支气管胸膜的病变;既有急性炎症,又有慢性炎症;主要表现为肺组织内的一个脓腔,周围有肺间质炎症及不同程度的纤维化,相关的支气管产生不同程度的梗阻和扩张。

慢性肺脓肿有以下3个特征:①脓肿部位开始时多位于肺段或肺叶的表浅部;②脓腔总是与一个或一个以上的小支气管相通;③脓肿向外蔓延扩展,到晚期则不受肺段、肺叶界限的限制,而可跨段、跨叶,形成相互沟通的多房腔的破坏性病灶。慢性肺脓肿由于胸膜粘连,粘连中形成侧支循环,血流方向为自血压较高的胸壁体循环流向血压较低的肺循环。临床上在其体表部可听到收缩期加重的连续性血管杂音,凡有此杂音者,术中出血量较大,应有充分补血和止血技术方面的准备。慢性肺脓肿患者,经久咳嗽、咯血、咳脓痰,全身有中毒症状,营养状况不良,呼吸功能受损,有贫血、消瘦、水肿、杵状指等。

二、临床表现

1. 发病急骤。患者对温度较低的生活环境反应较大,同时体内会由于感染物质数量增加而出现体温升高。

2. 在患者呼吸系统出现感染时间增加后,胸部也会有对应的感染情况,患者精神层面对事物的判断和思维分析能力也会降低。

3. 痰的性质。①如果病症感染者对自身身体出现异常状态的情况未能及时检查和采用药物控制,会因痰液的产生而阻碍原有呼吸活动的频率。②如果病症感染者咳出的痰液呈现黄色和黏稠的形态,就表示其身体基本状态逐渐好转。

4. 体征。如果患者出现细菌感染较严重并涉及与呼吸系统连接的气管部位,需要对其他相关的胸部呼吸位置进行状态检测。

三、诊断

除分析病史、症状及行体格检查外,必须进行胸部X线摄片检查。胸部平片可见肺部空洞性病灶,壁厚、常有气液面,周围有浸润及条索状阴影,伴胸膜增厚,支气管造影对确定有无合并支气管扩张及病变切除的范围都有很大帮助。针对食用不同类型食物出现吞咽障碍和呛入气管部位的现象应进行专业的仪器检查,对患者咽部是否有阻碍物和病变及时进行检查。

四、治疗

肺部出现相应的肿大和细菌感染情况时,应在几个月内对病症感染者全身出现异常变化的部位进行药物涂抹控制。如果患者经过药物等辅助控制手段治疗无效,则需要进行手术治疗。在手术过程中需要关注患者是否会因其他相关感染情况加剧而使手术进程出现较多障碍。体温一般在治疗3～10d降至正常,然后可改为肌内注射。如果使用青霉素类抗炎效果较强的药物仍无法使患者的感染情况得到缓解,需要将其他霉素类药物进行混合服用和注射。在患者身体内部器官感染程度不能得到缓解的情况下,应取出引起病症的细菌样本,与各类药物进行综合实验反应,以提高患者服药的准确性和对身体原有健康抗体的损害程度。患者在同医生沟通使用何种治疗方式时,需要清晰地说明自身出现异常反应的时间,减少外部因素对手术时机判断的影响。

五、护理措施

针对该病症实施有效护理手段时主要从以下几个环节入手:①如果患者自身外部体温较高会引起感染程度的加深;②初步使用药物清理患者呼吸气管的行为若无效果,需要将其体内痰液物质及时清除;③如果患者自身体内应对疾病的营养性成分缺失,会导致药物的治疗效果降低。

1.应对患者休养期间主要生活区域进行空气环境优质程度的控制。

2.指导有效咳嗽。肺部出现肿胀感染的患者体内呼吸系统会积累较多痰液,护理人员应帮助患者调整适宜的体位,增加痰液以不同形式化解和排出的机会。

3.观察痰液变化。具体需要护理人员观察的区域有:①应对感染者在1d内的排痰量和痰液形态进行记录;②如果患者排出的痰液中有血,需要对主治医生及时说明,减少患者由于咳血次数增加而出现短暂性窒息和身体不受的情况。

4.口腔护理。肺部肿胀的患者由于身体长时间承受较热温度,会使其呼吸道出现痰液的频率大大增加,伴随患者自身服用药物数量在体内的累计,会有其他反应的感染现象出现。

六、健康教育

健康教育的主要内容包括以下方面。①指导患者及其家属熟悉肺脓肿发生、发展、治疗和有效预防的知识。针对患者肺部出现的炎症和感染性病变,应以预防新的病变区域出现为基础服用药物进行控制。②应对患者在呼吸系统健康状态较差情况下的呼吸频率进行提升,增加患者吸入的水分含量,以促进痰液排出。③保持口腔清洁,晨起、饭后、体位引流后、晚睡前要漱口、刷牙,防止污染物及分泌物误吸入下呼吸道。应将呼吸系统出现病症感染患者的病变位置进行根本性治疗,减少其他相关部位共同作用出现感染持续加重和无法工作的现象。④应控制患者休养期间所处环境中的空气情况。让患者养成规律的生活习惯,增加营养物质的摄入,戒烟、酒。⑤如果患者肺部感染状态持续时间长且范围较大,需要对抗生素类药物使用的数量和用药反应进行适当控制。发现异常,及时就诊。

第五章 内分泌系统和营养代谢性疾病患者的护理

第一节 甲状腺功能亢进危象

甲状腺出现功能性的病变问题对患者日常工作和生活的影响较大,主要是由于甲状腺功能亢进(甲亢)没有对应的药物治疗或有效的手段控制而出现病情加重的情况。如果患者对这种激素类物质影响身体功能发挥的情况不重视,会使其扩展成为影响呼吸功能发挥和生存的重大问题。

一、病因

甲亢危象的发生常具有明显的诱因,其主要包括:①感染,各种感染均可诱发甲亢危象,以上呼吸道感染为常见;②手术,甲状腺切除术及其他各类手术,如急腹症、剖宫产术,甚至拔牙等均可诱发;③骤停抗甲状腺药物或放射性碘治疗后;④应激,精神创伤、过度劳累、心脑血管意外、药物反应、高热、妊娠分娩等。

二、发病机制

目前认为甲亢危象的发生是由于多种因素综合作用引起的。其中血中甲状腺素含量的急骤增多,特别是具有较强活性的游离的激素增多,是甲亢危象的基本因素,由此进一步加重了已经受损的肾上腺皮质及肝脏、心脏功能损伤。再加上应激因素引起的血中儿茶酚胺增加,在甲状腺激素增加的基础上,机体对儿茶酚胺的敏感性增强,最终导致机体丧失对甲状腺激素反应的调节能力,从而引发甲亢危象。

三、临床表现

除原有的甲亢症状加重外，还出现下列症状。①全身症状。高热，大部分在39℃以上，皮肤潮红，大汗淋漓，继而汗闭，皮肤黏膜干燥、苍白，明显脱水，虚脱，呼吸困难甚至休克。②神经系统症状。躁动不安、精神异常，谵妄甚至昏迷。③心血管系统症状。心动过速，可达140～240次/分，各种心律失常，如房性及室性期前收缩、心房扑动、心房颤动、房室传导阻滞等，部分患者可发生急性肺水肿、心力衰竭。④消化系统症状。厌食、恶心、频繁呕吐、腹痛、腹泻。肝功能损害明显者可有肝大、黄疸，少数患者可发生腹水、肝性脑病。⑤淡漠型甲亢危象。部分患者症状不典型，表情淡漠、嗜睡、反射降低、低热、心率慢、明显乏力、血压下降、进行性衰竭，最后陷入昏迷而死亡。

四、实验室及其他检查

1.一般检查。白细胞总数可升高，肝功能异常，可有黄疸。

2.甲状腺功能。多数危象患者FT_3、FT_4水平明显升高，也有患者在一般的甲亢范围内。甲亢危象的诊断目前主要靠临床症状和体征。因发生危象时有些患者血中的甲状腺激素水平可无明显升高，故应提高警惕，避免误诊。

五、治疗

1.降低血中甲状腺激素浓度。①增加阻碍甲状腺激素类物质产生的能量储备数量，将对应的抑制类药物以注射或口服的形式向患者施用。②减少甲状腺物质与其他器官发生反应的机会。服PTU后1h再加用复方碘口服液5滴，每8h使用1次，或碘化钠1.0g加入10%葡萄糖盐水中静脉滴注24h，以后视病情逐渐减量，一般使用3～7d。③清除血浆内的激素。如果仅依靠药物形式作为主要治疗手段取得的效果较少，需要用强度有所增加的其他方式进行替代。

2.降低周围组织对甲状腺激素及儿茶酚胺的反应。①普萘洛尔20～40mg，每6～8h口服1次，或1mg稀释后缓慢静脉注射，能显著缓解交感神经兴奋症状，还能轻度抑制外周T_4向T_3的转化。如果患者心脏发挥功能的情况原本就较差，医生针对这类病症进行药物搭配时要充分考虑患者身体的可承载性。②如果使用效用较强的刺激类药物，需要以稀释的形式融入其他药液中，并将药物使用的间隔时间和用药后身体的反应向患者及时说明。

3.去除诱因和对症治疗。①积极寻找和去除病因,特别是对于感染的患者,应根据导致感染的致病菌特点,选用有效、广谱抗生素。②应将患者体内水类物质与内部其他物质含量进行科学范围的控制,增加能量性物质的摄入,为保证呼吸和心脏维持正常的运转功能提供基础。

六、护理措施

1.一般护理。将患者放置于较为舒适的平躺形态,如果患者出现较强的不适情况需要对其进行初步控制;将患者口鼻等易观察区域存在的阻碍呼吸的物质进行清除,还应注意感染患者是否有出现发热的情况。

2.严密观察病情。科学检测患者各项生命指征,另外需要护理人员针对处于昏迷状态的患者给予特殊护理;针对患者不能处于平静休息状态的情况,可以给予镇静药辅助治疗,需要注意不同类型药品之间的药性发挥特征,做好各种抢救准备,预防吸入性肺炎等并发症。

3.加强基础护理。①保持患者卧床休息,同时注意控制患者所处环境的空气质量。②做好生活护理,对于大汗淋漓、湿透衣服的患者,应更换衣服,保持皮肤清洁、舒适,避免受凉;针对患者长期服用各类病症抑制类药物的情况,应增加水分的摄入,同时辅助营养成分高的食物作为提高身体健康状态的基础。③应对患者心理、精神层面的情绪状态进行积极方向的引导。

4.健康教育。①向患者及承担护理责任的家人介绍这类相关病症的具体临床表现和引发原因,需要特别关注不能让患者思维处于过度活跃和反应过度紧张状态。②指导患者配合治疗,抗甲状腺药物不可随意停药,注意和监测治疗甲亢药物的不良反应。③定期复查,病情发生异常变化时随时就诊。

第二节　甲状腺功能减退

一、概述

甲状腺功能减退(简称甲减)的发生主要是激素产生的数量和抑制物质之间的比例失调,不能以科学适宜的方式将身体内部的代谢物质排出。本病临床上并不少见,各年龄段均可发病,以中老年妇女多见,临床上男女发病比例为 $1:(5 \sim 10)$。

甲状腺功能减退有不同的分类方法,常见的分类如下。

1.根据病因分类。

(1)原发性甲减:甲状腺部位的产生不同于正常健康形态的病变,主要是由于甲减现象的出现并作用于该部位,这种现象多由甲状腺腺体本身病变引起的,其出现的原因较多,最集中的病症构成是甲状腺部位发育状态还未稳定就受到其他刺激而产生改变。

(2)继发性甲减:由甲减比例的错误性而引发的,主要是患者在脑部位置没有产生促进甲状腺激素合成的物质,进而使抑制甲状腺产生速率的体内物质也在不同程度和位置出现细菌物质感染的现象。伴随甲状腺病症患者身体健康状态逐渐下降,营养类物质的产生速度和激素的数量储备也会更加不合理。因此,下丘脑或垂体发生病变,最后可以使甲状腺生成甲状腺激素减少,引起甲状腺功能减退。

2.根据年龄分类。其主要分为:①呆小病,发病始于胎儿及新生儿期,由于甲状腺激素缺乏,导致生长和发育迟缓、智力障碍,称为呆小症;②幼年型甲减,病程起于儿童阶段;③成年型甲减,病变发病于成年以后,因甲状腺素缺乏,导致全身性代谢减低,因其细胞间黏多糖沉积,可出现黏液性水肿。

3.根据甲状腺功能减低的程度分类。其主要分为:①临床甲减,主要由于甲状腺相关物质与抑制因素之间对应比例不合理引发;②亚临床甲减,伴随感染者体内甲状腺激素类物质产生数量的增加,身体会有对应的非正常状态呈现,从而刺激、抑制类体内细胞的发育形态,患者体内甲状腺类物质含量升高后会使原有部位形态相较正常规模下变大。应对措施是使感染者体内甲状腺类物质的含量恢复正常比例,减少激素引起炎症的可能性。

二、护理评估

(一)健康史

询问患者是否存在甲状腺功能减退的症状,如低体温、体重变化、面色苍白、眼睑水肿等症状和体征,评估患者是否存在引起甲状腺功能减退的原因。

(二)身体状况

1.一般表现。畏寒是甲减患者最常见的症状。其他如体温偏低、少汗、体重不减或增加等,一般认为与代谢减慢有关;最常见的现象是在患者病症发生部位出现黏性的覆盖物质,同时患者面部也会呈现不同形态的肿胀和缺少血色的现象。

2.各系统表现。①运动系统:肌无力,暂时性肌强直、痉挛、疼痛,可有进行性肌萎缩。②心血管系统:主要表现为心动过缓、心排血量下降,也有心音低弱,心界扩大,还可出现心包积液等,严重时引起甲状腺功能减退性心脏病。③血液系统:会引起患者体内原有血液细胞成分含量的变化,造血细胞会由于其他物质的出现工作效率极大降低。④消化系统:患者会由于肠道位置原有消化功能受到阻碍而产生无法继续进食的现象。⑤内分泌系统:女性会由于体内激素类物质含量的变化出现月经量明显增多的情况。⑥神经精神系统:患者思考日常生活事件的思维变换速度会降低,原有对动作和事件的较强反应能力会逐渐降低,甚至伴随病变程度的增加还会出现记忆功能减退的现象。

3.特殊表现。①亚临床甲减:患者无明显临床表现,血 TH 正常,TSH 轻度升高,可见于甲亢治疗后,如持续发展可致临床甲减。②甲减危象:在患者病症感染位置出现程度较为严重的黏液物质,患者大脑会伴随感染症状的加重和甲状腺激素产生数量的增加而出现昏迷情况,伴随患者头脑和思维处于清醒状态时间的减少,心率也会逐渐降低。

(三)辅助检查

辅助诊断甲状腺功能减退的检查项目如下。①对患者有症状后的血液成分进行检验,观察血液内部成分构成比例是否正常。②甲状腺功能检查:TT_4 或 FT_4 均降低,血清 TSH 增高(是最敏感的诊断指标)。③甲状腺摄取率:甲状腺摄取率同样会降低。④甲状腺自身抗体:进行甲状腺自身抗体检测,可见自身抗体呈阳性。⑤X 线检查:多表现为心脏扩大,可有心包积液、胸腔积液。⑥TRH 兴奋试验:可鉴别病变部位。静脉注射 TRH 后,血清 TSH 不增高为垂体性甲减,延迟增高为下丘脑性甲减,在增高的基础上进一步增高为原发性甲减。⑦其他检查:影像学检查有助于病变部位的鉴别,如头颅 CT、MRI、甲状腺彩超等。

(四)心理—社会状况

评估患者对疾病的心理状态,当病情严重时,患者容易出现紧张、焦虑的心理改变。另外,因甲减的低代谢状态引起的体力下降,容易导致患者出现抑郁。同时黏液性水肿对患者的形象和心理产生不利影响。

三、治疗

1.病因治疗。原发性甲减一般不能治愈,需要终身替代治疗;如为继发性甲减,应积极寻找致病原发疾病,针对病因进行治疗。

2.替代治疗。各种类型的甲减,均需用甲状腺激素替代(建议首选左旋甲状腺素片),替代剂量要个体化,永久性甲减者需终身服用。

3.甲减危象。①可以在患者静脉注射对应的激素抑制药品帮助患者体内建立完整的防御屏障。②确保患者在治疗环节中呼吸行为处于正常条件下。③根据患者病症状态的变化调整药物使用比例。④根据需要补液。⑤针对患者较为严重的不适状态应及时行急救处理。

四、护理诊断

常见的护理诊断包括:①自我感知身体甲状腺位置出现异常的黏液物质和形态肿大;②体内含有的基础性能量物质成分降低,机体代谢减低,摄入量大于机体需要量,出现高血脂,体重增加;③活动无耐力,与甲减后心排血量降低及肌无力等有关;④排便异常,便秘与肠道蠕动减弱及黏液性水肿有关;⑤体温过低,与机体基础代谢率降低有关;⑥皮肤完整受损的危险,与黏多糖在皮下堆积有关;⑦潜在并发症,黏液性水肿昏迷等;⑧知识缺乏,缺乏药物的使用及正确的饮食方法等知识;⑨社交障碍,与患者患病后心理反应有关。

五、护理目标

针对甲状腺功能减退的护理目标有:①患者身体逐渐从肿胀状态下摆脱,进入正常人体形态,且患者的心理和精神层面没有产生治疗病症的相对抵抗情绪;②患者可以通过正常规律完成身体代谢废物的排出;③维持体温正常;④无甲减危象发生。

六、护理措施

1.病情观察。密切观察甲状腺功能减退患者在自然外形上发生的改变,通过对内部器官位置的检查来观察其还有哪些病症显现。另外,护理过程中还需了解患者的排便情况,从而衡量患者体内甲状腺的修复情况。

2.一般护理。有效应对甲状腺功能减退的护理手段如下。①关注患者在摄入食物方面的异常和是否可以在正常时间范围内进入休息状态。针对疾病导致患者身体外部形态出现较大改变的现象,应从护理角度控制患者每日可摄入的食物中能量物质的成分,并增加患者身体可承担的运动项目和数量,以此作为恢复形态的有效方式。针对疾病使身体出现超出正常形态的瘦弱状况,应将患者饮食以摄入能量性和蛋白类物质为主。②排便护理。鼓励患者日常进食中增加纤维类含量的食物数量,并伴以频率适宜、科学的运动次数作为促进排便的辅助方式。③环境护理。注意保温,必要时使用空调,使室温保持在22~23℃。

3.对症护理。①针对患者外部形象出现较大异常变化的情况,应先为患者准备在治疗过程中可以穿着的服装。②便秘的护理。指导患者不能摄入过多含油量较大的食物,在基础性饮食条件下多食用纤维类的粗粮类食物,减少肠胃由于油脂类物质数量增加而出现工作频率降低的可能性。③甲减危象的护理。指导患者避免受寒等诱发因素,保持环境温暖、舒适,指导患者适时增加衣服、被褥等,如已经出现甲减危象,应立即监测患者的生命体征,迅速建立静脉通道,保持呼吸道通畅,予以吸氧,必要时行气管插管或气管切开。注意保暖。

4.用药护理。同时应增加患者对疾病的外部表现的认知,衡量患者服用的药物是否会对患者原有身体形态造成较大影响,将不同品类药物使用带来的身体反应及时向患者介绍。针对患者治疗环节进展程度的不同,应准备对应的抢救类物品和设备。

5.心理护理。患者在甲状腺出现感染的过程中,身体外部形态通常会由于服用激素的增加而出现改变,在此期间专项病症护理人员应向感染患者及看护家人详细介绍病症表现情况,提升患者精神及心理层面应对病症的积极情绪,提倡患者与家人及外部生活环境有更多接触机会。

6.健康教育。健康方面基础知识的普及与教育宣传主要包括:①增加患者对患病类型和临床表现的了解程度;②向患者明确可能会引发病症加重的原因和条件,减少患者在医院治疗过程中由于护理方式错误出现加重的可能性;③将主治医生为患者搭配使用药物的具体方法向患者介绍,明确药物的具体使用时间范围和功效;④根据专业医生的病症程度分析在固定时间进行治疗效果的检查。

七、护理评价

护理评价主要包括:①患者对疾病的发生、发展是否有详尽的了解,是否明确疾病的诱因及预防;②检查患者体内甲状腺激素物质的比例、含量是否处于正常标准区间;③患者排便方面的不适相较以往是否减弱;④患者是否由于应对病症时间范围较长而产生心理抗拒问题。

第三节　糖尿病酮症酸中毒

糖尿病酮症酸中毒(DKA)是糖尿病患者在各种诱因的作用下,出现代谢严重紊乱,形成高血糖、高血酮、酮尿、脱水、电解质紊乱、代谢性酸中毒等病理改变的综合征。DKA是一种糖尿病急性并发症,也是内科常见急症之一。患者体内抑制糖类物质产生和帮助进行糖分化解物质的含量急剧下降,使患者原有健康状态下的身体排泄能力出现障碍,同时患者血液内还会出现对应成分的比例失调和脂肪成分过量排出的情况。当酮酸积聚而发生代谢性酸中毒时称为酮症酸中毒,常见于1型糖尿病患者或胰岛β细胞功能较差的2型糖尿病患者伴应激时。

一、病因

DKA发生于有糖尿病基础的患者,在某些诱因作用下发病。DKA患者的主要身体反应是体内各项基础条件变化,引发这类糖尿病症状的主要原因有:①急性感染,以呼吸、泌尿、胃肠道和皮肤的感染最为常见,伴有呕吐的感染更易诱发;②胰岛素和药物治疗中断,这是诱发DKA的重要因素,特别是胰岛素治疗中断,有时也可因体内产生胰岛素抗体致使胰岛素的作用降低而诱发;③应激状态,糖尿病患者出现精神创伤、紧张或过度劳累、外伤、手术、麻醉、分娩、脑血管意外、急性心肌梗死等;④饮食失调或胃肠疾患,严重呕吐、腹泻、厌食、高热等导致严重失水,过量进食含糖或脂肪多的食物、酗酒或每日糖类摄入过少(<100g);⑤不明病因,发生DKA时,往往有几种诱因同时存在,但部分患者可能无明显诱因。

二、发病机制

患者出现对应疾病表现的具体身体原因是体内胰岛素类抑制物质数量的减少,致使体内可用于调节成分比例平衡的物质无法发挥对应的维持功能,患者体内血糖类成分分解的过程也会出现紊乱等情况。本病发病机制中各种胰岛素拮抗激素相对或绝对增多起重要作用。

1.引发糖尿病病症的原因。患者体内原有的脂肪分解排出频率会大大增加,同时体内部分物质之间比例平衡会被打破,具体引发糖尿病病症的原因有:①患者体内胰岛素类物质的差异和脂肪排出的不正常状态;②患者体内对糖类物质出现不能分解的情况;③由于患者体内产生较多应对脂肪的消解物质,原有的糖类物质处理激素成分含量减少后,患者与以前相比会更瘦弱。DAK时,由于草酰乙酸的不足,大量堆积的乙酰辅酶A不能进入三羧酸循环,加上脂肪合成受抑制,使之缩合为乙酰乙酸,再转化为β-羟丁酸、丙酮,三者总称为酮体。与此同时,胰岛素的拮抗激素作用增强,也成为加速脂肪分解和酮体生成的另一个主要方面。在糖、脂肪代谢紊乱的同时,蛋白质的分解过程加强,出现负氮平衡,血中生酮氨基酸增加,生糖氨基酸减少,这在促进酮血症的发展中也起了重要作用。肝内产生的酮体量超过周围组织的氧化能力,便引起高酮血症。

如果患者体内各项基础消化物质数量比例继续处于异常状态会有以下表现:①抑制组织的氧利用;②先出现代偿性通气增强,继而pH下降,pH<7.2时,刺激呼吸中枢引起深快呼吸(Kussmaul呼吸),pH<7.0时,可导致呼吸中枢麻痹,呼吸减慢。

2.胰岛素严重缺乏、拮抗激素增高及严重脱水。当胰岛素严重缺乏和拮抗激素增高时,糖利用障碍,糖原分解和糖异生作用加强,血糖显著增高,可超过19.25mmol/L,继而引起细胞外高渗状态,使细胞内水分外移,引起稀释性低钠。一般来说,血糖每升高5.6mmol/L,血浆渗量增加5.6mmol/L,血钠下降2.7mOsm/L。此时,增高的血糖由肾小球滤过时,可比正常的滤过率[5.8~11mmol/(L·min)]高出5~10倍,大大超过了近端肾小管回吸收糖[16.7~27.8mmol/(L·min)]的能力,多余的糖由肾排出,带走大量水分和电解质,这种渗透性利尿作用使有效血容量下降,机体处于脱水状态。此外,由此而引起的机体蛋白质、脂肪过度分解产物(如尿素氮、酮体、硫酸、磷酸)从肺、肾排出,同时出现的厌食、呕吐等症状,都可加重脱水的进程。在脱水状态下的机体,胰岛素利用下降与反调节激素效应增强的趋势又进一步发展。这种恶性循环若不能有效控制,必然引起内环境的严重紊乱。

3.电解质失衡。因渗透性利尿作用,从肾排出大量水分的同时也丢失K⁺、

Na^+ 和 Cl^- 等离子。血钠在初期可由于细胞内液外移和排出增多而引起稀释性低钠,但若失水超过失钠程度,血钠也可增高。血钾降低多不明显,有时由于 DKA 时组织分解增加,使大量细胞内 K^+ 外移而使测定的血钾不低,但总体上以低钾多见。

三、临床表现

绝大多数 DKA 见于 1 型糖尿病患者,有使用胰岛素治疗史,且有明显诱因,小儿则多以 DKA 为首先症状出现。一般起病急骤,但也有逐渐起病者。早期患者常感软弱、乏力、肌肉酸痛,是为 DKA 的前驱表现,同时糖尿病本身症状也加重,常因大量尿糖及酮尿使尿量明显增加,体内水分丢失,多饮、多尿更为突出,此时食欲缺乏、恶心、呕吐、腹痛等消化道症状及胸痛也很常见。

1. 严重脱水。皮肤黏膜干燥、弹性差,舌干而红,口唇樱桃红色,眼窝凹陷,心率增快,心音减弱,血压下降;并可出现休克及中枢神经系统功能障碍,如头痛、意识淡漠、恍惚,甚至昏迷。少数患者尚可在脱水时出现上腹部剧痛,腹肌紧张并压痛,酷似急性胰腺炎或外科急腹症,胰淀粉酶可升高,但非胰腺炎所致,与严重脱水和糖代谢紊乱有关,一般在治疗 3d 后可降至正常。

2. 酸中毒。较为明显的症状表现就是患者出现呼吸行为的异常,呼吸的气体味道会同身体正常形态下有较大不同。伴随患者患病部位感染状态的加剧,会导致心脏的工作能力下降,患者脑部还会有对应的思维反应能力下降和睡眠频率增加和时间延长的情况。

3. 电解质失衡。患者在出现电解质失衡早期会由于表现形态的不明显而进入严重情况,胃也会由于消化功能作用的降低而使患者排便出现障碍,患者体内酸性能量成分和血钾含量会大大提升。

4. 其他。肾衰竭时少尿或无尿,尿检出现蛋白、管型;部分患者可有发热,病情严重者体温下降,甚至降至 35℃ 以下,这可能与酸血症时血管扩张和循环衰竭有关;尚有少数患者可因 6-磷酸葡萄糖脱氢酶缺乏而产生溶血性贫血或黄疸。

四、实验室检查

实验室检查主要包括:①尿糖、尿酮检查,尿糖、尿酮强阳性,但当有严重肾功能损害时由于肾小球滤过率减少而导致肾糖阈增高,尿糖和尿酮也可减少或消失;②血糖、血酮体检查,血糖明显增高,多高至 16.7～33.3mmol/L,有时可达 55.5mmol/L 以上;血酮体增高,正常 <0.6mmol/L,>1mmol/L 为高血酮,>3mmol/L 提示酸中毒;③血气分析,代偿期 pH 可在正常范围,HCO$_3^-$ 降低;失代偿期 pH<7.35,HCO$_3^-$ 进一步下降,BE 负值增大;④电解质测定,血钾正常或偏低,尿量减少后可偏高,血钠、血氯多偏低,血磷低;⑤其他,肾衰竭时,尿素氮、肌酐增高,尿常规检查可见蛋白、管型、白细胞计数多增加。

五、诊断与鉴别诊断

判断患者是否具有糖尿病酮症酸中毒的表现形态有以下方式:①患者尿液中各成分含量变化;②肾原有的承载功能大大下降,构成物质含量比例失调;③血糖升高,多为 16.7~33.3mmol/L,若>33.3mmol/L,要注意有无高血糖高渗状态;④血 pH 常<7.35,HCO$_3^-$<15mmol/L。在患者出现该类病症早期,血液内成分含量不会有明显的变化,如果医生可以对患者出现的水分物质缺失和思维意识运转情况降低的现象进行科学分析,可以增加药物治疗的针对性和有效性。

DKA 可有昏迷,但在确立是否为 DKA 所致时,除需与高血糖高渗状态、低血糖昏迷和乳酸性酸中毒进行鉴别外,还应注意脑血管意外的出现,应详查神经系统体征,特别要急查头颅 CT,以资鉴别,必须注意二者同时存在的可能性。

六、急诊处理

需要关注患者排出代谢废物的情况是否正常,胰岛素类控制和分解糖分产生频率是否可以保持平衡。

(一)补液

输入液体的量及速度应根据患者脱水程度、年龄及心脏功能状态而定。一般每日总需量按患者原体重的10%估算。首剂生理盐水 1 000~2 000mL,1~2h 静脉滴注完毕,以后每 6~8h 输 1 000mL。补液后尿量应在每小时100mL 以上,如仍尿少,表示补液不足或心、肾功能不佳,应加强监护,酌情调整。昏迷者在苏醒后,要鼓励其口服液体,逐渐减少输液。

(二)胰岛素治疗

应先为患者提供较小剂量的胰岛素类激素抑制药物为主,后期需要根据患者对胰岛素类物质的吸收利用情况调整用药比例。

1.第1阶段。患者诊断确定后(或血糖>16.7mmol/L),开始先静脉滴注生理盐水,并在其中加入短效胰岛素,每小时给予0.1U/kg体重胰岛素,使血清胰岛素浓度恒定达到100～200μU/mL,每1～2h复查血糖,如血糖下降<30%,可将胰岛素加量;针对患者出现意识反应不清晰或昏迷状况的现象,应在患者静脉位置注入含量相当的抑制类激素物质,维持患者头脑处于清晰意识判断情况下的时间长度,情况有所减弱后需要减少激素用量。

2.第2阶段。如果患者体内血糖的含量相较以往正常身体状态有较大下降,需要将几类维持生命状态指标的药物进行比例的搭配,以胰岛素类激素作为主要的药物配比构成。在血糖含量恢复正常指标状态时,应将胰岛素激素药物的用量也调整至以往剂量,同时需要准确衡量患者的身体情况。

(三)补钾

DKA患者从尿中丢失钾,加上呕吐与摄入减少,必须补钾。但测定的血钾可因细胞内钾转移至细胞外而在正常范围内,因此,除非患者有肾功能障碍或无尿,一般在开始治疗时即进行补钾。如果需要对患者采取补充体内钾类物质含量的方式缓解症状,需要避免直接口服,从静脉部位输入钾类物质可以使身体具备应对病症的基础防御体系。另外,应根据患者补钾后尿量的情况和血液成分的变化调控药物服用数量,不能增加患者由于过量补充出现其他并发症的可能性。使用时随时进行血钾测定和心电图监护。如能口服,用肠溶性氯化钾1～2g,每日3次。用碳酸氢钠时,鉴于其具有促使钾离子进入细胞内的作用,故在滴入5%碳酸氢钠150～200mL时,应加氯化钾1g。

(四)纠正酸中毒

患者酸中毒是酮体过多所致,而非HCO_3^-缺乏,一般情况下不必用碳酸氢钠治疗,大多可在输注胰岛素及补液后得到纠正。反之,易引起低血钾、脑水肿、反常性脑脊液pH下降和因抑制氧合血红蛋白解离而导致组织缺氧。只有pH<7.1或CO_2CP<6.7mmol/L、HCO_3^-<5mmol/L时给予碳酸氢钠50mmol/L。

(五)消除诱因,积极治疗并发症

并发症是关系到患者颈后的重要方面,也是酮症酸中毒病情加重的诱因,如心力衰竭、心律失常、严重感染等,都须积极治疗。此外,对患者应用鼻导管供氧,严密监测意识、血糖、尿糖、尿量、血压、心电图、血气、血浆渗量、尿素氮、电解质及出入量等,以便及时发现病情变化,及时予以处理。

第四节　高渗性非酮症糖尿病昏迷

高渗性非酮症糖尿病昏迷(NKHDC)是由于患者体内糖类物质与胰岛素抑制成分含量的失调而产生,患者体内血液中会有更高的糖类物质影响循环情况,同时还会伴随缺少水分的情况出现。

一、病因与发病机制

常见的诱发因素有:大量口服或静脉输注糖液,使用糖皮质激素、利尿药(如呋塞米、噻嗪类、山梨醇)、免疫抑制药、氯丙嗪、苯妥英钠、普萘洛尔等药物,急性感染,手术,以及脑血管意外、急性心肌梗死、心力衰竭等应激状态,腹膜透析和血液透析等。详细的发病机制还有待于进一步阐明。可能由于本病患者体内仍有一定数量的胰岛素,虽然由于各种不同原因而使其生物效应不足,但其数量足以抑制脂肪分解,而不能抑制肝糖原分解和糖异生,肝脏产生葡萄糖增加释放入血流,同时,葡萄糖因胰岛素不足,不能透过细胞膜而被脂肪、肌肉摄取与利用,导致血糖上升。脂肪分解受抑制,游离脂肪酸增加不多,使肝脏缺乏足够的底物形成较多的酮体。加以本病患者抗胰岛素激素(如生长激素、糖皮质激素等)水平虽然升高,但其出现时间较酮症酸中毒患者迟,且其上升程度不足以引起生酮作用。血糖升高,大量尿糖从肾排出,引起高渗性利尿,从而导致脱水和血容量减少。

二、临床表现

1.前驱期表现。这种病症在一开始对身体产生不利影响时不会有明显的不适,使患者神经反应系统和思维运转模式出现障碍前会有较长时间的积累,这种情况下,患者对水分的需求量会大大增加,同时伴随身体承担基础性劳动能力的下降和疲累感产生。这一时期可有几天到数周不等,发展比糖尿病酮症酸中毒慢,如能对NKHDC提高警惕,在前驱期及时发现并诊断,则对患者的治疗和预后大有好处,但可惜往往由于前驱期症状不明显,一是易被患者本人和医生忽视,二是常易被其他并发症症状掩盖和混淆,而使诊断困难和延误。

2.典型期的临床表现。如前驱期得不到及时治疗,病情会继续发展。由于严重的失水引起血浆高渗和血容量减少,患者主要表现为严重的脱水和神经系统的症状和体征,我们观察到的全部患者都有明显的脱水表现,患者的外观表现为唇舌干裂、眼窝塌陷、皮肤失去弹性,由于血容量不足,大部分患者有血压降低、心率加快,少数患者呈休克状态。有的患者由于严重脱水而无尿,神经系统方面则表现为不同程度的意识障碍,从意识模糊、嗜睡至昏迷,可以有一过性偏瘫。病理反射和癫痫样发作,出现神经系统症状常是促使患者前来就诊的原因,因此常被误诊为一般的脑血管意外而导致误诊、误治,后果严重。和酮症酸中毒不一样,NKHDC 没有典型的酸中毒呼吸,如患者出现中枢性过度换气时,则应考虑是否合并有败血症和脑血管意外。

三、实验室及其他检查

实验室及其他检查包括:①血常规检查,由于脱水而致血液浓缩,血红蛋白水平增高,白细胞计数多在 10×10^9/L 以上;②血糖极高,>33.3mmol/L(多数>44.4mmol/L);③血电解质改变不明显;④尿糖强阳性,尿酮体阴性或弱阳性;⑤血浆渗透压增高,血浆渗透压可按下面公式计算。

$$血浆渗透压\ (mOsm/L) = 2\left(Na^+ + K^+\right) + \frac{血糖\ (mg/dL)}{18} + \frac{BUN(mg/dL)}{2.8}$$

正常范围 280~300mOsm/L,NKHDC 多>340mOsm/L。

其他血肌酐和尿素氮多增高,原因可为肾脏本身因素,但大部分患者是由于高度脱水肾前因素所致,因而血肌酐和尿素氮一般随急性期补液治疗后而下降,如仍不下降或特别高者,预后不良。

四、诊断

此病症致使患者出现死亡的频率较高,患者自身能否对身体的非正常状态有较高的检查应对意识和医生治疗手段的专业性直接影响患者最终的病症走向。从以往此病症引发的身体异常状态来看,对此病有明确的意识判断较为容易,但是针对发病频率较高的老年人群体,医生需要将此病症与其他老年常见病进行综合诊治。主要检查包括:①观察患者是否出现思维意识模糊和判断错误的情况;②患者神经系统是否运行正常;③合并感染、心肌梗死、手术等应激情况下出现多尿者;④衡量病症表现形态是否需要在患者静脉输入胰岛素类激素抑制;⑤及时补充患者体内数量缺失较大的水分。

实验室检查和诊断指标:对上述可疑 NKHDC 者应立即取血查血糖、血电解质(钠、钾、氯、尿素氮和肌酐、CO₂CP),有条件者做血酮和血气分析,查尿糖和酮体,做心电图。NKHDC实验室诊断指标内容包括:①血糖>33.3mmol/L;②患者血液中相关成分比例的占比是否平衡适宜;③检验患者尿液中各类组成成分的特征性。

五、鉴别诊断

首先需要排除不是由糖尿病症状引起的脑部疾病,经过对专业病症案例的现实分析,这类情况的患者并不会有较多糖类物质储备,同由其他变化性原因诱发的患者昏迷在症状表现上存在较大差异。

六、危重指标

所有的NKHDC患者均为危重患者,但有下列表现者大多预后不良:①昏迷持续48h尚未恢复者;②较高浓度血浆不能以正常形态进入患者排出渠道的情况;③患者患此症后同时伴有身体不受控制的抽动情况;④患者由于病症区域感染而出现身体温度异常的状态;⑤患者合并有革兰阴性细菌感染者。

七、治疗

应为患者尽快补充血液内糖类物质的相关能量要素,将患者从较差的身体状态中解脱,帮助患者在体内建立应对病症的防御能量和激素类抑制药物。

1.补液。①尽快补充患者体内各种能量性物质,提升血液的承载排泄能力,将患者体内血液中浓度较高的糖分尽快分解是控制此病症的有效方案。因此,给患者使用的注射型补充液应对药物的构成成分进行严格比例配置,如果患者由于糖类血液浓度的变化出现意识模糊和昏迷的严重症状,需要及时在静脉注射浓度较高的盐水类药物。血压正常、血钠>150mmol/L,应首先静脉滴注4.5~6.0g/L氯化钠溶液,使血浆渗透压迅速下降。因其含钠量低,输入后可有1/3进入细胞内,大量使用易发生溶血或导致继发性脑水肿及低血容量休克危险,故当血浆渗透压降至330mmol/L以下、血钠在140~150mmol/L时,应改输等渗氯化钠溶液。如果患者血糖成分下降相较以往阶段出现更快的情况,需要用葡萄糖液进行及时补充,同时使用适当的盐水进行调和,减少患者由于突然出现糖分过度摄入而影响血液流通的情况。②补液量估计。患者需要补充的各种能量物质的比例需要根据体重和健康状态进行衡量。③补液速度。根据大多数患者承受输液情况的速度来看,需要先用较慢速度适应后再提高速度。前8h、12h补总量的1/2加尿量,其余在24~48h补足。医护人员在衡量对患者使用何种输液速度时,可以根据患者检查器官形态的报告和血液情况。④针对药性挥发较快的物质应在输液中添加,可减少静脉补液量,减轻心肺负荷,对部分无胃肠道症状的患者可试用经胃肠道补液,但不能以此代替输液,以防失去抢救良机。

2.胰岛素治疗。应对患者需要对胰岛素的成分构成和比例进行严格控制,还需要及时针对患者身体的恢复情况调控激素的注射量。目前多采用小剂量静脉滴注,一般5~6U/h,与补液同时进行,大多数患者在4~8h后血糖降至14mmol/L左右时,改用5%葡萄糖注射液或葡萄糖盐水静脉注射,病情稳定后改为皮下注射胰岛素。应1~2h监测血糖1次,对胰岛素确有抵抗者,在治疗2~4h内血糖下降不到30%者应加大剂量。

3.补钾。尿量充分,宜早期补钾。用量根据尿量、血钾值、心电监护灵活掌握。

4.无须补充碱剂。

5.治疗各种诱因与并发症。①控制感染。感染是较常见的诱发糖尿病类疾病的原因,也是致使患者后期治疗过程效果下降和死亡情况出现的主要推动力。强调诊断一经确立,即应选用强有力的抗生素治疗。②维持重要脏器功能。针对心脏原本就存在一定病症的患者,应将输液的速度和药物使用的配比根据患者器官可承载情况进行衡量;加强支持疗法等。

第五节　痛风

一、概述

痛风出现的主要原因是体内激素类物质含量构成出现比例失衡,致使进行身体代谢废物排泄时有较多障碍因素和不利情况。主要表现在患者身体上的症状是体内酸类物质数量突增,使关节连接躯干部位出现不定期疼痛的状态。虽然痛风的生化标志为血尿酸增高,但是并非所有的高尿酸血症都导致痛风,随着患者血液中尿酸含量不断升高,关节的活动能力下降。

在针对痛风患者开始治疗时,需要首先对患者的发病诱因进行评估,目前明确记录的痛风的诱因只有酶类物质的缺失,无论原发还是继发病因,出现痛风的机制主要有以下两个方面。

1.尿酸生成过多。在人体内尿液中含酸量是固定的,主要有两种构成来源:①体内蛋白类物质成分在代谢和排出时反应的产物,也需要经过酶类物质的加工处理和作用;②在摄入的各类食物中会有对应含量的酸性能量。

2.尿酸排泄减少。嘌呤经代谢后产生尿酸,最终通过肾脏排泄。当肾小球滤过减少、肾小管重吸收增多或分泌减少时,最终尿酸盐结晶在泌尿系统或关节表面沉积,导致痛风发生。

痛风患者中因尿酸生成增多所致者仅占10%左右,大多数均由尿酸排泄减少引起,其中以肾小管尿酸分泌减少为主要原因。

二、护理评估

(一)健康史

询问患者饮食习惯,是否喜食动物内脏,询问患者是否有受凉、劳累、饮酒等情况,询问患者发病方式,既往是否出现类似情况。

(二)身体状况

目前在我国痛风的发病率较以往有明显提升,这种病症呈现现象与现今环境下人们饮食方式的变化有较大关联。

1.无症状期。仅有血尿酸持续性或波动性增高,而无症状。

2.急性关节炎期。最核心的病症构成原因有患者身体经受较长时间的温度差异情况或细菌类物质的感染等,患者通常会在睡眠状态下感知身体的异常和疼痛感,在经历固定时间的疼痛体验后,还会在对应的关节位置出现红肿的形态。患者在有痛风症状的初步情况显示后,就需要对自身所处自然环境有较高条件的限制,减少身体处于寒冷状态下的时间长度。大多数患者伴有高尿酸血症,但也有部分患者急性发作时血尿酸水平正常。

3.痛风石及慢性关节炎期。痛风石又称痛风结节,是患者处于痛风病症状态下身体承受的疼痛情况,一般会出现于痛风患者的关节处,患者经受感染和疼痛后关节处会出现与以往差别较大的形态肿胀和变化。

4.肾脏病变。其主要包括:①痛风性肾病,尿酸盐结晶沉积引起慢性间质性肾炎,早期间歇性蛋白尿,晚期可发展为肾功能不全;②患者在痛风病症基础上,体内酸性物质成分在出现异常变化后会出现排泄困难的情况。

（三）辅助检查

辅助检查主要包括以下几种。①血尿酸测定,正常男性为 $150 \sim 380 \mu mol/L$ ($2.5 \sim 6.4mg/dL$),正常女性为 $100 \sim 300 \mu mol/L$($1.6 \sim 5.0mg/dL$);当血尿酸男性大于 $420 \mu mol/L$,女性大于 $350 \mu mol/L$ 可确定高尿酸血症。②尿尿酸测定,限嘌呤饮食5d后,尿尿酸$>3.57mmol/L$为异常。③应对患者身体处于痛风情况下的结石成分进行检查,控制患者由于关节部位反复疼痛而出现肿胀的情况。④其他检查,包括X线检查、肾脏B超、CT、MRI关节镜等也可以为痛风提供诊断依据;X线检查可见骨质穿凿样、虫蚀样缺损等特征表现;CT、MRI可见关节内痛风石。

（四）心理—社会状况

评估患者的心理状态。痛风发作时,剧烈疼痛可影响患者正常的生活和休息,病情严重时,患者可出现关节结石,引起关节变形及活动受限,患者常担心疾病导致功能残疾,从而出现焦虑及抑郁等心理变化。

三、治疗

控制患者高尿酸血症的情况,需要不断地对尿液进行检测,同时还需将其与关系密切的血糖疾病进行共同治疗。

1.一般治疗。从控制患者日常摄入食物的种类和数量入手,减少患者食用蛋白质含量较高的肝脏类食物,同时增加患者每日可摄入水量的比例,以加快尿液的排泄情况。

2.高尿酸血症的治疗。①以患者口服或静脉注射排酸类药物为主,这种直接使用排酸物质的治疗手段只能针对患者自身肾功能较好的情况;②可以使用抑制酸类物质生成速度的药物;③增加碱性含量物质在患者体内与酸类物质进行化解。

3.急性痛风性关节炎期的治疗。①秋水仙碱,针对痛风症状出现较快和疼痛感较为强烈的患者最为适宜,越早应用效果越好;②使用一些含降温、抗炎成分的药以减少关节由于感染、疼痛出现肿大变形的情况;③糖皮质激素,上诉两类药无效或禁忌时使用,缓解快,但停药后易"反跳"。

4.发作间歇期和慢性期处理。治疗目的是使血尿酸维持正常水平,保护靶器官。治疗方法主要包括:①促进尿酸排泄药;②抑制尿酸合成药;③其他治疗,如保护肾功能、关节理疗、剔除较大痛风石;④针对患者血糖分解出现异常的情况,应用胰岛素类激素药物作为辅助化解手段。

四、护理诊断

针对痛风症状进行专项护理可以使用的方法有:①应对疼痛感,可以将患者体内酸性物质进行含量控制;②知识缺乏,影响患者普及应对痛风病症的生活性操作;③躯体移动障碍,主要与痛风疼痛感增加身体出现关节变形有关;④潜在并发症,患者体内酸性物质出现失调时需要维持肾功能。

五、护理目标

护理目标主要包括:①缓解患者疼痛,通过治疗患者病变关节功能得到恢复;②痛风患者尿液中酸类含量明显下降;③对患者进行病症相关知识的讲解,增加药物进入体内缓解治疗效果的功效性;④无并发症发生。

六、护理措施

(一)一般护理

1.休息与运动。注意休息,避免劳累,痛风发作时,绝对卧床休息,抬高患肢,避免受累关节负重,当手腕、肘关节受累时,可予以夹板固定制动,也可在受累关节给予冰敷或25%硫酸镁湿敷,做好皮肤护理。应增加痛风患者参与适量体育运动项目的频率和时长,但需要控制运动项目的锻炼强度,减少酸性物质含量的剧增。痛风患者体内酸类物质含量会超过正常限度,需以口服碱性饮料和食物来中和。此外,应根据患者日常工作和生活保持的肢体姿势进行调整,在各项基础条件得到保证后关节舒适感会大大提升。

2.饮食护理。对痛风患者尤为重要。在控制患者每日摄入食物比例的基础上,应减少盐类物质的成分。

(1)严格忌酒:关注患者在治疗痛风期间是否有控制酒类饮品的摄入,乙醇类物质进入体内会使原本状态稳定的酸类物质数量和比例失控,关节的强烈疼痛感也会伴随乳酸增加而出现。

(2)限制总热量:热量应限制在5 020~6 276kJ/d;蛋白质控制在1g/(kg·d),碳水化合物占总热量的50%~60%,避免果糖摄入,因为其能增加尿酸生成。

(3)注意食物成分:①需要限制蛋白类成分较高的食物使用的频率,尤其是动物肝脏类食物不利于控制患者痛风出现的频率;②增加碱性食物的摄入,尤其是蛋类含有较高的碱性能量成分,对尿液中酸性有很好的中和功能。

(4)多饮水:应增加痛风患者排尿频率,使酸类物质有更大可能随尿液排出。

(二)病情观察

需要对患者身体存在疼痛感的关节进行观察,询问患者疼痛感出现的时间和关节疼痛后是否红肿,对患者是否进入后续病症更严重的结石阶段进行仪器检验。

(三)用药护理

1.秋水仙碱。向患者说明服用此类碱性药物可能会出现的不良反应,如果患者使用后身体不适感较强,需要及时回医院检查。如果患者不能将含碱较强的药物直接吸收,身体出现对抗性的反应,需要采用静脉注射的形式以减少身体的抗拒性,提升吸收速度,但需要对患者注射后的身体状态进行专门观察检测。痛风类疾病的患者体内对药物的可吸收情况不好确定,因此,需要医生以严谨控制的形式衡量药物使用比例和含量。

2.患者可以使用含降温、抗炎成分的药物,减少由于疼痛感使身体温度呈现异常和肠胃消化功能下降的现象。

3.使用别嘌呤醇。针对患者使用部分药物后出现的皮肤红肿现象,需要使用药物进行调理。

(四)心理护理

疼痛、关节变形及功能障碍,使患者经常出现不良的情绪反应,护士应加强与患者的沟通,向患者宣教痛风相关知识,使其积极配合治疗。虽然原发性痛风无法根治,但应努力提高患者的信心,控制疾病症状;继发性痛风患者应给予精神上的鼓励和安慰,使其配合原发病的治疗。

(五)健康教育

1.知识宣教。需要向患者讲解痛风出现的主要症状,减少患者因缺乏关注而延误药物控制最佳时间的可能性。

2.饮食指导。严格控制饮食,避免进食高蛋白和高嘌呤的食物,戒烟、戒酒,禁食酸性食物,如咖啡、煎炸食物、高脂食物。

3.避免诱发因素。尽量避免各种诱发因素,如酗酒、创伤、外科手术、受寒、服用某些药物(噻嗪类利尿药、水杨酸类药物)以及降尿酸药物使用之初等,避免过度疲劳、精神紧张、感染等。

4.运动指导。①如果患者经历运动后疼痛感加剧且持续时间较久,需要及时停止此类运动;②减少患者运动中使用病变关节的频率;③将运动程度不同的锻炼项目以交叉的形式进行操作;④运动时穿着腿部关节舒适度较高的鞋。

5.自我观察病情。有痛风病症身体表现的患者需要遵医嘱用药,需要随时用手触摸关节疼痛区域,从而判断是否出现更严重的结石情况。

七、护理评价

护理评价主要包括:①患者疼痛强度、间隔时间以及局部关节红、肿、热、痛是否消失;②患者能否自觉进低嘌呤饮食,避免饮酒,积极配合降尿酸治疗及运动治疗;③患者是否能定期行尿酸检测。

第六节　垂体危象

垂体危象是指垂体功能减退症的应激危象,又称垂体卒中。遇到应激状态(感染、创伤、手术等)而未经正规治疗或治疗不当,则可能诱发代谢紊乱和器官功能障碍。

垂体分为腺垂体(前叶)和神经垂体(后叶),其可分泌多种激素、调节神经内分泌网络,故影响是全身性的,因受损部位和程度不同而产生多种类型。腺垂体分泌多种促激素,如促甲状腺素(TSH)、促肾上腺皮质激素(ACTH)、促性腺激素(GnH)及生长激素(GH)。神经垂体贮存和释放神经内分泌激素,如抗利尿激素(ADH)、催产素(OXT)。以上激素分泌减少则影响应激反应、生长生殖、身心发育、物质与能量代谢。

一、病因

常见病因包括垂体肿瘤、颅咽管瘤、席汉综合征、松果体瘤,以及脑瘤手术或放疗以后。

1.垂体肿瘤。垂体肿瘤占颅内肿瘤的10%以上,多为良性,但瘤体生长、浸润,可损伤正常脑组织。垂体瘤多位于腺垂体,可分为功能性、非功能性两大类,功能性者如嗜酸细胞瘤,因生长激素增多而引起巨人症、肢端肥大症,泌乳素腺瘤引起闭经、泌乳症或男性阳痿,促肾上腺皮质激素腺瘤引起库欣综合征,促甲状腺激素腺瘤引起垂体性甲亢。垂体腺瘤破坏、挤压正常垂体腺或手术、出血、坏死时,则致垂体危象。无功能性垂体瘤压迫正常脑组织可产生多种功能低下症,如垂体性侏儒症、尿崩症、视交叉损害的偏盲、癫痫、脑积水等。

2.颅咽管瘤。颅咽管瘤为较常见的先天性肿瘤,好发于蝶鞍之上,囊性,压迫视神经交叉而发生偏盲,压迫下丘脑或第三脑室引起脑积水、尿崩症或其他垂体功能障碍,是儿童期垂体危象的常见原因。

3.席汉综合征。席汉综合征见于产科大出血、弥散性血管内凝血(DIC)。产科大出血常因胎盘前置、胎盘残留、羊水栓塞、产后宫缩无力、产褥热(感染)所致,此时继发垂体门脉系统缺血、血管痉挛,从而使得孕期增大的垂体梗死,功能减退,表现为乏力、畏寒、低血压、性器官和乳房萎缩等,若遇诱因,则可能出现急性垂体危象或典型席汉综合征。本症常有基础病或伴发病,如糖尿病、系统性红斑狼疮、某些贫血、高凝状态、下丘脑垂体发育异常,也见于甲状腺炎、萎缩性胃炎等自身免疫疾病。

4.其他病因。如中枢神经系统感染、颅脑外伤、脑卒中等疾病引起垂体功能减退或衰竭。

二、临床表现

患者在发病前多有性腺、甲状腺、肾上腺皮质功能减退的症状与体征,如面色苍白、皮肤色素减少、消瘦。产后缺乳,头发及阴毛、腋毛脱落,闭经,性欲减遇,生殖器及乳房萎缩,畏寒,反应迟钝,虚弱乏力,厌食,恶心,血压降低等。本病起病急骤,大多数患者在应激或服用镇静催眠药情况下发病,少数患者则可由于使用甲状腺激素治疗先于肾上腺皮质激素,代谢率增加,使肾上腺皮质功能减退进一步加重。在诱发因素作用下,患者易于发生意识不清和昏迷。临床表现有多种类型,其中以低血糖型为多见,患者每于清晨空腹时发病,感头晕、出汗、心悸,精神失常,癫痫样发作,最后进入昏迷。因感染引起者常有高热,瞬即显现意识不清、昏迷,多伴有血压降低甚至休克。低体温型,多发生于冬季,严重者体温可低于30℃,系甲状腺功能减退所致。患者皮质醇不足,对水负荷后的利尿反应较差,因此在饮水过多或进行水试验时容易引起水中毒,表现为恶心、呕吐、烦躁不安、抽搐、昏迷等。垂体危象起病突然,患者出现剧烈头痛、恶心、呕吐、视力减退以至失明,继而意识障碍以至昏迷,多有脑膜刺激征,脑脊液检查可发现红细胞、含铁血黄素、蛋白质水平增高等;患者在起病前有肢端肥大症、库欣综合征、纳尔逊综合征等临床表现,但在无功能的垂体肿瘤则可阙如。垂体肿瘤或糖尿病视网膜病变等需做垂体切除治疗的患者,术后可因局部损伤、出血和垂体前叶功能急剧减退以致昏迷不醒,患者可有大小便失禁,对疼痛刺激仍可有反应,血压可以正常或偏低,如术前已有垂体前叶功能不全和(或)手术前后有水、电解质平衡紊乱者则更易发生。

三、实验室检查

本病涉及多种内分泌功能改变,患者临床表现不同,故实验室检查因人、因病而异,但以血液检验和影像学检查为主。颅脑 CT、MRI 可见垂体肿瘤或其他占位性病变,席汉综合征者可见垂体坏死、萎缩,以蝶鞍部明显(表5-1)。

表5-1　垂体危象综合征鉴别简表

激素缺乏类型	临床特点	实验室检查
促甲状腺激素(TSH)	畏寒、呆滞、黏液水肿	血 TSH 下降,GRH 负荷试验无反应
促肾上腺皮质激素(ACTH)	低血糖、低血压、乏力	血 ACTH、皮质醇、尿 17-OHCS、17-KS
促性腺激素(GnH)	性器官萎缩、性功能低下	血酮、雌二醇、孕酮下降,PRL 下降,FSH、LH 下降,PRL 下降
生长激素(GH)	低血糖、发育迟滞	血 GH 下降
抗利尿激素(ADH)	烦渴、多饮、多尿、低比重尿,继发脱水、电解质紊乱	血 ADH 下降,血、尿的渗透压下降

注　17-OHCS:17-羟皮质类固醇;17-KS:17-酮皮质类固醇;PRL:泌乳素;LH:黄体生成素;FSH:卵泡刺激素;CRH:促肾上腺皮质素释放激素。

四、治疗

1.一般治疗。防治感染、创伤,心理调节,劳逸适度,注意饮食平衡、二便通畅,防治并发症,处理相关疾病。

2.垂体功能不足的替代疗法。酌情补充靶组织激素,尤其注意防止肾上腺皮质功能减退或肾上腺危象。①肾上腺皮质激素替代,常用氢化可的松 5mg/d,一般于早晨 8:00 口服,并注意昼夜曲线,应激状态时加量,严重低血压者可加用醋酸去氧皮质酮(DOCA)1mg/d。②甲状腺激素替代,选用甲状腺素片,小量开始,首日 4～10mg,逐渐增至最佳量 60～120mg/d。③性激素替代,育龄妇女可用雌激素—孕激素人工周期疗法,男性用丙睾酮25mg每周1～2次,或口酸睾酮(长效)250mg,每个月肌内注射1次,促性腺释放激素戈那瑞林(促黄体生成素释放激素LRH),每次0.1～0.2mg,静脉滴注或喷鼻。④其他激素替代,儿童生长激素缺乏,可用基因重组生长素0.10U/kg皮下注射,治疗持续1年左右;尿崩症则要补充抗利尿激素,长效尿崩停0.2～0.5mL,每周肌内注射1次。

3.垂体危象的抢救。常用肾上腺皮质激素和甲状腺素,经1周病情稳定,继续激素维持治疗,同时治疗原发病(如脑瘤)、诱因(如感染)、相关病(贫血、风湿性疾病、甲状腺炎、糖尿病、下丘脑—垂体发育异常)。垂体危象一般勿用加重病情的药物,如中枢神经抑制药、胰岛素、降糖药。因感染诱发者,于抗感染同时加大肾上腺皮质激素用量。①静脉注射高渗葡萄糖,以纠正低血糖,50%葡萄糖注射液40～60mL静脉注射,继以10%葡萄糖盐水静脉滴注维持,并依病情调整滴速。②静脉滴注氢化可的松或其他肾上腺皮质激素,氧化可的松用量可达300mg以上,适用于肾上腺皮质功能不足、水中毒、体温过低等多种类型。③甲状腺素口服、鼻饲或保留灌肠,尤其适于水中毒型、低温型、低钠型或混合型,常用甲状腺素片每日3～5片。左甲状腺素(L-T$_4$)为人工合成品,可供口服或静脉滴注,首剂200～500mg。④维持水与电解质平衡,失钠型常用生理盐水纠正脱水,补充钠盐;水中毒型补充甲状腺素、利尿、脱水,同时酌情补充糖和多种激素。⑤高热型,常有感染、创伤等诱因,或在激素替代时发生,应紧急处理,包括物理降温,正确补充激素等综合措施。

第七节　低血糖危象

低血糖危象是由多种原因引起的糖代谢紊乱,致血糖水平降低的一种反应。因血糖下降速度过快,血糖水平过低或个体对低血糖的耐受性较差,患者可突然出现神经系统和心血管系统异常,严重者可造成死亡。

一、病因与发病机制

(一)病因

发生于食物摄入不足,肝糖原贮存减少,糖异生障碍或胰岛素分泌过多,拮抗胰岛素的激素分泌相对或绝对减少等原发病者。遇有延长进食时间、饮酒、剧烈运动、寒冷、月经来潮、发热等促发因素,均可导致低血糖危象的发生。

产生低血糖危象的原因很多,最常见的是功能性胰岛 β 细胞瘤分泌过多的胰岛素所致;少数是由于非胰腺的中胚叶肿瘤(如某些纤维瘤、纤维肉瘤、平滑肌瘤等,约80%发生于腹腔内)产生有胰岛素活性的物质,如胰岛素生长因子(IGF-Ⅰ、IGF-Ⅱ)过多;也有因应用岛素或口服降糖药物过量或酒精中毒引起。

(二)发病机制

正常人血浆葡萄糖维持在一个较恒定的水平,24h 内波动范围很少超出 2.2～2.8mmol/L(40～50mg/dL)。这种葡萄糖内环境的稳定是通过多种激素及酶来维持的。血液循环中的葡萄糖是细胞能量的主要来源,特别是脑细胞能量的主要来源,而脑细胞贮存葡萄糖较少,主要依靠血中葡萄糖随时供给。正常健康状态下,人体完成不同程度的思维运转有固定的的糖类能量消耗作为基础,因此,无论以怎样的身体状态参与运动项目,都需要衡量体内糖分是否供应充足。如果正常人血液中完全没有糖类物质的融入,会使支撑的脑部运动思维细胞出现死亡。大脑皮质、中脑、延髓活动受抑制,皮质下中枢包括基底核、下丘脑及自主神经中枢相继受累而发生躁动不安、意识不清、痉挛及舞蹈样动作,患者有心动过速、脉搏细弱、瞳孔散大、呼吸浅快、血压下降,甚至发生强直性惊厥,最后进入昏迷。

二、诊断

(一)临床表现

患者身体表现的异常状态同糖类物质数量的变化有较大关联,生活环境中患者对事件思维运转的快慢是衡量其身体是否出现病症的最佳指标。

1.交感神经兴奋及肾上腺素分泌增多的症状。在低血糖发生早期或血糖下降速度较快时,可出现面色苍白、腹痛、晕厥、震颤等交感神经兴奋症状群。

2.中枢神经系统症状。如果患者神经系统的思维情况出现异常的情况,轻者一般只反映为思考的迟疑和情绪变动大,但如果患者达到精神层面意识判断模糊和身体出现不定期抽搐状态,就需要及时进行医疗手段控制。上面说明的神经类疾病呈现的形态在患者身上出现的前后时间可能存在差异。也可以第一组症状不明显,而很快出现第二组症状,进而发生昏迷。

（二）辅助检查

1.血糖危象。发作时血糖多低于2.8mmol/L（50mg/dL），甚至更低，个别情况下可测不出。

2.血浆胰岛素。血浆胰岛素水平高低与血糖水平有关。正常人空腹血浆胰岛素值不超过24mU/L。空腹血糖低于2.8mmol/L（50mg/dL）时，血浆胰岛素值常低于10mU/L；空腹血糖低于2.2mmol/L（40mg/dL）时，空腹血浆胰岛素值常低于5mU/L。血浆胰岛素与血糖比值[血胰岛素（mU/L）/血糖（mg/dL）]正常小于0.3，比值大于0.3疑为高胰岛素败血症，比值大于0.4提示胰岛β细胞瘤。而在胰岛β细胞瘤、异位胰岛素分泌瘤患者，血浆胰岛素水平高，即在低血糖危象发作时其胰岛素水平也不降低。有学者提出，[血浆胰岛素（μU/mL）×100]/[血浆葡萄糖（mg/dL）-30]的比值，正常情况下小于50，如果大于50为可疑，如比值大于150，则对胰岛β细胞瘤有诊断意义。

3.口服葡萄糖耐量试验。将该试验延长至4~5h，有可能出现低血糖，对诊断有意义。

4.激发试验。胰岛素释放试验中，胰岛素高峰超过150mU/L；胰高血糖素试验，血浆胰岛素水平超过260mU/L；亮氨酸试验，血浆胰岛素水平上升，超过40mU/L。对低血糖诊断有意义。但上述这些激发试验均有假阳性和假阴性出现，仅能作为辅助诊断。

三、急救措施

如果患者明确属于体内糖类物质含量较少的病症情况，需要及时通过口服或静脉注入含量适宜的糖分物质，其具体措施如下。

患者意识尚清楚者，可口服糖水或含糖饮料，如存在严重而持久的意识丧失或有抽搐者，应立即静脉注射50%葡萄糖注射液60~100mL，若仍未改善，可重复注射。然后予以10%葡萄糖注射液500~1 000mL，持续静脉滴注，直到患者清醒为止。若心、肺、肝、肾功能减退者，可鼻饲糖水。

严重低血糖危象发作，若无肝脏疾患，可给予0.1%肾上腺素0.5mL皮下注射，增加病症感染者体内糖类物质通过药物推动化解的情况，也可以将激素类物质以注射形式注入患者身体。如因肾上腺皮质功能低下引起的低血糖危象，经上述处理仍不清醒者，可给予氢化可的松100~300mg静脉滴注，以抑制胰岛素分泌,增加糖原异生。如因垂体危象、甲状腺危象、肾上腺危象所致低血糖危象,除补充葡萄糖外,还应给予相应激素的替代治疗。

在进行各类型疾病的药物配置和治疗方案设置时,都需以引发身体异常状态的病因作为判断基础。

第八节　重症肌无力

重症肌无力为严重的肢体无力疾病,表现为神经脑部运行指引信号无法向下传递实施,患者无法承担较长时间的体力劳动,产生疲累感的频率和基数更高。

本病可能由于病毒或其他非特异性因子感染胸腺后,导致胸腺中带有乙酰胆碱受体(acetylcholinereceptors,AChR)的肌样细胞成为抗原,使大量T淋巴细胞致敏并产生抗体,在补体C_3参与下,抗乙酰胆碱抗体与乙酰胆碱受体(AChR)相结合,形成新的复合物,导致突触后膜溶解、破坏,并使突触后膜的乙酰胆碱减少,最终使突触后膜上乙酰胆碱受体减少。当神经冲动下传时,乙酰胆碱不能充分与受体结合,影响运动终板去极化,造成肌肉收缩无力,易疲劳。病理变化主要见肌肉和胸腺、骨骼肌有散在的局灶坏死,肌纤维间和血管周围以小淋巴细胞浸润为主,早期肌纤维细小,突触前神经末梢变细。电镜下可见突触后膜皱褶消失、平坦、断裂。

结合对患者身体状态的综合研究可以明确,这种疾病主要是患者无法承担强度更大的运动和劳动,但经过适宜的休息后,劳动疲累感会明显降低。由于这种劳累感休息后可缓解,患者对其有病症预防治疗的意识较难,并且目前只能通过不同手段的应用减轻发病次数,但不能完全解决。

一、护理评估

1.病史。详细询问病史,本病任何年龄均可发病,女性多于男性,约3:2。总体上本病有2个发病高峰年龄,第一个高峰为20~30岁,以女性为多;第二个高峰为40~50岁,以男性为多,多并发胸腺瘤。

本病的诱发因素有感染、过度疲劳、精神刺激、月经、妊娠、分娩、药物等,这些因素常使病情加剧或诱发危象。

2.身体状况。起病隐袭,偶有急性起病者。本病在各年龄段均可发病,多见于15~40岁,女性多于男性,大多数累及所有横纹肌,尤其是脑神经运动核支配的肌群。病肌呈病态疲劳,在连续收缩后发生无力甚至瘫痪,经短期休息后好转。因此,每日的症状都是波动性的,早晨较轻,劳动后和傍晚加重,故有晨轻、下午重的特点。最早和最易受累的肌肉常为眼外肌,表现为眼睑下垂、斜视、复视或眼球固定,但支配瞳孔的眼内肌不受侵犯,故瞳孔无改变。其次为延髓肌、肢体肌、肋间肌、颈肌、咀嚼肌等。

患者表现为面部缺乏表情,形若面具状。咀嚼无力、吞咽困难及构音不清。四肢及躯干受累时,表现为肢体无力,步行困难;呼吸肌受累时,出现呼吸困难,若不能维持换气功能,称为"肌无力危象"。

在病程早期,常可见自发缓解、复发或恶化。病程晚期运动障碍比较严重,经休息不能完全复原,且部分肌肉可发生萎缩。

根据受累部位不同,可分为以下类型。①全身型:吞咽困难,抬头困难,四肢无力等,但呼吸障碍较少见。②延髓型:吞咽、咀嚼无力,发音不清等。③眼肌型:如睑下垂、复视等,多见于儿童。④肌萎缩型:病后肌萎缩明显,称为"肌无力性肌病"。⑤先天性肌无力型:少数婴儿出生时即存在眼外肌无力,有家族性倾向,胸腺与血清学无异常。⑥新生儿肌无力型:重症肌无力妇女所生的子女中,10%~15%呈肌无力表现,多呈一过性。一般在12周内可自行缓解,可能与致病因子由母体传递胎儿所致。

重症肌无力危象指急骤发生的呼吸肌严重无力,以致不能维持换气功能。可分为3种危象。①肌无力危象:为疾病发展所致。多见于暴发型或晚期全身型。静脉注射腾喜龙2~10mg,可见暂时好转。②反拗性危象:主要见于全身型。在服用抗胆碱酯酶剂中,由于全身情况改变,如上呼吸道感染、手术后、分娩后等而突然对药物不起疗效反应。腾喜龙试验无改变。③胆碱能危象:为使用抗胆碱酯酶药物过量所致。常伴有药物不良反应,如瞳孔缩小、出汗、唾液增多等。腾喜龙试验症状加重。

3.实验室及其他检查。①肌疲劳试验:反复用力活动受累肌群后,肌力逐渐减弱,如反复睁闭眼,两上肢平举或握拳。②抗胆碱酯酶药物试验:取新斯的明0.5~1.0mg,肌内注射0.5h后,受累肌群的肌力明显恢复;或腾喜龙10mg,缓慢静脉注射30s后,可见受累肌群的肌力显著好转。为了防止其不良反应,可同时肌内注射阿托品0.5mg。③肌电图:呈肌无力改变,后期波幅与频率衰减。

二、护理目标

护理目标主要包括：①患者不发生误吸，进食时不发生哽噎；②患者保持最佳活动水平，保存体力；③患者对人、地点、时间和环境有正确定位，视力恢复前不发生意外；④患者了解疾病的原因及过程、危险因素、药物治疗及不良反应；⑤患者能叙述不良的心理因素对吞咽的影响，能掌握正确进食方法；⑥患者在帮助下能够自理；⑦患者维持最佳呼吸状态，表现为呼吸困难有所减轻，动脉血气分析值正常。

三、护理措施

1.一般护理。

(1)卧床休息，保持床铺清洁、舒适，协助大小便，避免过度疲劳、受凉、感染、创伤、激怒等，按时翻身，预防压疮发生。

(2)根据患者的恢复情况调节营养物质食用的情况和比例，患者进入吞咽行为困难时期时，需要将营养物质进行形态改变后再提供给患者。另外，应注意酶类应对药物与食物的间隔使用时间，将二者对病症的减缓效果以最大形式发挥出来。

(3)如果患者无法完全依靠自己完成吞咽的进食行为，需要护理人员帮助其以流食方式摄入，并及时清理口腔。

(4)患者的肌肉如果长时间处于无力形态，只能静卧，与床面接触的部位可能会由于缺少翻动而呈现脓疮物质，负责护理的人员发现后应及时以药物涂抹控制扩散。

(5)减少刺激病症向更严重形态演变的条件和因素。重症肌无力患者由于某种诱因常导致危象的发生，常见的诱因有强烈的精神创伤、肺炎等各种感染、人工流产、分娩或月经期，以及应用阻断神经肌肉化学传递的药物，如庆大霉素、链霉素、多黏菌素等；需要使用对患者劳累和疼痛感有明显缓解的舒缓类药物，但需要结合患者身体异常情况进行使用比例的调节。针对症状较为严重的肌无力患者，需要对可能引发疾病出现的条件进行严格控制，逐渐向患者普及效果较强的病症预防方案。不面临较为紧急和严重的肌肉无力症状，不能过度使用麻醉类药物。

(6)预防肺部感染。出现肌无力危象后，因呼吸肌麻痹，咳嗽反射减弱或消失，呼吸道分泌物增多又不能自行排除，故肺部感染不易控制。为防止肺部感染,患者出现吞咽困难时应及早给予鼻饲,以防误咽。在发生严重肺部感染时,应早期做气管切开,以利于排痰,根据痰培养的致病菌种,选择应用大剂量抗生素;翻身拍背、吸痰,定期气管内滴注抗生素、生理盐水及糜蛋白酶,以利于痰的湿化。此外,气管插管换药时,注意严格无菌。

2.病情观察与护理。

(1)观察患者有无全身无力、呼吸困难、咳嗽无力等肌无力危象,以及瞳孔缩小、出汗、恶心、呕吐、腹痛、呼吸和吞咽困难等胆碱能危象的表现。如果患者受病症影响较重,出现呼吸不畅的现象,需要及时给予氧气的供应,并及时清除患者口腔内存在的障碍物。伴随对患者病症检查方式的深入,如果呼吸情况不能得到提升,需要利用其他手段对呼吸情况进行处理,维持患者可生存的基础指标。

(2)护理人员需要记录患者用药后的反应,如果患者与药物之间出现较大对抗现象,需要立刻向医生报告,再由医生衡量药物的使用比例和吸收时间。

(3)及时准确地应用人工呼吸机,保证气道通畅,如患者出现发绀、颜面潮红、结膜充血、血压升高、脉快、全身多汗、流涎、精神兴奋、意识障碍,应果断采取措施,在医生没有到来之前,采取口对口人工呼吸,以保证在气管插管之前患者不致因窒息而死亡。气管插管成功后,除按气管插管护理外,停用一切抗胆碱酯酶药物,并在24~48h内行气管切开,以便于在较长时间内维持正压给氧,待患者呼吸功能恢复后,可拔掉气管套管。

四、护理评价

护理评价主要包括:①眼睑下垂、斜视、复视是否减轻,四肢肌肉的收缩力有无增强,能否独立或在他人帮助下完成洗漱、上下楼梯等日常活动;②吞咽功能有无改善,胃肠道反应是否消失,食入量和体重有无增加。

五、健康教育

健康教育的内容主要包括:①增加身体处于平躺休息形态的时间;②减少肌无力患者接受新的刺激从而加重病情;③根据医生对病症的介绍使用适量的药物缓解,掌握注射抗胆碱酯酶药后15min再进食及口服者在饭前30min服药的原则,忌用对本病不利的药物,如卡那霉素、多黏菌素、链霉素等;④育龄妇女应避免妊娠、人工流产等;⑤外出时要带急救药。

第六章　泌尿系统疾病患者的护理

第一节　慢性肾小球肾炎

慢性肾小球肾炎(CGN)是程度较弱的肾器官出现的病变,主要是由于外部细菌进入肾内而出现的感染现象,这种情况下,患者体内原有的病症应对防御体系无法使细菌及时排出,病症呈现于患者身上主要是肾内不同部位的硬化和肾功能的降低。临床表现为起病隐匿,轻重程度不一,病程漫长,多有一个相当长的无症状尿异常期,然后出现高血压、水肿和肾功能减退,经历一个漫长的过程后,逐渐地破坏肾单位,出现贫血、视网膜病变,最终导致慢性肾衰竭。治疗主要是保护肾功能和防治影响肾功能恶化的各种因素。护理重点为饮食疗法、预防感染、提高患者对长期疗养的认识及做好生活指导。

一、病因与发病机制

(一)病因

绝大多数CGN由其他原发性肾小球疾病直接迁延发展而成,如IgA肾病、非IgA肾病、系膜增生性肾炎、局灶性肾小球硬化、膜增生性肾炎、膜性肾病等。其起病多因上呼吸道感染或其他感染,出现慢性肾炎症状。少数CGN由急性链球菌感染后肾炎演变而来,由于急性肾炎不典型或患者忘记急性肾炎的既往史。据报道,约10%的CGN患者有明确的急性肾炎既往史。

(二)发病机制

慢性肾炎的发病机制是免疫介导的炎症反应。病变累及双侧肾的大部分肾小球,电镜和免疫荧光检查发现,慢性肾炎患者的肾小球内有免疫复合物和补体成分沉积,抗原经过激活补体系统使肾小球产生一系列炎症或变态反应。免疫复合物的电荷、分子量和沉积部位不同,所引起的肾小球病变也不完全相同。在疾病发生后期,肾的功能被严重破坏后会引起其他相似的病症一同出现,其特征包括:①将一种诱发性病症进行修复;②将实质性出现的身体破坏以营养物质补充的形式向外呈现。

(三)病理

应根据患者诱发原因的不同制订相应的诊断方案,主要包括:①增生性肾炎,是患者关节部位出现炎症肿胀和器官工作条件减少的情况;②硬化性肾炎,主要发生于患者出现病变位置的严重区域;③膜性肾病。这几种病理改变通常会伴随患者肾器官出现形态明显变化后呈现。

二、临床表现

(一)临床分型

临床分型为传统分型方法,目前较少应用,仅在未行肾穿刺者或无条件行肾穿刺时参考。许多病症在刚开始影响身体健康状况时不易被患者自身察觉,因此会在病症处于中期或影响正常生活的情况下开始检查治疗。这类病症在晚期阶段血液中有效成分物质所占比例会大大下降。从早期至晚期,可经历数年至几十年。根据临床表现不同,可分为下述类型。

1. 普通型。①持续中等程度的蛋白尿,定量在 1.5 ~ 2.5g/d;②尿沉渣异常,可见颗粒管型和离心尿红细胞>10个/高倍视野;③轻、中度水肿;④轻、中度高血压。

2. 高血压型。高血压型除具有普通型的表现外,以高血压为突出表现。舒张压常为中度以上升高。舒张压超过13.3kPa以上时,会进一步加重肾血管痉挛,导致肾血流量下降、肾功能急骤变化。这种情况下,患者的肾无法确保工作效率的达成,患者眼部出现异常感受的情况也较多接近高血压病症呈现的情况。

3. 肾病型。肾病型除具有普通型表现外,主要表现为肾病综合征:①大量蛋白尿,24h尿蛋白定量>3.5g;②低血浆蛋白症,血清蛋白低于3g/dL;③高度水肿,严重时可伴有浆膜腔(胸膜腔、腹膜腔)积液;④部分患者有高脂血症。

4. 急性发作型。在病情相对稳定或持续进展过程中,由于细菌或病毒等感染或过劳等因素,经较短的潜伏期(1 ~ 3d),出现蛋白尿和尿沉渣异常的加重,肾功能恶化,经过一段时间后,常会自动减轻,恢复至原来的状况。临床表现上有时颇似急性肾炎(蛋白尿、血尿、尿少、水肿、高血压、短暂肾功能损害和全身症状)。

（二）病理分型

1.增殖性肾炎。①病理改变,患者在该病症显示区域呈现的细胞数量会有明显增加,肾功能发挥会与其他器官进行连接。②临床表现,尿液中含有物质的比例会存在差异,影响肾发挥日常工作效用,同时体内激素类物质也会由于抑制减少而增多。

2.IgA肾病。①病理改变,系膜细胞增殖,系膜区有IgA沉着。②临床表现,潜在期有镜下血尿,血清IgA有时增高;进行期可有镜下血尿,也可出现肉眼血尿;约80%的患者出现蛋白尿和肾小球疾病的临床表现。

3.膜性肾病。①病理改变,患者在肾出现病变的可能性大大提升,血管之间的壁垒和连接性会有较高增加。②临床表现,尿蛋白多,反复出现水肿、低蛋白症,肾上腺皮质激素治疗无效;较少发展至肾功能不全。

4.膜性增殖性肾炎。①系膜细胞增殖和肾小球血管袢肥厚,系膜细胞和基质增生伸入基膜内或其内侧;肾小球血管袢和系膜区有补体沉着。②临床表现,伴随患者病症感染程度的增加,会有血压增高和血液中构成成分改变的现象出现,患者在病症不同时期出现的疼痛情况和身体不适感会存在个体差异,如果患者应对该类肾疾病有较好的治疗保障条件,应尽量进行更细致的检查工序。

三、实验室检查

1.肾活检。肾活检可确定慢性肾小球肾炎病损的性质程度和病理类型,建议尽早适时进行此项检查,以便指导用药及估计预后。

2.肾小球滤过功能测定。血肌酐(Cr)和尿素氮(BUN)测定。测定内生肌酐清除率可动态观察肾功能损害程度。

3.尿液检查。①尿常规,尿常规可见管型颗粒,持续性蛋白尿,尿中红细胞形态变形率>30%。②尿蛋白一般在1~3g/d,也可>3.5g/d;肾小球性蛋白尿为中分子或中高分子蛋白尿,每日量常超过3g/d,而肾小管性蛋白尿为中低分子蛋白尿,量一般低于2g/d。

四、诊断

病程较长,有不同程度的蛋白尿、血尿、高血压、贫血、肾功能损害,可按上述临床表现进行临床分型。肾组织活检则可明确病理类型。

五、治疗

(一)一般治疗

一般情况下应对肾出现病症的方法如下。①调整自身摄入的食物含量和种类,提高药物的疗效;肾病综合征较明显者,可增加优质蛋白质的摄入量,1.0~2.0g/(kg·d);目前肾病饮食治疗多主张低蛋白饮食以延缓肾功能减退;如果患者肾没有达到即将衰竭的状态,应对钾类物质的使用量进行严格限制。②医生需要对使用药物中是否含有对肾有损伤的成分进行仔细检验。

(二)药物治疗

1.降压药物。主要包括:①血管紧张素转化酶抑制剂(ACEI),如卡托普利、贝那普利等;②血管紧张素Ⅱ受体拮抗剂(ARB),如缬沙坦、氯沙坦等;③长效钙通道阻滞剂(CCB),如硝苯地平,氨氯地平等;④β受体阻滞剂,如比索洛尔,普萘洛尔等。由于ACEI和ARB除具有降低血压作用外,还有减少蛋白和延缓肾功能恶化的肾保护作用,故是首选治疗药物。

2.肾上腺皮质激素。肾上腺皮质激素的作用机制是抑制免疫反应,作用于多个环节。①激素能使血液循环内T淋巴细胞和单核—巨噬细胞减少,这是由于"再分布",分布的去向为骨髓、脾及淋巴组织。②激素能使淋巴细胞和单核细胞功能降低,通过T抑制细胞和T辅助细胞的调节,可影响B细胞的抗体生成。③大剂量激素可使免疫球蛋白的合成下降而分解增多,以致血免疫球蛋白水平轻度下降。④降低血补体水平。⑤激素虽然增加血液循环中的白细胞数,但游集至炎症区者明显减少,此种抑制游集至炎症区的作用,也见于单核—巨噬细胞及淋巴细胞。由于单核细胞向炎症区的趋化性减低,减少了肉芽肿的形成。常用药物有强的松、泼尼松龙(有肝功能损害者)和甲基强的松龙。首始治疗阶段的剂量要足够大,成人每日1mg/kg,清晨顿服,以便符合皮质激素昼夜分泌节律性。有效病例服药8周后逐渐减量,每周减量为原先每日剂量的10%,成人一般为每周5mg。由大剂量撤减至小剂量后(成人约为每日0.5mg/kg,小儿为每日1mg/kg),将两日药量,隔日晨顿服,进行12~18个月的持续治疗。在持续治疗期间,监测激素的不良反应,定期检查尿常规和肾功能。合并活动性感染、严重高血压、氮质血症的患者不宜进行激素治疗。

3.细胞毒类药物。治疗这类病症时医生通常会将加重患者体内细胞毒性的药物同激素一起使用,主要原因是:①减少激素类物质发挥强烈应对效果时对身体带来不良反应的可能性;②如果应对此类病症较为有效的激素类药物无法使患者病症减轻,需要借助其他可能发挥相同功效的药物进行替代;一般有此类病症的患者体内会有较多的繁殖细胞,需要控制体内对应的抑制细胞发挥功能的情况。前者临床应用较为广泛,其合理剂量是:每日 $2 \sim 3mg/kg$,分两次口服或将 2d 剂量加入注射用生理盐水 20mL 内,隔日静脉注射,累积总剂量为 150mg/kg。环磷酰胺常见不良反应有严重骨髓抑制、脱发、出血性膀胱炎、睾丸损害、恶性肿瘤。当周围血白细胞≤$3×10^9$/L 时,应减量或停药。另外,儿童使用时应慎重。苯丁酸氮芥用量每日为 0.2mg/kg,分 2 次服用,累积总剂量<10mg/kg。这类药物常见的不良反应是器官内出现感染和肠胃的不适性。

4.抗凝药物和抑制血小板凝集的药物。其目的是治疗和防止肾脏血栓形成和肾小球硬化,延缓肾衰竭发生。这类药物一般适用于患者经过较多治疗方案却没有实际效果的情况,这一现象也需要将原有药物比例配置中增加糖类物质的含量。潘生丁 $50 \sim 75mg$,每日 3 次,口服。使用时需注意血液学监测和出血倾向,一旦出现异常,应该减量或停药。

5.利尿剂。首选速尿,其主要作用机制是抑制髓袢升支对氯和钠的重吸收,是治疗肾性水肿最强有力的利尿药。常用 20mg,每日 2 次,口服,无效时可增至 $60 \sim 120mg/d$。长期持续用药利尿作用明显减弱,故宜采用间歇用药,即用药 $7 \sim 10d$,停药 $3 \sim 5d$ 后再用。速尿的不良反应有低钾血症、低血氯性碱中毒、高尿酸血症、血浆容量减少和耳毒性。速尿是偏酸性化合物,在血中几乎全部与清蛋白结合而运输。当血清蛋白低于 20g/L 时,未与清蛋白结合的速尿就会进入各种组织内,引起药物毒性,故在进行大剂量利尿疗法时,应静脉滴注清蛋白,以提高血浆胶体渗透压,减轻药物毒性。研究显示,在使用排钾强利尿剂时,不需常规补钾,只需劝告患者多食含钾丰富的食物,如蘑菇、马铃薯、冬笋、油菜、肉类、橙、桃、红枣等,以避免口服补钾所致小肠溃疡甚至小肠穿孔。

6.中药治疗。可用大黄、雷公藤、冬虫夏草、保肾丸、益肾丸、清肾丸等中成药辅助治疗。

（三）特殊治疗

对顽固的肾病型肾炎,可试用血浆置换疗法。

六、护理

（一）观察要点

观察要点包括:①尿液的量和性质,体重变化;②血压波动;③肾功能不全、尿毒症症状和体征;④并发症,如心脏疾病、感染、高血压脑病;⑤药物疗效及不良反应;⑥感染的前驱表现;⑦饮食疗法执行情况;⑧肾穿刺后并发症。

（二）护理措施

1. 一般护理。慢性肾炎急性发作、高血压、肾病综合征和并发心肾功能不全者,需卧床休息,给予一级护理。每日测量血压、尿量、体重并做记录,如血压波动明显、体重增加,应及时报告医生,调整药物。病情稳定者可进行室内活动。

2. 病情观察。观察肾功能不全、尿毒症的症状与体征,如进行性贫血、蛋白尿减少而其他症状未改变、血肌酐升高、内生肌酐清除率下降等。有下述情况会加速慢性肾炎进入肾功能不全:①逐渐加重的高血压;②饮食上未控制好蛋白质摄入;③饮食中未注意磷摄入;④合并感染;⑤使用肾毒性药物。护士应指导患者避免上述诱因。

3. 观察并发症。患者有程度较轻的肾器官病症通常会伴有其他的疾病:①心脏会伴随多种情况的感染,激素引起功能失常的现象;②感染,以泌尿道、呼吸道感染为多见;尿中长期丢失蛋白,引起低蛋白血症,使机体抵抗力减低,易并发感染;③高血压脑病,主要症状是患者出现反应力较差和思维运转异常的情况。

4. 观察药物疗效及不良反应。慢性肾炎治疗药物较多,其中需主要观察的药物为肾上腺皮质激素和细胞毒类药物。①肾上腺皮质激素:有效表现在用药2周左右尿量增加、水肿消退、尿蛋白减少。常见的病症加重现象是患者神经反应系统和心理层面的思维判断能力出现药物刺激性的延迟,关节部位也有因激素类药物作用所致健康状况降低。服药时间以清晨顿服为佳,其理由是:首先符合激素昼夜分泌节律性;其次应将患者肾的原有作用功能进行控制,以减缓药物治疗过程中使用效果较好的激素类药物的反向刺激度。②细胞毒类药物:有效表现同肾上腺皮质激素。不良反应主要有骨髓抑制、脱发、出血性膀胱炎,静脉用药时外溢会引起局部组织坏死。这类药物向患者开放时护理人员需要针对使用时间和间隔性进行重点关注,行静脉注射时先行引导注射,注射前要确定在血管内后推药。一旦药液外溢,立即用生理盐水稀释注射或外敷金黄散。

5.观察感染的前驱表现。体温变化、尿蛋白无原因增多常是潜在感染的前驱表现。慢性肾炎者常因低蛋白血症和应用激素及免疫抑制剂致抵抗力低下而容易并发感染,或使潜在感染病灶(龋病、注射结节、咽喉炎、毛囊炎等)、已稳定的结核病灶活动弥散,导致机体代谢亢进,代谢产物增加,使肾功能急剧恶化。因此,护理人员应做好预防感染的工作,其具体措施有:①在大剂量激素或细胞毒类药物冲击治疗期间,将患者置于洁净的单人病房内或反向隔离室中;②减少探视人员,特别是已患有上呼吸道感染者;③预防呼吸道、消化道、泌尿道感染,定期空气消毒,外出戴口罩,不吃生食,注意个人卫生,特别是会阴部每日清洁,有感染前驱表现时立即使用抗生素;④严格无菌操作,注意更换注射部位,避免注射难吸收药物,如苯丙酸诺龙等。

6.观察肾穿刺后并发症。肾穿刺检查对于慢性肾炎的诊断和治疗意义重大,也是最常用检查之一,因其为创伤性检查,手术前后的观察护理非常重要。

(三)饮食护理

根据病情的不同阶段调整饮食。以高营养、高维生素、高钙、低磷、低脂、易消化饮食为原则。有学者提出,低蛋白、低磷饮食有利于延缓肾功能减退。

1.蛋白质。急性发作期或肾炎晚期(伴有氮质血症),限制蛋白质摄入,以减轻肾脏负担,每日需要量0.5～0.75g/kg,且以优质蛋白为主,如鱼、瘦肉、鸡肉、蛋等。忌食植物性蛋白,如豆制品、大豆、黄豆等。少食鸭、虾、蟹类食物,因此类食物中含磷较高。肾病综合征和服用大剂量肾上腺皮质激素且有效、尿量>1 000mL/d、体重下降者,可增加蛋白质摄入,每日需要量1～1.5g/kg。

2.钠盐。水肿明显、心力衰竭、高血压时应限制钠盐摄入,同时含钠食物,如加碱做成的馒头、烙饼、面条等均不宜吃。为解决患者味觉所需的咸味,可用无盐酱油,但每日尿量需>1 000mL,因无盐酱油中主要成分是钾盐。有学者认为,水肿患者可使用利尿剂消肿,而不必严格限制钠、钾盐的摄入。

(四)心理护理

慢性肾炎病程长,病情反复,变化多样,绝大多数患者需做肾活检,故常有焦虑、烦闷、对治疗失去信心的表现,护士在患者住院期间应做好心理护理,教会患者自我观察、自我护理的方法,如尿蛋白测定(试纸法或醋酸滴定法)、血压测量、定时服药。使患者认识到该病如认真对待,积极治疗,避免诱因,可延缓尿毒症出现的时间。在缓解期内可从事轻松工作或做少量家务,以分散患者注意力,消除顾虑,过较为正常的生活。儿童患者在发作间歇期可上学,但应免修体育课。

(五)健康教育

健康教育的主要内容包括:①遵守饮食疗法的规定,制订每周食谱;②避免感染,不去公共场所,如电影院、餐馆、舞场等,在抵抗力弱时,外出需戴口罩;居住室内经常通风,每周醋熏1次;被褥常晒勤洗;个人卫生每周彻底清洁1次;③女患者应避孕,一旦妊娠应与医生联系,决定处理方法;④定期复查,每2周到医院检查1次血常规、尿常规、肾功能、肝功能;⑤出现水肿、尿异常和体重迅速增加,应及时到医院就诊;⑥不擅自用药,特别是对肾脏有损害的药物,如庆大霉素、两性霉素B、感冒通等;有上呼吸道感染症状,可选择中药制剂或到肾脏专科门诊就诊。

第二节 肾病综合征

肾病综合征可由多种病因引起,以肾小球基膜通透性增加,表现为大量蛋白尿、低蛋白血症、高度水肿、高脂血症的一组临床症候群。系膜毛细血管性肾小球肾炎占我国原发性肾病综合征的10%~20%。这类病症主要发生于青壮年,并且男性出现肾相关疾病的可能性高于女性。同时,肾出现不适情况会经过较长的病症演化时间,如果患者自身不能及时察觉并及早到医院就诊,会使后续治疗中出现较为严重的结石类情况。

与肾相关的病症感染通常与其他器官感染会有较大联系,患者会有以下几种异常:①尿液中成分含量变化致使尿液颜色轻微改变;②血液中蛋白类物质数量异常;③水肿;④高脂血症。

一、病因与发病机制

肾病综合征可分为原发性和继发性两大类(表6-1)。

表6-1 肾病综合征的分类和常见病因

分类	儿童	青少年	中老年
原发性	微小病变性肾病	系膜增生性肾小球肾炎,系膜毛细血管性肾小球肾炎,局灶性节段性肾小球硬化	膜性肾病
继发性	过敏性紫癜肾炎,乙型肝炎病毒相关性肾炎,系统性红斑狼疮肾炎	系统性红斑狼疮肾炎,过敏性紫癜肾炎,乙型肝炎病毒相关性肾炎	糖尿病肾病,肾淀粉样变性,骨髓瘤性肾病,淋巴瘤或实体肿瘤性肾病

原发性肾病综合征的发病机制为免疫介导性炎症所致的肾损害。

二、临床表现

在原始阶段,患者产生对应的肾器官病变与患者所处年龄和身体原有健康状态相关,构成肾器官出现疾病和细菌感染的现象主要与生活习惯和器官血管之间连接作用的关联度较高。患者伴随病症严重程度的增加,在血管部位也可以观察到明显的形态变化,该类肾疾病具体表现的异常情况如下。

(一)大量蛋白尿和低蛋白血症

如果患者肾原有的过滤功能发挥作用的情况较差,会直接影响蛋白类物质的产生,同时尿液和血液中由于糖类成分的不分解,也会有对应的检验成分异常的情况,这是患者在承受肾器官问题过程中并发症的主要情况。另外,肝代偿合成血浆蛋白不足、肾小管分解蛋白增加、胃黏膜水肿引起蛋白质摄入减少等因素也加重了低蛋白血症。

肾器官感染者在血液中蛋白类物质降解能力下降的情况下,还会使身体原有的免疫与病症感染防护系统出现一定抵御漏洞,这期间需要医生对药物使用比例进行严格控制。

(二)水肿

经过低蛋白病症的身体异常显现,患者在血液中也应对异常情况进行专业检验,而患者肢体部位出现的水肿主要是由于肾功能下降所致。严重水肿者还可出现胸腔、腹腔、心包腔积液。

(三)高脂血症

这种病症是患者体内脂肪类物质含量增加而出现的,脂肪与蛋白质一同构成影响器官与血管发挥作用的阻碍屏障。

(四)并发症

1.感染。感染是患者经历各类疾病以及治疗过程中较为常见的症状复发情况,这一现象同病症感染患者体内营养物质的缺失和使用激素抑制量增加有较大关联,但感染对肾脏疾病的治疗较其他病症有更严重的干扰作用。

2.血栓、栓塞。如果患者体内应对血液成分变化的物质较少,血液中脂肪和糖类含量持续影响血液正常条件下流动的情况,同时患者由于排尿次数增加,使蛋白质储量急剧减少;加之肾病综合征时血小板功能亢进、应用利尿剂和糖皮质激素等均进一步加重高凝状态,易发生血栓、栓塞并发症,以肾静脉血栓最为多见(发生率为10%～40%,其中大部分病例无临床症状)。另外,如果患者下肢不能正常活动,也会直接影响血管内血液流动的情况,这种情况需要医生细致检查患者是否存在血液不畅通和堵塞的情况。

3.急性肾衰竭。患者是否有低蛋白血症对治疗其肾脏疾病有较高的参考效用,体内水分通常是由血管进入器官发挥作用和被排泄。因此,患者摄入水分的量和器官之间循环的情况会影响肾功能,患者肾出现的较小形态改变可通过药物作用得到恢复,但还有部分肾病患者年龄较高,无法通过药物恢复其功能,这种情况主要是由于患者肾功能开始衰竭引发的。

4.其他。长期高脂血症易引起动脉硬化、冠心病等心血管并发症,促进了肾小球系膜细胞增生及肾小球硬化。如果患者体内排出尿液中有较多蛋白质,可能是由于其摄入营养性食物不够或身体尚未恢复健康引起,这种情况下将维生素与蛋白质结合作为药物补充提供给患者即可。

三、辅助检查

辅助检查主要包括:①尿液检查,尿蛋白定性一般为"+++～++++",尿中可有红细胞、管型等;24h尿蛋白定量超过3.5g;②血液检查,血浆清蛋白低于30g/L,血中胆固醇、三酰甘油、低密度脂蛋白及极低密度脂蛋白增高;血IgG可降低;③肾功能检查,肾衰竭时血尿素氮、血肌酐升高;内生肌酐清除率正常或降低;④肾活体组织病理检查,可明确肾小球的病变类型,对指导治疗及明确预后具有重要意义;⑤肾B超检查,双肾正常或缩小。

四、治疗

1.利尿消肿。①袢利尿剂,常用呋塞米,20～120mg/d,主要作用于髓袢升支;②渗透性利尿剂,通过一过性提高血浆胶体渗透压,使组织中水分回吸收入血,静脉输注渗透性利尿剂(低分子右旋糖酐)或706羧甲淀粉扩容后,再加用袢利尿剂,如呋塞米20～120mg/d或布美他尼1～5mg/d,分次口服或静脉注射,可获良好的利尿效果;③静脉输注血浆或血浆清蛋白可提高胶体渗透压,再加用袢利尿剂可起到良好的利尿作用。

2.减少尿蛋白。减少尿蛋白可以有效延缓肾功能的恶化。应用ACEI和其他降压药,可通过有效控制高血压而达到不同程度地减少尿蛋白的作用,如口服卡托普利或氨氯地平。

3.糖皮质激素。最可能的原因是患者体内有对应的病症防御体系,可以将数量比例差异较大的酸性物质更好地融合降解,有效地应对治疗。使用时注意:①起始用量要足,但需要结合患者自身对药物的抵抗和吸收情况作为基础;②缓慢减药,根据患者对已配比药物的吸收与病症缓解情况调节用量差异;③维持用药要久,最终使用药物配比的最小剂量搭配需要结合患者以往药物使用经历进行考量,尤其是应将激素类药物用量进行科学控制。

具有肾脏相关病症的患者对激素类药物的使用方法应该并不陌生,以激素作为应对肾脏疾病的主要治疗手段时需要控制对药物的依赖性。

4.细胞毒类药物。常用的药物为环磷酰胺(CTX),用量为2mg/(kg·d),分1～2次口服,或隔日静脉注射200mg,总量达到8g后停药。细胞毒类药物相较于激素类效果较强的治疗药物有更多效用性显现,但常与其他药物共同使用。

5.环孢素。这种药物在应对肾脏疾病的治疗环节中属于效果一般的药物,此药一般是通过辅助其他细胞完成工作任务、达成降低某类身体物质成分的效果。使用时需要患者将适宜剂量的药物口服,对服用时间内出现的身体变化进行细致记录。

6.并发症防治。①感染,患者发生与其他疾病关联度较高的感染时,需要选用毒性较小的治疗药物和抗生素类药物;②血栓及栓塞,如果患者出现血液成分变化时使用不同含量的激素类抑制药物,器官会受到药物刺激而降低原有功能,针对患者血液中有血块出现的情况,需要极强化解效果的药物辅助;

③急性肾衰竭,如果患者排尿次数不能达到预期,需要更专业化的仪器辅助。

7.中医中药治疗。如果只依靠中医药治疗作为应对该类病症的主要治疗方式,需要治疗较长的时间,相较于其他治疗方式,因其会延长患者感受病痛的时间,因而使其并不能成为核心应对方案。

五、护理诊断

肾病综合征常见的护理诊断有:①注意减少患者由于蛋白质含量急速下降而产生的出汗程度增加的情况;②营养失调,根据患者身体承受病痛感染的程度和吸收情况控制营养类和能量类物质摄入的频率;③有感染的危险,减少患者由于肾感染,水分排泄能力下降而产生全身肢体水肿的情况;④控制患者皮肤由于感染程度增加而出现外伤破损的情况,不能继续降低器官工作效用;⑤知识缺乏,对肾功能出现异常变化的情况了解较少;⑥焦虑,提升患者在心理情绪方面与病症抗衡的表现;⑦潜在并发症,降低由肾向其他部位感染扩散的可能性。

六、护理措施

(一)生活护理

1.休息与活动。患者肾功能下降后,会使身体排泄废水的能力降低,最后患者身体会由于水物质含量过多而出现肢体肿胀。这种情况下,为避免患者血液含量中凝血成分过多而出现不流通的现象,应适当加强运动。

2.饮食护理。为处于药物治疗阶段和激素治疗条件下的患者提供科学配比的饮食,可以增强患者在心理层面应对较长时间病症折磨期的信心,对恢复肾脏和其他相关器官功能作用的情况有较好的促进作用。其主要包括:①蛋白质,增加患者日常饮食中含较高优质蛋白类食物的比例,结合患者肝肾功能的提升进行摄入量的调节;②热量要充足,不能使患者体内可承担运动的能量少于消耗的能量;③在患者日常搭配营养较为合理的食物基础上,可以增加酸类食物的食用次数,这样便于化解患者血管中脂肪和油脂类物质;④水肿时低盐饮食;⑤注意能量摄入量之间的平衡。

(二)病情观察

在护理期间,应观察患者病症部位皮肤是否出现变红和发肿状态,在每日进食之前的固定时间段测量患者体重,结合患者维持生命基本运行状态的各项数据一同向医生呈现。另外,还需要观察了解患者服药后心脏部位是否有不适感和头痛的情况。测量方式为将患者每日排尿量进行记录,观察药物对患者肾功能的恢复作用和废弃物质的排出情况。

(三)对症护理

人体各器官疾病出现感染症状是最为常见的诱发因素,结合这一出现频率较高的现象,应关注护理过程中各项条件的满足性。首先需要保持患者所处休养区域空气清洁,做好病床的卫生,患者生活的区域应每日用消毒水进行细菌消杀,并告知负责护理患者的家属尽量控制其他人员探看患者的频率,向其明确人员数量增多后带入的细菌会对患者后续治疗过程产生不利影响。如果患者休养时期处于外部环境气温较低的季节,需要将患者减轻疾病的对应锻炼环境设为室内,以减少由于外部环境空气氧气含量较低而导致患者出现呼吸不畅的现象。

治疗过程中对患者的血液成分进行分析时,发现血液成分构成中出现较高的糖类物质和凝结现象,需要及时用药物进行静脉注射或口服,以减少血液中酶类物质刺激器官使其功能性降低和衰减的情况。

(四)用药护理

观察并及时记录患者服用不同的药物后排尿的情况,将对尿液中成分的检测数据作为调整药物种类和使用频率的主要依据。另外需要注意对患者血液成分中感染性物质的构成比例进行调节时,不能单次输入过量的浓稠类血浆药物。

(五)心理护理

护理人员应多与患者展开关于病症的成功治疗案例沟通,以减轻患者在精神心理层面对服药过程的压力感。

七、健康教育

对肾脏出现功能性障碍的患者进行健康状态的指导应包括:①增加身体处于适宜休养状态的时间,将休养期间所处环境的空气温度和氧气含量进行控制;②在心理情绪方面拥有更积极的应对感受;③在器官感染减缓后,应增加运动作为辅助治疗手段;④有水肿时注意限盐,同时注意每日勿摄入过多蛋白质;⑤应根据医生指导学会自行在家测量尿液中成分的构成比例;⑥不能因自身感觉器官功能性作用恢复而减少药物的服用量;⑦定期对自身肾功能的恢复进行效果检验。

第三节 泌尿系统感染

泌尿系统感染又称尿路感染,简称尿感,主要指细菌或其他微生物侵入尿路并生长、繁殖而引起的感染。根据患者具体感染情况的不同,还可以进行类比的划分和细菌感染部位的分类。泌尿系统感染的发病率女性较男性高。随着年龄的增长,泌尿系统感染增加的可能性也大大提升。

一、病因与发病机制

1.病因。会导致患者出现泌尿系统感染最常见的细菌是患者大肠部位排出的废弃物,衡量患者在未来时间范围内是否会出现泌尿系统的感染症状可从其肾脏发挥功能的情况作为依据。患者血液内糖类成分过多和脂肪堆积较严重的情况也会诱发各系统感染的可能性。

2.发病机制(表6-2)。

表6-2 尿路感染的发病机制

感染途径	机体防御功能	易感因素	细菌的致病力
上行感染:约占尿路感染的95%	1.排尿的冲刷作用 2.尿液中高浓度尿素、高渗透压和低pH值等	1.尿路梗阻 2.膀胱输尿管反流 3.机体免疫力低下	细菌进入膀胱后,是否引起尿感,与其致病力有很大关系
血行感染:此种感染途径少见,常见病原菌有金黄色葡萄球菌	1.尿道和膀胱黏膜的抗菌能力 2.前列腺分泌物中的抗菌成分	1.神经源性膀胱 2.妊娠 3.性别和性活动:女性尿道短而宽,距肛门近,女性易感染	大肠埃希菌的O、K、H血清型菌株,具有特殊致病力,引起症状性尿路感染
直接感染:泌尿系统周围组织及器官发生感染,罕见	1.感染后白细胞清除细菌 2.输尿管膀胱连接处的活瓣,防止尿液、细菌进入输尿管	1.医源性因素:导尿或留置导尿管 2.泌尿系统结构异常 3.遗传因素	大多数菌株不会致病

二、临床表现

(一)急性膀胱炎

此症状与患者排尿过程中的不适感和膀胱可承载程度有重要关联,如果患者排尿中有血液成分,即需要立即诊治。尿液常浑浊、有异味。

(二)急性肾盂肾炎

1.全身表现。发生这类病症情况下,患者出现身体不适症状的时间较短,同时外部体温较正常形态下会有较高情况出现,这种情况应及时针对泌尿相关系统进行专业检查。

2.泌尿系统表现。患者膀胱功能会急剧降低,同时患者腰部和肾区也会出现疼痛和不适感,用手轻压膀胱部位时有轻度疼痛感。

3.尿液变化。可见脓尿或血尿。

4.并发症。泌尿系统感染引发其他器官的病变主要有:①肾脏部分功能出现衰竭,这种情况主要发生于患者相关部位感染持续较长时间,加之患者较长时间处于体温较高状态,使其他连接系统出现功能性障碍;②与肾脏连接的相关部位出现肿胀,主要是由于患者排尿系统受到其他因素阻碍而形成。

(三)无症状菌尿

有部分患者出现无明显外部症状表现的泌尿系统相关感染,这种现象的产生主要是由于不同病类之间的诱发因素差异性导致,无症状的泌尿系统感染会伴随患者生理年龄的增加而逐渐增加。

三、辅助检查

1.尿液一般检查。泌尿系统感染患者尿液中蛋白类物质出现构成数量的降低,大多数患者可以根据尿液中血液成分增加而进行病症类型的判断。

2.血液一般检查。急性肾盂肾炎患者的血中白细胞增多,并有中性粒细胞核左移,红细胞沉降率可增快。其主要包括以下检查。①尿细菌学检查。尿标本的收集:未用或停用抗生素5d后收集;晨起中段尿;清洗外阴,用无菌容器接取;尿标本1h内送检;尿标本内不能混有消毒液。②尿沉渣镜检细菌。对患者尿液标本中各项成分的检查进行细致的记录,便于为医生在进行药物选择和注射物选取时提供参考依据。③尿细菌定量培养。尿含菌量$>10^5$/mL,为有意义的细菌尿,常为尿路感染;$10^4 \sim 10^5$/mL为可疑,须复查;若$<10^4$/mL,则可能是污染。随着医学检测手段的更新,有其他效果更好的尿液成分评定方法,在原有检测方式基础上缩短成分判断的消耗时间,同时可以达到对患者相关症状的初步类型判断。

3.影像学检查。利用不同的影像学检查方法对患者膀胱和肾脏进行检查时,可以结合患者尿液成分的检测结果,对医生可手术操作的区域进行预测。

四、治疗

1.急性膀胱炎。一般采用单剂量或短程疗法的抗菌药物治疗。①单剂量疗法,常选用磺胺甲基异噁唑 2.0g 或氧氟沙星 0.4g,顿服,但单剂量疗法易复发;②短程疗法,多用 3 日疗法,给予复方磺胺甲噁唑 2 片,每日 2 次,共 3d;或氧氟沙星 0.2g,每日 3 次,共 3d。

2.急性肾盂肾炎。①应用抗生素。3 日疗法治疗失败的尿路感染或轻度发热和(或)肋脊角叩痛的肾盂肾炎,应口服有效抗菌药物 14d,常用药物有喹诺酮类、半合成青霉素类、头孢菌素类等。一般用药 72h 显效,如无效,则应根据药物敏感试验更换药物。严重的肾盂肾炎需肌内注射或静脉滴注,或联合应用抗菌药物。另外,需要关注较为严重的肾脏感染和泌尿系统病变,均应根据患者呈现的不适状态进行诊断时间的判断,同时对泌尿系统排泄过程中是否有结石类阻碍物质进行检测,并对相关案例的治愈情况向患者及时说明。②碱化尿液。口服碳酸氢钠片,每次 1.0g,每日 3 次,可增强上述抗生素的疗效,减轻尿路刺激症状。

3.无症状菌尿。针对非生育阶段的妇女和年龄较大的群体出现无症状的泌尿系统感染,在以往案例治疗史中治愈的情况较低,因此,会将救治目标和治疗方向集中于以下情况:①处于妊娠期内的病症感染患者;②曾出现有症状感染者;③学龄前儿童;④如果泌尿系统感染患者之前经历过肾脏器官移植手术等其他情况,需要对配合药物进行筛选。

4.再发性尿路感染。患者在原有泌尿系统感染的情况下出现再次感染,主要是由于治疗后期没有对应的休养方式,现今经过正确的护理方式和手段出现再次感染的情况很少。复发是指原先的致病菌再次引起感染,通常在停药 1 个月内发生,而重新感染是指另一种新的致病菌侵入(多为 1 个月后),提示患者的防御能力差,对于重新感染引起的再发性尿路感染,目前多用长程、低剂量抑菌疗法作为预防性治疗,如每晚临睡前排尿后口服复方磺胺甲噁唑半片,可明显降低再发率,疗程半年,如停药后再发,则再开始用药 1~2 年。对于复发性尿路感染,应积极寻找并去除易感因素,如尿路梗阻等,以及延长疗程,强化治疗。

五、护理诊断

泌尿系统感染常见的护理诊断有：①控制患者服药期间体温过高的情况；②排尿异常，尿频、尿急、尿痛，与泌尿道感染有关；③疼痛，与急性肾盂肾炎有关；④潜在并发症，肾乳头坏死、肾周脓肿等；⑤知识缺乏，缺乏疾病自我管理知识；⑥焦虑，与疾病反复发作、久治不愈等因素有关。

六、护理措施

（一）生活护理

1.休息与饮食。如果患者出现情况较为紧急的感染状态，护理人员应先让患者情绪和身体处于平静的检查状态。提升患者摄入水分的频率和数量，帮助泌尿系统增加向外排出废弃物质的可能性。

2.观察病情。护理人员应观察并记录患者服药期间体温的变化情况，如果患者在服用某药后出现体温无法下降和器官疼痛感加剧的情况，需要先行对患者进行紧急的抢救措施并通知相应的诊治医生。如果患者后续需要以手术方式缓解疼痛，护理人员应进行手术环境的营造和准备工作的完成。

3.物理降温。患者体温呈现较高状态时，应采取各种降温方式控制体温。

（二）用药护理

患者应遵医嘱服用药物，对自身出现的不适症状及时向医生反馈。

七、健康教育

告知患者做好个人卫生，尤其是针对泌尿系统涉及的阴道的清洁程度，减少由于工作和生活而产生的身体劳累感。在生活的空余时间，应安排程度和方式适宜的运动项目，提高身体应对各项感染症状的基础屏障，适度增加运动项目锻炼后的饮水量和排尿次数是控制泌尿系统感染出现的最佳措施，如果患者以往肾脏或其他器官出现过肿胀和排尿不利的情况，应及时去医院检查以判断发生泌尿系统感染的可能性。积极配合医生进行治疗，嘱患者按时、按量、按疗程服药，勿随意停药，并定期随访。

第七章　风湿性疾病患者的护理

第一节　风湿性疾病常见症状及体征

一、概述

风湿性疾病(简称风湿病)是指病变累及骨、关节及其周围软组织(包括肌肉、肌腱、滑膜、韧带等)的一组疾病,其病因复杂,主要与感染、免疫、代谢、内分泌、环境、遗传、肿瘤等因素有关。风湿性疾病主要是由于关节及其周围的组织发生病变,导致免疫系统功能下降,并且使自身的泌尿及其内分泌系统受到破坏,因此导致各个关节及其身体的骨骼发生疾病,还会伴随血管及与血管相连的各类器官受到损害。风湿性疾病主要的特征为受风感到疼痛感,并且会产生水肿现象,由于身体水肿,导致关节无法正常活动,使全身瘫痪,并对内脏造成压迫,久而久之,人会形成偏瘫或卧病不起。

随着研究的深入及新成果、新资料、新概念的总结,风湿性疾病的分类与命名在不断更新。美国风湿病学会于1983年从疾病的病因学、组织学、病理学、生物化学、遗传学、免疫学以及临床学等不同角度进行归纳分类,将风湿性疾病分为10类,包括了100多种疾病。①弥漫性结缔组织病,如系统性红斑狼疮、类风湿关节炎、硬皮病、多肌炎、血管炎病等。②与脊柱相关的关节炎,如强直性脊柱炎、银屑病关节炎等。③退行性关节病,如骨质增生、骨关节炎(原发性、继发性)等。④与感染有关的关节炎,如化脓性关节炎、反应性关节炎等。⑤代谢及分泌所致,如痛风、假性痛风等。⑥与肿瘤相关的风湿性疾病,如滑膜肉瘤、多发性骨髓瘤等。⑦神经性疾病所致,如脊神经根病变。⑧伴有关节表现的骨骼、骨膜及软骨疾病,如骨质疏松、缺血性骨坏死。⑨非关节性风湿病,如软组织风湿症、肌腱炎等。⑩其他,如复发性关节炎、肉瘤样病等。

　　近年来,风湿病的患病率呈逐年上升趋势。在我国16岁以上的人群中,系统性红斑狼疮(systemic lupus erythematosus,SLE)的患病率约为0.07%,类风湿关节炎(rheumatoid arthritis,RA)为0.32%～0.36%,强直性脊柱炎(ankylosing spondylitis,AS)约为0.25%,原发性干燥综合征约为0.3%,骨性关节炎(osteoarthritis,OA)在50岁以上者达50%,痛风性关节炎也日渐增多。

　　常见的风湿病有SLE、RA、特发性炎症性肌病等,临床特点如下。①慢性病程表现为发作期与缓解期交替出现,如SLE、RA、痛风等病程均较长、起伏不定,由于多次反复发作可造成严重损害。②免疫学、生化检查异常。风湿病患者常有免疫学或生化检查的改变,如RA患者类风湿因子(rheumatoid factor,RF)多呈阳性,SLE患者抗双链DNA抗体阳性,痛风患者血尿酸水平增高等。这些均是相关疾病临床诊断、病情判断和预后的重要依据。③个体差异大。同一疾病的临床表现各异。以SLE为例,有的患者以皮肤损害为主,出现典型的蝶形红斑;而有的患者无明显皮肤损害,表现为狼疮性肾炎,甚至肾衰竭。同时,不同患者对抗风湿药的剂量、疗效、耐受量及不良反应等也有较大差异。

(一)护理评估

1.健康史。

　　(1)患病及治疗经过:①风湿病多为慢性病程,病情反复发作,应详细了解主要症状及其特点及患者发病的时间,起病急缓,有无明显诱因等,既往有无特殊的用药史,如SLE的发生可能与普鲁卡因胺、异烟肼、氯丙嗪、甲基多巴等药物有关;②既往就诊情况,询问既往进行过何种检查及结果、治疗及疗效;③目前的主要表现及病情变化、一般情况等。

　　(2)生活史与家族史:风湿病与患者的年龄、职业、工作环境等关系密切,应详细询问,如长期生活在寒冷、阴暗、潮湿环境中,类风湿关节炎的患病率较高。还应注意患者亲属中是否有人有类似疾病的发生。

　　2.身体状况。①全身状况,精神状态、营养状况,有无发热、消瘦等;②皮肤黏膜,皮肤有无红斑、皮疹或破损、皮下结节、雷诺现象和口腔黏膜溃疡等;③肌肉、关节及脊柱,有无肌肉萎缩、肌力减退,关节及脊柱有无红肿、压痛、畸形及活动受限等;④其他,评估心、肺、肝、脾、肾、眼等脏器功能;观察有无发音困难、眼部异常及视力变化,心率、心律是否正常,有无肝脾大。

（二）辅助检查

1.自身抗体检测。①抗核抗体（ANA）及 ANA 谱对筛选 SLE 有较高的价值；②类风湿因子（RF），RF 阳性主要见于 RA，且其滴度与 RA 的活动性和严重性成正比。

2.滑液检查。滑液的白细胞计数有助于区分炎性、非炎性关节炎和化脓性关节炎，对 RA 的诊断有一定价值。滑液中找到尿酸盐结晶或病原体，有助于痛风或感染性关节炎的确诊。

3.关节影像学检查。X 线检查是常用的影像学诊断方法，有助于骨关节病变的诊断和病程分期。电子计算机体层显像（CT）、磁共振显像（MRI）及血管造影等有助于早期诊断。

4.其他检查。如关节镜、肌电图、活组织检查，对不同病因所致的风湿病各具不同的诊断价值。

二、关节疼痛与肿胀

疼痛常是关节受累最常见的首发症状，也是患者就诊的主要原因。几乎所有的风湿性疾病均可引起关节疼痛，常见于系统性红斑狼疮（SLE）、类风湿关节炎（RA）、强直性脊柱炎（AS）、骨关节炎（OA）等。疼痛的关节均可有肿胀和压痛，多为关节腔积液或滑膜增生所致，是滑膜炎或周围组织炎的重要体征。

（一）护理评估

1.健康史。询问关节疼痛与肿胀时应注意：①疼痛的起始时间、起病特点、发病年龄，是缓慢发生还是急骤发作，是游走性还是固定部位；②疼痛呈急性发作还是持续性，有无明确诱发因素或缓解因素以及缓解的方法；③疼痛的严重程度、与活动的关系；④具体受累关节，是多关节还是单关节；⑤疼痛是否影响关节的附属结构（肌腱、韧带、滑膜等）；⑥有无关节畸形和功能障碍；⑦有无晨僵，晨僵持续时间、缓解方法等；⑧是否伴随其他症状，如长期低热、乏力、食欲不振、皮肤日光过敏、皮疹、蛋白尿、少尿、血尿、心血管或呼吸系统症状、口眼干燥等；评估疼痛对患者的影响及患者对治疗的期望和信心；评估患者的精神状态，有无焦虑、抑郁、失望及其程度。

2.身体状况。进行身体评估时应注意患者的营养状况、生命体征、关节肿胀程度，受累关节有无压痛、触痛、局部发热及活动受限情况。

不同风湿病关节疼痛的起病形式、部位、性质等特点有所区别。类风湿关节炎以近端指间、掌指、腕关节等小关节多见，呈对称性多关节受累，疼痛呈持续性，活动后可减轻；风湿热关节痛多为游走性；骨关节炎累及多关节，多侵犯远端指间关节、腕、膝、腰等关节，活动后疼痛加剧；强直性脊柱炎主要侵犯脊柱中轴关节，多为不对称性，呈持续性疼痛；痛风多累及单侧第一跖趾关节，疼痛剧烈。

（二）护理诊断

常见的护理诊断包括：①疼痛，慢性关节疼痛，与炎性反应有关；②躯体活动障碍，与关节持续疼痛有关；③焦虑，与疼痛反复发作、病情迁延不愈有关。

（三）护理措施

1.休息与体位。天气寒冷时，风湿病更易发作和加重，患者应注重休息与保暖，不宜使关节再受到伤害。患者在进行休息的过程中，应注重对患者体位的摆放，避免患者由于长时间保持一个姿势而对神经及关节造成压迫，加重水肿的状态。医护人员及患者家属应定期帮助患者进行身体姿势的调整或者使用外部工具来固定患者的关节，以免关节受到压迫，使水肿加重。

2.心理护理。

（1）在对待风湿类疾病患者的过程中：注重保护患者的身体，但同时也要给予患者心理上的保护，使患者可以感受到来自医护人员及家人的关怀，有利于形成稳定的情绪，并且使其更加愿意积极地配合治疗。当对患者进行观察的过程中，如发现患者出现情绪消极或消极治疗的情况，应及时对患者进行心理疏导，并且为其提供较好的治疗环境，使患者树立起治疗的信心，从而配合治疗，以获得更好的痊愈。

（2）鼓励患者说出自身感受：与患者一起分析原因，在协助患者认识自身心理不适表现的同时，向患者说明可能对身体状况产生的不良影响，帮助患者提高解决问题的能力，并采取积极的应对措施。劝导其家属多给予患者关心、理解及心理支持。对于脏器功能受损、预感生命受到威胁而悲观失望者，主动介绍治疗成功的病例及治疗进展，鼓励患者树立战胜疾病的信心。

（3）教会患者及家属使用缓解心理不适的措施：如音乐疗法、香味疗法、放松训练、指导式想象、按摩等。

3.对症护理。

（1）医护人员应尽可能帮助患者减少身体上的痛苦及心理负担：①为患者选取正确的药物进行疼痛的抑制，帮助患者减少痛苦；②帮助患者营造良好的治疗环境，使患者可以有干净整洁的生活环境；③对患者的病情有详细的了解，根据患者的身体特征及以往病史来对患者对症下药，帮助患者运用正确的治疗方式来缓解痛苦；④在对患者进行药物治疗的过程中，充分了解其身体状况，并按照医生给出的就医指导进行正确药物的选择；⑤一定要对患者进行变应原测试，避免在对患者进行治疗的过程中，对其身体产生更大的负担；⑥治疗过程中，若发现患者出现不良反应，应及时联系医生进行救治，并且对患者进行紧急治疗，使患者可以减少痛苦，并尽快获得治愈。

（2）鼓励患者进行身体功能的锻炼：患者在患病期间，身体状况较弱，并且会受到病痛的折磨。要想尽快得到治疗，不仅需要医生给患者提供用药及医学的帮助，还需要患者自身注重饮食、休息以及进行适当运动量的锻炼，这样会更加有助于患者获得更好的治疗。患者应在日常生活中进行关节可以承受的轻度运动，通过运动的方式来增强自身的体质，增强免疫力，使患者可以缓解自身的疼痛，并逐渐康复。

三、关节僵硬与活动受限

风湿性疾病的产生会使患者的关节逐渐与正常人产生不同，关节在经过长时间受损的状况下，会无法进行正常运动。久而久之，关节会产生僵硬现象，使患者的生活活动受到限制。在关节无法活动的过程中，患者应注重休息，同时也应注重进行适宜运动量的锻炼。只有使关节的肿痛得到消解之后才可以进行轻度的锻炼，从而使其自身免疫力增强，并有助于关节更好地康复。通常来讲，风湿性疾病会导致患者关节僵硬，这种情况多发生于每日的早晨。这主要是由于夜间长时间保持睡觉姿势，从而使关节得不到有效活动，因此在早晨起床时会出现关节僵硬的现象。这种疼痛感会导致骨髓及其骨骼的生长受到限制，身体内的各组织遭到破坏，若长时间不进行治疗或锻炼的话，会导致患者丧失行动能力并造成瘫痪。

（一）护理评估

1.健康史。引起晨僵的病因较多，如类风湿关节炎、系统性红斑狼疮、损伤性关节炎、淀粉样变等。评估关节僵硬与活动受限的发生时间、部位、持续时间、缓解方式,活动受限是突发的还是渐进的,对生活自理的影响程度,是否伴有紧张、恐惧等不良心理状态。

2.身体状况。类风湿关节炎的僵硬最为典型,可持续数小时,而其他病因所致的僵硬则持续时间较短。有时晨僵是关节炎的前驱症状,非炎症性关节炎的晨僵持续时间较短,一般少于1h,且程度较轻。其他如退变性、损伤性关节炎的僵硬感在白天休息后明显。

(二)护理诊断

躯体活动障碍,与关节疼痛、僵硬以及关节、肌肉功能障碍有关。

(三)护理措施

1.生活护理。风湿性疾病会导致人体的行动受到限制,因此,为了保障患者的正常生活质量,应将患者日常需要用到的洗漱用品及食物放在患者可以较容易拿到的地方,并且对其进行心理指导,鼓励患者逐渐进行轻度的锻炼,并帮助其恢复生活自理。

2.休息与功能锻炼。睡眠时对病变关节保暖有利于预防晨僵。关节肿痛时,限制活动。缓解期鼓励患者坚持每日定时进行被动和主动的全关节活动锻炼,并逐步过渡到功能性活动,以恢复关节功能和肌肉力量,活动量以患者能够忍受为度,必要时给予帮助或提供适当的辅助工具,如拐杖、助行器、轮椅等,并教给患者个人安全的注意事项,指导患者及家属正确使用辅助器材,使患者既能避免长时间不活动而致关节僵硬,又能在活动时掌握安全措施,避免损伤。

3.病情观察及预防并发症。①评估患者的营养状况,注意有无营养摄入不足或负氮平衡。②严密观察患病肢体的情况,并做肢体按摩,防止肌肉萎缩。③对于卧床患者,要协助其定时翻身,鼓励其有效咳嗽和深呼吸,防止肺部感染。④保持肢体功能位。⑤加强保护措施,防止受伤。⑥预防便秘,保证足够的液体摄入,多食富含纤维素的食物,适当活动,必要时给予缓泻剂。

4.心理护理。给予患者更多的关心与帮助,使患者可以感受到温暖和关怀。在与患者交谈的过程中,注重对其思维意识的正确引导,使患者树立获得健康的自信心。重视患者自身的疾病,鼓励患者通过自我努力及家人帮助的方式战胜疾病。鼓励患者拥有一个积极健康的心态来面对困难,并且逐渐进行轻度锻炼,使自身的能力可以得到逐渐提升,从而使自身获得行动能力。良好的心理状态及情绪有利于患者获得更好的治疗。

四、皮肤损害

风湿病常见的皮损有皮疹、红斑、水肿、溃疡及皮下结节等,多由血管炎性反应引起。

(一)护理评估

1.健康史。了解皮肤受损的具体时间,有无日光过敏、口眼干燥、胸痛等症状。评估生命体征,皮损的部位、形态、面积大小和表面情况;有无指尖和肢体的溃疡;肢体末梢的颜色和温度,皮肤有无苍白、发绀等;有无甲床瘀点或瘀斑。

2.身体状况。SLE患者最具特征的皮肤损害是面部蝶形红斑,口腔、鼻黏膜主要表现为溃疡或糜烂。类风湿性血管疾病累及皮肤,可见棕色皮疹、甲床瘀点或瘀斑。RA患者可有皮下结节,多位于尺骨鹰嘴附近,枕、跟腱等关节隆突部及受压部位的皮下。皮肌炎皮损为对称性的眼睑、眼眶周围紫红色斑疹及实质性水肿。部分患者可因寒冷、情绪激动等刺激,出现突然发作的肢端和暴露部位皮肤苍白,继而青紫,再发红,并伴有局部发冷、疼痛的表现,即雷诺现象。

(二)注意事项

医护人员在对患者进行护理诊断的过程中,应当注重保护患者身体表层皮肤的完整性,并且防止由于刮伤或损坏对其身体造成感染的状况;在对患者进行身体检查的过程中,不仅需要关注到患者关节的变化,更应当检查患者血液及血管是否出现异常的现象,并且将身体的各项技能进行诊断,防止由于风湿类疾病所引发的并发症而加重患者的痛苦。

(三)护理措施

1.避免诱因。①注意保暖,避免皮肤在寒冷空气中暴露时间过长,寒冷天气尽量减少户外活动,指导患者外出时戴帽子、口罩、手套,穿保暖袜子等,保持肢体末梢的温度。②用温水洗涤,勿用冷水洗手、洗脚。③避免吸烟,饮浓茶、咖啡等,以防交感神经兴奋,引起小血管痉挛而致组织缺血、缺氧加重。④保持良好的心态,避免情绪激动和劳累。

2.饮食护理。保证足够蛋白质、维生素和水分的摄入,以维持正氮平衡、满足组织修复的需要。

3.用药护理。①非甾体类抗炎药:为常用的抗风湿药物,包括阿司匹林、布洛芬、萘普生等。具有抗炎、解热、镇痛作用,能快速减轻炎症引起的症状。主要不良反应为胃肠道反应,表现为消化不良、上腹痛、恶心、呕吐等,严重者可致出血性糜烂性胃炎,因此,应指导患者饭后服药或同时服用胃黏膜保护剂、H_2受体拮抗剂或米索前列醇等,以减轻不良反应。此外,还可能有神经系统不良反应,如头痛、头晕、精神错乱等;长期使用此类药物可出现肝肾毒性、出凝血功能异常及皮疹等,故用药期间应严密观察有无不良反应,监测肝肾功能。②糖皮质激素:具有较强的抑制感染与发炎的作用,因此可以帮助患者获得较好的身体状态。通过增强免疫系统和防止过敏的效果,使患者的体质得到较好的提升,但使用糖皮质激素也会产生一些不良现象,可能会导致二次感染或骨骼受到感染,从而导致骨坏死。长时间使用糖皮质激素会导致患者的心脏受到侵害,心脏的体积过大,并使血压及血糖升高。如果心脏长时间处于高速频率跳动的过程中,会引发患者神经紊乱,因此,为了避免以上不良现象对人体造成的伤害,患者在进行糖皮质激素服用的过程中,应当搭配正确的饮食,并定期针对心脏情况进行检测,避免发生身体状况逐渐糟糕的情况。③免疫抑制剂:运用该类药物可以有效抑制病情的发作,但与此同时,会使白细胞的数量减少,从而导致内脏功能受损以及身体表层外部出现溃烂现象,为了避免该不良现象的产生,患者应当减少盐分的摄入,并且注重每日的饮水量,通过观察尿液状态的方式来检测自身的身体状况是否良好。

4.皮肤护理。除常规的皮肤护理外还应注意:①保持皮肤清洁干燥,用温水擦洗,忌用碱性肥皂;②患者如果存在紫外线过敏的现象,应当在外出时做好防晒措施,避免身体过敏的现象加重;当皮肤出现斑点或皮疹时,不可使用任何化妆品以及护肤品,应当在医生正确的指导下使用药物来缓解自身皮肤出现的问题;③避免接触对身体产生危害的化学用品,降低身体受损的程度。

第二节 系统性红斑狼疮

系统性红斑狼疮(SLE)是由于多种因素共同引发的一类复合型疾病。其产生的危害会对人体各种器官及组织结构产生严重的影响,使机体免疫功能下降,病情逐渐恶化,且持续反复地发展,很难得到根本上的治愈。

SLE 的发病率随地区、种族、性别、年龄而异,我国患病率约为70/10万,患病年龄以20～40岁最多。女性发病多见,不同年龄组男女患病率不同,育龄期男女之比为1:(8～9),老年人与幼儿的男女之比为1:(2～3)。

一、病因

本病病因未明,可能与遗传、性激素、环境等因素有关。

1.遗传因素。SLE 具有易感基因,同卵孪生的患病率高达25%～70%,而异卵孪生仅1%～30%,且SLE 的发病有家族聚集倾向,近亲患病率高达13%。

2.雌激素。育龄女性的患病率与同龄男性之比为9:1,妊娠可诱发本病或加重病情,女性的非性腺活动期(<13岁,>55岁)发病率较低,男性睾丸发育不全者易发生 SLE。

3.环境。日光、食物、药物、病原微生物等环境因素与SLE 有关。①日光:40% 的 SLE 患者对日光过敏。②食物:某些含补骨脂素的食物(如芹菜、无花果等)可增强 SLE 患者对紫外线的敏感性。③药物:也是 SLE 重要的致病因素,某些患者在使用普鲁卡因胺、异烟肼、氯丙嗪、甲基多巴等药物时可出现狼疮样症状,停药后症状消失。④感染:SLE 与某些病毒感染有关。SLE 血清中抗病毒抗体滴度增高,提示与病毒感染有关;患者体内至少有针对12种不同病毒和4种反转录病毒的高滴度 IgG 和 IgM 抗体,患者内皮细胞、皮损中还可发现类似病毒包涵体的物质。

二、发病机制

系统性红斑狼疮可能是由于基因的影响引发的遗传性疾病,因此在对病情各项因子进行分析的过程中,应注重其感染源及所使用的药物对自身免疫系统的影响,避免对身体的各组织结构产生损伤。通常来说,淋巴细胞的各项功能因其活跃度较高,会形成抵御病毒的抗体,使机体自身对病毒产生免疫效果,但由于所产生的免疫复合物会沉淀,并与肾小球发生反应,由此引起狼疮肾炎。通过以上反应可以看出,主要是由于免疫系统受到攻击而引发的一类疾病。

三、临床表现

1.全身症状。活动期大多数患者有全身症状。约90%的患者可出现发热,热型不一,以长期低、中度热多见。此外,可有疲倦、乏力、体重减轻等表现。

2.皮肤与黏膜受损。SLE 对人体皮肤造成损害,由于狼疮细胞的产生会使患者的皮肤受到严重的损害,使其呈现出形状各异的皮疹及斑点等损伤。日照会使病情加重,并且也会发生水疱及水肿。研究表明,50%左右的患者由于日照产生脱发现象,约 1/3 的患者由于此病导致口腔溃疡及各器官功能下降。

3.骨关节和肌肉受损。约 85%的患者有关节受累,关节肿痛是首发症状,最常见于指、腕、膝等关节,偶有指关节变形,伴红肿者少见,关节 X 线摄片大多正常。约 40%的患者有肌痛,5%的患者有肌炎。

4.肾表现。狼疮肾炎的产生对肾脏产生的危害最大,并且由于机体组织长时间处于遭到破坏的情形下,因此可能导致人体各器官衰竭,最终导致死亡。此病产生病理改变的概率较大,后天各种内在因素及外在因素共同作用的影响,会使人体的病毒发生改变,并且伴随着时间的加长及病情的加重,出现各类并发症,如未进行及时治疗,会对人体的健康产生严重的危害。

5.心血管表现。约 30%的患者有心血管表现。其主要包括:①心包炎,最常见,可为纤维素性心包炎或心包积液;②心肌炎,约 10%的患者有心肌损害,可有气促、心前区不适、心律失常,严重者可发生心力衰竭而致死亡;③心内膜炎,疣状心内膜炎是 SLE 的特殊表现之一,多无相应的临床症状或体征,但疣状赘生物脱落可引起栓塞或并发感染性心内膜炎;④心肌缺血,部分 SLE 患者可因冠状动脉受累而出现心肌缺血的表现,如心绞痛和心电图 ST-T 改变,甚至出现急性心肌梗死。

6.肺与胸膜表现。少数患者发生狼疮性肺炎,表现为发热、干咳、胸痛及呼吸困难。部分患者有胸膜炎,可为干性或胸腔积液。

7.神经系统表现。少数患者有神经系统损伤,中枢神经系统尤其脑损害最为多见。约 15%的患者出现癫痫发作。出现中枢神经系统症状提示病情活动且严重,预后不佳。

8.消化系统表现。患者可出现食欲不振、腹痛、呕吐、腹泻、腹水等。血清转氨酶升高、肝大,但多无黄疸,少数可发生急腹症。SLE 的消化系统症状与肠壁和肠系膜的血管炎有关。

9.血液系统表现。活动性 SLE 可有慢性贫血、血小板减少,并可发生各系统出血。部分患者因淋巴组织反应性增生出现无痛性轻、中度淋巴结肿大,以颈部和腋窝淋巴结多见,约15%的患者有脾大。

10.眼受损。少数患者出现眼底出血、视乳头水肿、视网膜渗出等,可影响视力。主要病因是视网膜血管炎,严重者可在数日内致盲。

四、辅助检查

1.一般检查。血常规检查可表现为正细胞正色素贫血,少数为自身免疫溶血性贫血;白细胞计数及血小板数减少。尿常规检查可有蛋白尿、血尿、管型尿等。红细胞沉降率增快,肝、肾功能可出现异常。

2.免疫学检查。存在多种抗核抗体为本病的特点,对SLE的敏感性为95%,是目前最佳的SLE筛选试验。抗Sm抗体和抗ds-DNA抗体对SLE的诊断特异性较高。此外,还可检测抗RNP抗体、抗SSA抗体、抗SSB抗体、抗红细胞抗体及抗血小板相关抗体。免疫病理学检查方法有肾穿刺活组织检查和皮肤狼疮带试验。

3.其他。X线摄片、CT及超声心动图检查有利于早期发现肺部浸润、心血管病变、出血性脑病等。

五、诊断

下列11项中符合4项或以上者可诊断SLE:①颧部蝶形红斑;②盘状红斑;③光敏感;④口腔溃疡;⑤关节炎;⑥肾脏损害,蛋白尿>+++(或>0.5g/d或细胞管型);⑦神经系统损害,癫痫或精神症状;⑧浆膜炎,胸膜炎或心包炎;⑨血液学异常,溶血性贫血或白细胞减少或淋巴细胞减少或血小板减少;⑩抗ds-DNA(+)或抗Sm(+)或抗磷脂抗体阳性;⑪荧光ANA(+)。

六、治疗

SLE目前尚无根治方法,治疗目的为控制病情及维持临床缓解。治疗原则是活动且病情重者,给予强有力的药物控制,病情缓解后,给予维持性治疗。SLE患者宜早诊断、早治疗。

(一)一般治疗

活动期患者以卧床休息为主,积极控制感染,避免日晒等各种诱因。

(二)药物治疗

1.非甾体类抗炎药。主要用于发热、关节肌肉疼痛、关节炎、浆膜炎等无明显内脏或血液病变的轻症患者。常用药物有阿司匹林、吲哚美辛、布洛芬、萘普生等。该类药物可损伤肝细胞,使肾小球滤过率降低,血肌酐上升,肾炎患者应慎用。

2.抗疟药。氯喹口服后主要聚积在皮肤,能抑制DNA和抗DNA抗体的结合,具有抗光敏和控制SLE皮疹的作用,主治SLE引起的皮肤损害。

3.肾上腺糖皮质激素。目前治疗自身免疫性疾病的首选药物,可显著抑制炎症反应,具有抑制抗原抗体反应的作用。适用于急性暴发性狼疮,肾、中枢神经系统、心、肺等脏器受损者,急性溶血性贫血、血小板减少性紫癜等患者。待病情控制后逐渐减量,多数患者需长期服用维持量。急性暴发性危重者如急性肾衰竭、癫痫发作、明显精神症状等可采用激素冲击疗法,即用甲泼尼龙500～1 000mg/d溶于5%葡萄糖注射液250mL中,缓慢静脉滴注,每日1次,连用3d为1个疗程。

4.免疫抑制剂。加用免疫抑制剂有利于更好地控制SLE活动,减少SLE暴发以及减少激素的剂量。常用药物有环磷酰胺(CTX)、硫唑嘌呤等。狼疮性肾炎采用激素联合CTX治疗,可显著减少肾衰竭的发生率。硫唑嘌呤适用于中度严重病例,脏器功能恶化缓慢者。

5.大剂量静脉输注免疫球蛋白。适用于某些病情严重,如狼疮危象,合并全身性严重感染,重症血小板减少性紫癜及激素或免疫抑制剂治疗无效的患者,有急救作用。

6.其他。中医辨证施治获得一定效果,雷公藤对狼疮性肾炎有一定疗效。

七、护理诊断

常见护理诊断的主要包括:①皮肤完整性受损,与疾病所致的血管炎性反应等因素有关;②疼痛,慢性关节疼痛,与自身免疫反应有关;③口腔黏膜受损,与自身免疫反应、长期使用激素等因素有关;④潜在并发症,慢性肾衰竭;⑤焦虑,与病情反复发作、迁延不愈、面容毁损及多脏器功能损害等有关。

八、护理措施

1.皮肤完整性受损。具体护理措施参见本章第一节"皮肤损害"。

2.疼痛。慢性关节疼痛具体护理措施参见本章第一节"关节疼痛与肿胀"。

3.口腔黏膜受损。①饮食护理。患者想要尽快获得较好的身体状态,应按照医生及营养师的指导进行饮食,食用具有较高糖分及较高蛋白的食物,并且还要多吃蔬菜与水果,以补充身体所缺少的各类维生素。为了使患者获得较好的饮食感受,应鼓励患者少食多餐。在进行食物选取时,一定要避免食用具有较强刺激性的辛辣食物,注重饮食习惯。以上这些有利于患者更好地保护口腔的健康与恢复。②除了饮食方面,患者还应注重个人口腔的清理问题,时刻保持口腔内清洁,避免口腔黏膜受损,在每次饮食之后都应漱口,并且每日至少刷牙3次,每次漱口时,应使用专业医护人员所制订的药物来对伤口进行清理,使其不会受到病菌的感染。使用清水或用2.5%制霉菌素甘油涂敷患处。

4.治疗配合。患者在患病期间应积极配合治疗,并且保障自身身体状态良好,因此,应注重健康,注重饮食及充足的睡眠。在休息时,应采取正确的姿势躺卧,避免对神经及身体表层造成压迫,从而引起感染。保持清洁,避免由于衣物或外部接触细菌的感染使病情加重。注重运动量,在身体可承受的范围内进行适当的运动,使自身的免疫功能得到提升,有利于更快恢复健康。患者患有皮肤疾病,因此应避免直视阳光而对自身造成危害,由于紫外线对皮肤会产生一定的影响,因此患者应注重防晒,并且避免使用具有化学成分的护肤品,并在医生的指导下进行皮肤的保护与管理。使用医用药膏来缓解产生的皮肤问题,不可使用含有较多化学成分的物质来刺激皮肤。

应用非甾体类抗炎药、肾上腺糖皮质激素、免疫抑制剂的护理详见本章第一节"皮肤损害"。雷公藤的不良反应较大,对性腺具有毒性作用,女性可出现月经不调及停经,男性则出现精子数量减少,也可有肝损害、胃肠道反应、皮疹,白细胞和血小板减少,腹痛、腹泻等。停药后可消除。长期应用氯喹可引起视网膜退行性变和心肌损害,应定期检查眼底,监测心脏功能。

5.潜在并发症。主要是慢性肾衰竭,其护理主要包括:①休息,应保持充足的睡眠,在休息时,应采取正确的体姿势躺卧,避免对神经及身体表层造成压迫,从而引起感染;②营养支持,按照医生及营养师的指导进行饮食方面的注意,应食用具有较高糖分及较高蛋白的食物,并且还要多吃蔬菜与水果,以补充身体所缺少的各类维生素,使患者获得较好的饮食感受,获得充足的营养;③病情监测,需要针对患者的各项基本情况和身体变化进行实时的监测,保障患者的病情稳定,尽快获得康复。

6.焦虑。具体护理措施参见本章第一节"关节疼痛与肿胀"。

九、健康教育

1.避免诱因。为了避免患者病情加重,应让患者注重个人防护,避免阳光对皮肤造成的二次伤害,避免细菌侵入身体造成的二次感染,并且应避免接受各种药物治疗产生的不良影响,应注意健康饮食、充足睡眠及进行适当的锻炼,使自身的免疫系统加强并逐步获得康复。

2.正确的作息习惯。帮助患者制订正确的作息方式,使患者在自身调节的过程中,不仅可以养成良好的作息习惯,还可以使自身的病情得到有效缓解。

3.注重皮肤的保护。为了使病情得到有效缓解,应注重患者的个人卫生及皮肤防晒措施,使皮肤情况可以得到缓解。

4.按照医生的指导用药。患者不可以擅自选择药物,应寻找专业医生对其自身情况进行评估,并按照医嘱用药,避免不良现象引发的各类并发症。按照医生给出的用药周期进行用药,不可提前停药或过多使用药物。

5.注重健康的心理及稳定的情绪。医生与患者家属应当对患者进行心理帮助。帮助患者重拾自信,并且积极地配合治疗。只有患者内心愿意自主地配合,并且产生积极向上的心态时,才有助于病情的缓解与治疗。家属应给予患者鼓励,并且给予患者充分的关怀,使患者愿意进行治疗。良好的心理状况有助于患者身体的恢复。

第三节　类风湿关节炎

类风湿关节炎(RA)是一种以慢性破坏性关节病变为特征的全身性自身免疫病。其周期较长,过程缓慢。医生在对患者进行诊断的过程中,主要观察手、足等较小的关节,需要较长的时间才能确定病因。类风湿关节炎在发病初期常伴随关节疼痛、红肿、水肿等现象的产生。在发病后期,主要呈现出关节酸软、逐渐丧失行动能力。这类病情的产生主要是由于关节滑膜炎性病变造成的。除了关节酸痛之外,还存在发热、四肢无力,以及感染引发的各个关节的炎症问题。通常来讲,类风湿主要呈现出身体局部发病的症状,但严重时也会产生全身炎症的问题。如长时间得不到有效医治,就会导致病情恶化,逐渐出现瘫痪。因此,在发现病情时,就应及时寻求救治,调整自己的心态,积极配合治疗,使自身可以更快地恢复健康。

RA在我国的患病率为0.32%~0.36%,RA可见于任何年龄,其中以35~50岁多见。女性为男性的2~3倍。

一、病因

确切的病因至今未明,可能与下列因素相关:①遗传因素,具有某些基因的患者,类风湿关节发病率可能较高;②感染因素,包括细菌感染、病毒感染,感染容易引起免疫功能失调;③内分泌因素,激素在类风湿关节炎的发病中起到重要作用,特别是雌激素水平紊乱。

二、发病机制

病毒对人体的关节产生不良影响,因此,机体的免疫功能受到损害,从而使健康的细胞坏死,抗体下降,进而感染病毒。关节腔内的黏膜系统遭到损坏,无法对人体产生保护作用,并且引发各类炎症的产生。炎症病毒附着在关节上,如若一直得不到医治,就会导致病情加重,并遭到病毒变异的伤害。病毒细胞会逐渐占据人体并将健康的细胞杀死,使人逐渐丧失行动能力。患者要想治愈疾病,就需要及时就医,并将影响健康的各项病原体进行清理,避免各类病毒混合起来,对身体遭受成二次伤害。

三、病理

类风湿关节炎的产生主要是与患者的关节滑膜有关,由于身体遭到病原体入侵,从而导致滑膜炎的产生,久而久之,就会对患者的关节造成不可挽回的伤害。病情发现初期,关节滑膜出现局部出血的状况,并且伴随着关节肿大的现象。等到病情发展到晚期的时候,滑膜的厚度增加,充血量加大,导致关节疼痛,并对人体的软骨和骨髓造成严重的危害。关节腔内的滑膜出现炎症,导致滑膜细胞遭到病毒的入侵,破坏其内部系统的平衡性,不利于患者身体功能的正常运行。长此以往,不仅会加重患者的关节疾病,还会使患者的其他器官受损,严重影响身体的健康状况。

四、临床表现

大部分患者病情初期的临床表现不是很明显,只是出现轻微的发热、四肢无力等流感症状,也有少部分患者会出现关节疼痛的感觉。

(一)关节表现

关节和滑膜受损,导致患者的各个关节出现疼痛感和无力感。手部的关节是主要发病区域,但也会伴随着身体其他关节的炎症。一般来说,病情发现及时的话,会得到很好的控制,但如果一直没有得到救治,就会产生无法挽回的后果。

其表现如下。①晨僵。患有此病的患者均会在病情产生的过程中出现身体长时间处于一个姿势之后的僵硬感。通常出现在清晨,患者在起床时,身体出现僵硬、疼痛、水肿等现象。但是在经过一段时间的轻度运动后,病情就会得到有效缓解。身体僵硬的时间长短与患者患病时间的长短有着很大的关系。②痛与压痛。关节痛往往是最早的关节症状,初期可以是单一关节或多关节肿痛,呈对称性、持续性,时轻时重,伴有压痛。受累关节的皮肤可出现褐色色素沉着。③肿胀。肿胀主要是由于患者关节出现炎症,并未得到有效医治而产生的现象。身体的肿胀程度会影响人体的正常生活。④畸形。主要是由于病情一直未得到有效医治,产生的恶化行为。患者的关节及黏膜受损,关节周围的组织遭到严重的损坏,导致关节出现肿胀、红肿等现象。严重时影响关节的伸曲,从而导致身体出现僵硬现象。长此以往,就会导致关节变形,并出现身体畸形的现象。⑤功能障碍。关节产生的问题会使患者的身体和心理都发生较大的变化,并逐渐丧失行动能力。

(二)关节外表现

关节炎症的发作会导致患者的关节出现肿大、畸形的现象,并且随着时间的推移,还会对身体的其他器官产生影响。

1.类风湿结节。类风湿结节是本病较特异的皮肤表现,15%~25%的RA患者有类风湿结节。大多见于病程晚期,类风湿因子(RF)持续阳性和有严重全身症状者,有时也可出现在RA的任何时期。结节常发生在关节隆突部及经常受压部位,如尺骨鹰嘴突附近、足跟腱鞘、手掌屈肌腱鞘、坐骨结节区域、膝关节周围等部位。结节大小多在0.2~3.0cm,这类关节问题出现的频率较高,数量有多有少,因人而异,因病情的程度而异。通常结节还会出现在身体的其他器官上,导致器官受到损害。

2.类风湿血管炎。此病症的产生会使患者的骨关节炎症更为严重,并且靠近关节的血管会出现挤压的状况。除了靠近关节的血管,其他部分的血管也呈现出病症。由于关节炎症的产生,会引发更多的病症出现,对患者的骨骼产生严重的影响,严重时会导致患者的心、肺遭到破坏,从而导致死亡。神经系统受累可出现脊髓受压、周围神经炎。眼受累多为巩膜炎,严重者因巩膜软化而影响视力。

3.其他。主要表现为发热、四肢无力,通常还会伴有身体干燥症状。部分患者出现血液流通不畅,进而引发多种疾病。

五、辅助检查

1.血液检查。有轻至中度贫血。患者身体出现状况之后,体内的白细胞和红细胞之间的平衡遭到破坏。出现血块淤积的现象,这是由于自身的免疫功能下降,身体遭到病原体的侵蚀所致。

2.关节滑液检查。患者体内的关节滑膜黏液超出正常范围,但是滑膜的质量较低,并呈现出不健康的状态。体内的正常细胞逐渐减少,但病原体的入侵势头加大,对人体的健康产生严重的影响。

3.关节X线检查。通过先进的医疗技术对关节内部的结构有更加清晰的了解,有利于医生为患者制订更有效的治疗方案。在进行X线检查的过程中,应选取具有代表性的关节来进行摄片,使病情研究更具有针对性,有利于患者获得更好的救治。在X线摄片中,可以观察到关节的生长趋势及关节与关节之间是否正常。随着时间的推移,患者的关节会出现不同程度的变化。应对照患者不同时期的变化进行更适合的检查,使患者可以感受到关节炎症带来的危害,并积极主动地配合治疗,避免严重的并发症的产生。

4.类风湿结节活检。其典型的病理改变有助于本病的诊断。

六、诊断

类风湿关节炎的诊断标准是:①晨僵至少1h(>6周);②3个或3个以上关节肿胀(>6周);③腕、掌指关节或近端指间关节肿胀(>6周);④对称性关节肿胀(>6周);⑤皮下结节;⑥手X线摄片改变(至少有骨质稀疏和关节间隙的狭窄);⑦类风湿因子阳性(滴度>1:32)。以上7条中至少符合4条,才能确诊为类风湿关节炎。此诊断对发病不足6周的早期患者并不适用,此时需要医生依靠临床表现来诊断。

七、治疗

治疗要点包括:①遵医嘱进行适当的锻炼,避免患者的身体受到不良影响,减轻患者身体僵硬的程度;②尽可能地对患者进行救治,减轻患者的痛苦;③给予患者鼓励和帮助,使患者可以感受到关心和帮助,重拾对生活的希望;④医护人员应尽职尽责,使患者的身心得到放松,有助于患者更好的康复;⑤医生应对患者的身体状况有较清晰的认知,并针对患者出现的问题对症用药,使患者尽早康复。

(一)一般治疗

主要是进行轻度运动,以使患者的肌肉、关节得到较好的锻炼,有利于缓解患者自身僵硬的问题,从而有助于患者的问题得到更好的解决。

(二)药物治疗

抗类风湿关节炎的药物根据其作用分为改善症状的药物和控制疾病发展的药物两大类。后一类药物目前尚在探索和试验阶段,下面主要介绍改善症状的药物。这类药物包括非甾体类抗炎药(NSAIDs)、慢作用抗风湿药、肾上腺糖皮质激素等。

1.非甾体类抗炎药。主要是通过抑制环氧酶活性阻止前列腺素合成,达到控制关节肿痛、晨僵和发热的目的。该类药物是治疗RA不可缺少的、非特异性的对症治疗药物。常用药物有阿司匹林,4~6g/d,分3~4次服用,为了减少胃肠道反应,可选用肠溶型阿司匹林。此外,还可选用吲哚美辛、布洛芬等。该类药物可引起胃肠道反应,使用中必须加以注意,剂量应个体化。只有在一种药物足量使用1~2周无效时才更改为另一种;避免两种或两种以上药物同时服用,因其疗效不叠加,而不良反应增多;老年人宜选用半衰期短的药物,对有消化道溃疡病史的老年人,宜服用选择性环氧化酶-2(COX-2)抑制剂以减少胃肠道不良反应。

2.慢作用抗风湿药。起效时间长,可作用于病程中的不同免疫成分,并有控制病情进展的可能,同时又有抗炎作用,多与非甾体类抗炎药联合应用。常用药物有甲氨蝶呤（MTX）、雷公藤、金制剂、青霉胺、环磷酰胺、环孢素等,一般首选 MTX。

3.肾上腺糖皮质激素。适用于活动期有关节外症状者,或关节炎明显而非甾体类抗炎药无效者,或慢作用抗风湿药尚未起效的患者,有系统症状,如心、肺、眼和神经系统等器官受累的重症患者,可给予泼尼松 30～40mg/d,症状控制后递减为 10mg/d 维持。

(三)外科手术治疗

包括关节置换术和滑膜切除术:关节置换术适用于较晚期有畸形并失去功能的关节;滑膜切除术可以使病情得到一定的缓解,但当滑膜再次增生时病情又趋复发。

八、护理诊断

常见护理诊断包括:①有失用综合征的危险,与关节疼痛、畸形引起功能障碍有关;②预感性悲哀,与疾病久治不愈、关节可能致残、影响生活质量有关。

九、护理措施

(一)有失用综合征的危险

1.休息与体位。患者关节产生炎症后需要避免进行剧烈运动,但是需要进行轻度的运动,才可以使关节不处于僵硬的状态中。除了需要注重患者的合理运动之外,更需要对患者的饮食和休息问题格外注意。在进行休息的过程中,需要注重患者的正确体位,避免由于压迫导致患者的神经受损,从而加重身体僵硬的问题。需要注重休息,但不宜绝对卧床。

2.病情观察。①针对患者的具体病情有清晰的了解,按照患者的真实情况,帮助患者进行药物治疗,使患者可以痊愈;②对患者的关节进行检查,并询问患者的疼痛程度,针对患者关节肿胀程度对患者的病情有进一步的认识;③注重关节炎症所引发的各类并发症,避免患者的病情恶化而对身体健康造成更大的伤害,应当尽早发现,尽早治疗。

3.晨僵护理。告知患者及患者家属,在早晨时,可进行轻微的运动,以缓解关节僵硬的现象。还可以通过热毛巾热敷的方式使关节的炎症得到缓解,避免剧烈疼痛。还需要注重保暖,因受寒会导致患者的关节炎症更严重。

4.预防关节失用。为了缓解患者的病情,并阻止其病情进一步恶化,需要对患者进行防护措施,使患者的病情逐渐稳定,并得到更好的治愈。适当的锻炼可以使患者的关节问题得到有效缓解。运动过程中可能会产生疼痛感,需要注意在身体可以承受的范围内进行有效运动,避免患者身体出现僵硬现象。医护人员及患者家属应鼓励患者进行适当的运动,使患者的关节炎症得到有效缓解。为了使患者的身体得到较快的康复,还需要调整患者的体位,避免神经受到压迫。更需要注重休息和养成健康的饮食习惯。良好的生活习惯可以使患者的身体得到更好、更快的康复。患者无法进行独立的行为活动时,家人要陪同和鼓励患者,使其可以进行良好的锻炼,并对自己身体康复充满信心。

(二)预感性悲哀

1.心理护理。患者会存在一定的心理健康问题,这将大大影响其身体健康。为了稳定患者情绪,并使情绪获得较好的发展,应对患者的心理进行疏导,使患者正确认识疾病,并愿意积极主动地配合治疗,这样才会有利于患者身体获得更好的救治,使患者的生命安全得到保障。

(1)心理疏导:医护人员有义务向患者及其家属进行真实情况的告知,使患者和家属可以安心等待救治。医护人员应与家属建立良好的交流互动关系,赢得患者和家属的信任。医护人员应对患者进行心理疏导,使患者可以具备平常心来面对手术,缓解患者的紧张情绪。手术结束后,医护人员应将实际情况先向患者和家属说明,并向其传递安全健康意识,使患者可以正确生活,并使自身得到康健的身体状态。

关心患者的身体状况及心理变化,使患者得到心灵的宽慰,有利于医患之间建立起良好的交流关系。在与患者进行交谈的过程中,医生可以对患者的实际情况有更好的了解,这也会使患者的病情得到更好的解决。患者应积极配合治疗,健康饮食,作息稳定。

(2)注重自身的调整:①做好心理护理,消除患者烦躁、焦虑、恐惧的情绪;②保障患者有良好的治疗环境,使患者在良好的环境中进行治疗;③患者需要注重饮食及营养物质的摄入,多食用含有维生素、蛋白质的食物,不可食用刺激性食物;④患者咳出的痰应进行样本留存,实时观察患者病情变化;⑤医护人员需要对患者的基础情况进行监测和记录,并动态记录患者的病情。患者出现不良反应时,需要及时联系医生,并对患者的情绪进行安抚。

2.建立社会支持体系。护理人员应多与患者展开关于病症成功治疗案例的沟通,减轻患者在精神心理层面对服药过程的压力感。

(三)治疗配合

注重轻度锻炼对身体带来的好处,了解良好的作息习惯可以缓解关节僵硬的现象。还可以通过热毛巾热敷的方式使关节炎症得到缓解,避免剧烈疼痛。还需要注重保暖,受寒会导致患者的关节炎症更严重。对卧床患者要加强皮肤护理,按摩受压部位,定时翻身,保持床单平整、清洁,防止发生压疮;需要对患者的个人卫生问题进行关注,加强其自身的免疫力,避免发生并发症而引发病情恶化及病毒变异。

十、健康教育

1.疾病知识教育。患者不可以接触寒冷,并需避免进食刺激性的食物,这会导致患者病情加重,长期处于寒冷的环境会导致骨髓受损,并加重病情的恶化,不利于患者关节炎症的恢复。因此,需要注重患者的保暖防护,避免患者的病痛加重及对身体健康产生严重的影响。

2.休息与活动。患者应当爱惜自己的身体,减少外出并避免与过多的人接触。针对自身的身体状况及时进行检查,针对各项健康指标进行记录,防止受到感染。保持良好的生活习惯和稳定的情绪。在饮食方面要注重各方面营养的摄入,避免营养不良而导致病情恶化。

3.用药与就医指导。患者一定要按照医嘱的时间和用量进行服药,医生也应对患者进行关怀,使患者感受到温暖。需要向患者说明病情缓解之后,也要坚持服药,不可间断。定期去医院进行检查和复诊。当身体出现不良现象时,及时寻求医治。

第八章　骨科疾病患者的护理

第一节　四肢骨折

四肢骨折主要是指双上肢、双下肢产生的骨折。种类繁多、原因复杂。不同的原因会造成多种骨折原因。患者会由于骨折而产生巨大的疼痛感,在发生骨折时,需要及时就医,避免病情恶化。

一、锁骨骨折

锁骨位于颈部和身体上肢的连接处,骨骼较为薄弱,易骨折。锁骨骨折的危害较大,会导致锁骨处的神经和血管受到损害,对人体产生较大的危害。

1.病因与发病机制。锁骨骨折主要是由于身体产生巨大的碰撞或用力不当所导致。摔倒导致的肌肉拉伤,可能会使身体的骨骼受到伤害。如果对身体的锁骨处进行较严重的撞击,会使骨骼出现移位现象,对人身体的伤害是极大的。

2.临床表现。锁骨处发生骨折后,就会导致关节处出现红肿、淤青的状态。由于长时间压迫神经,身体健康状况会受到严重影响。在对伤口处进行检查的过程中,需要注意患者体位的摆放,避免对患者造成二次伤害。

3.影像学检查。通过X线摄片,可以对骨折处的情况有较清楚的了解,并可针对具体的骨折伤进行查验。

4.诊断。需要结合患者的口述及各项检查结果进行诊断。一般的骨折情况可以通过临床经验判断出来,但是情况严重时,需要医生针对患者的病情进行进一步的检查,并结合先进的医疗设施所呈现出的检查结果来进行诊断。

5.治疗。①经过检验之后,骨折处如果没有出现位移,只需要对患者进行骨骼的固定即可。②如若发现患者的骨折情况较为严重,出现骨骼移位或骨骼裂开的现象,则需要对患者进行手术及留院观察。

6.护理。①保持有效的护理:横形"8"字绷带或锁骨带固定者,宜睡硬板床,采取平卧或半卧位,使两肩外展后伸,同时要观察皮肤的颜色,如皮肤苍白或发紫、温度降低、感觉麻木,提示绷带固定较紧,要尽量使双肩后伸外展,并双手叉腰,症状一般能缓解,若不缓解,调整绷带。②健康教育:包括功能锻炼和出院指导。功能锻炼,骨折复位2d后可开始做掌指关节、腕肘关节的旋转、舒缩等主动活动。受伤4周后,外固定被解除,功能锻炼的常用方法有关节牵伸活动,肩的内外摆动,手握小杠铃做肩部的前上举、侧后举和体后上举。出院指导,告知患者有效固定的重要意义,横形"8"字绷带或锁骨带固定后,经常做挺胸、提肩、双手叉腰动作,缓解对腋下神经、血管的压迫。强调坚持功能锻炼的重要性,循序渐进地进行肩关节锻炼。定期复查,监测骨折愈合情况。

二、肱骨干骨折

肱骨外科颈下1~2cm至肱骨髁上2cm段内的骨折称为肱骨干骨折。常见于青年和中年人。

1.病因与发病机制。肱骨干骨折可由直接暴力或间接暴力所致。直接暴力指暴力从外侧肱骨干中段打击,致横形或粉碎性骨折,多为开放性骨折。间接暴力多见于手或肘部着地,向上传导的力,加上身体倾倒时产生的剪切式应力,可致肱骨中下1/3的斜形或螺旋形骨折。骨折后是否移位取决于外力作用的大小、方向、骨折的部位和肌肉牵拉方向等。可引起骨折端分离或旋转畸形。大多数有成角、短缩及旋转畸形。

2.临床表现。骨折后,出现上臂疼痛、肿胀、畸形和皮下瘀斑、功能障碍。肱骨干可有假关节活动、骨摩擦感、骨传导音减弱或消失和患肢缩短。合并桡神经损伤时,可出现垂腕、拇指不能外展、手指掌指关节不能背伸、前臂不能旋后、手背桡侧皮肤感觉障碍等。

3.影像学检查。正、侧位X线摄片可确定骨折类型、移位方向。应包括骨折的近端及肩关节,或远端及肘关节。

4.诊断。根据患者伤后的症状和体征,以及X线正、侧位片可明确骨折的类型和移位方向。

5.治疗。①手法复位外固定,在局麻或臂丛神经阻滞麻醉的基础上,沿肱骨干纵轴持续牵引,按骨折移位的相反方向行手法复位,X线摄片确认复位成功后,减少牵引力,小夹板或石膏固定维持复位;成人固定6~8周,儿童固定4~6周。②切开复位内固定,手术可以在臂丛阻滞麻醉或高位硬膜外麻醉下进行,在直视下达到解剖对位后,用加压钢板螺钉内固定,也可用带锁髓内针或Ender针固定。③康复治疗,复位后均应早期进行功能锻炼,术后抬高患肢,进行手指主动屈伸活动,2周后,即可做腕、肘、肩关节的主动活动。

6.护理。①保障患者的身位正确,不会对身体的神经产生压迫,并且需要运用石膏等方式来使患者的身体得到保护,避免再次造成伤害,固定之后虽然会使患者的身体不受到碰撞,但同时也会导致患者的创伤处产生水肿现象,会对患者的神经产生伤害。②为了避免患者的肌肉产生僵硬,需要患者在骨折情况稳定之后进行适当的运动,从而逐渐使自身的情况进行好转,使受损的身体组织得到治愈,也使自身可以更好、更快地康复。③健康指导,向患者解释肱骨干骨折复位后可遗留20°以内向前成角,30°以内向外成角,不影响功能;伴桡神经损伤者伸指伸腕功能障碍,要鼓励坚持功能锻炼;嘱其分别在术后第1个月、第3个月、第6个月复查X线,伴桡神经损伤者,定期复查肌电图。

三、肱骨髁上骨折

肱骨髁上骨折指在肱骨干与肱骨髁交界处发生的骨折。多发生于10岁以下儿童。易损伤神经和血管,导致前臂缺血性肌挛缩,引起爪形手畸形。

1.病因与发病机制。肱骨髁上骨折多为间接暴力所致。其多发生于运动伤、生活伤和交通事故。常发生于儿童从高处跌落时。

2.临床表现。肘部明显疼痛、肿胀、皮下瘀斑和功能障碍,伸直型骨折肘部向后突出,近折端向前移,并处于半屈位。局部明显压痛,有骨摩擦音及假关节活动,与肘关节脱位相比较肘后三角关系正常。如果合并有正中神经、尺神经、桡神经、肱动脉损伤,则出现前臂和手相应的神经支配区的感觉减弱或消失,以及相应的功能障碍。如复位不当,可致肘内翻畸形。

3.影像学检查。肘部正、侧位X线摄片可以明确骨折部位、类型、移位方向,为选择治疗方法提供依据。

4.诊断。根据X线摄片和受伤病史可以明确诊断。

5.治疗。①手法复位外固定。若受伤时间短,血液循环良好,局部肿胀不明显者,可行手法复位后外固定。给予局部麻醉或臂丛神经阻滞麻醉。在持续牵引下,行手法复位,使患肢肘关节屈曲60°~90°,给予后侧石膏托固定

4~5周,X线摄片证实骨折愈合良好,即可拆除石膏。②持续牵引。对于手法复位不成功、受伤时间较长、肢体肿胀明显者,可行尺骨鹰嘴牵引,牵引重量1~2kg,牵引时间控制在4~6周。③手术复位。对于骨折移位严重,手法复位失败,有神经、血管损伤者,采取手术复位。复位方法有经皮穿针内固定和切开复位内固定。

6.护理。①保持有效的固定。观察固定的屈曲角度,离床活动时要用三角巾悬吊患肢于胸前。发现固定体位改变时,要及时给予纠正。②严密观察。重点观察患肢的血液循环、感觉、活动情况,以利于及时发现外伤后肱动脉、正中神经、尺神经、桡神经的损伤。③康复锻炼。复位固定后当日可进行握拳、屈伸手指练习,1周后可进行肩部主动活动,并逐渐加大运动幅度。3周后去除外固定,可进行腕、肘、肩部的屈伸练习。伸直型骨折注意恢复屈曲活动,屈曲型骨折注意恢复增加伸展活动。

四、尺桡骨干双骨折

尺桡骨干骨折可由直接暴力、间接暴力、扭转暴力引起,青少年多见,约占各类骨折的6%。

1.病因与发病机制。①直接暴力,由重物打击、机器或车轮的直接碾压,导致同一平面的横形或粉碎性骨折。②间接暴力,跌倒时手掌着地,暴力通过腕关节向上传导,暴力作用首先使桡骨骨折,若暴力较强,则通过骨间膜向内下方传导,可引起低位尺骨斜形骨折。③扭转暴力,跌倒时前臂旋转,手掌着地,或手遭受机器扭转暴力,导致不同平面的尺桡骨螺旋形骨折或斜形骨折,可并发软组织撕裂、神经血管损伤或合并他处骨折。

2.临床表现。伤侧前臂出现疼痛、肿胀、成角畸形及功能障碍,主要不能进行旋转活动。局部明显压痛,严重者出现剧痛、患肢肿胀、手指屈曲。可扪及骨折端、骨摩擦感及假关节活动。听诊骨传导音减弱或消失。严重者可发生骨筋膜室综合征。

3.影像学检查。正、侧位X线摄片可见骨折的部位、类型及移位方向,以及是否合并有桡骨头脱位或尺骨小头脱位。

4.诊断。可依据临床检查及X线正、侧位摄片确诊。

5.治疗。①手法复位外固定,可在局部麻醉或臂丛神经阻滞麻醉下进行,重点是矫正旋转移位,恢复骨膜紧张度,紧张的骨间膜牵动骨折端复位。复位成功后,用小夹板或石膏托固定。②切开复位内固定,不稳定骨折或手法复位失败者倾向于切开复位,螺钉钢板或髓内针内固定术治疗。

6.护理。①保持有效的固定,注意观察石膏或夹板是否有松动和移位。②维持患肢良好血液循环,术后抬高患肢,观察患肢皮肤的颜色、温度、有无肿胀及桡动脉搏动情况,如出现剧痛,手部皮肤苍白、发凉、麻木,被动伸指疼痛,桡动脉搏动减弱或消失等表现,提示骨筋膜室综合征的发生,如有缺血表现,立即通知医生处理。③康复锻炼,术后2周开始练习手指屈伸活动和腕关节活动;4周后开始练习肘、肩关节活动;8~10周后X线摄片证实骨折愈合后,可进行前臂旋转活动。

五、桡骨远端骨折

桡骨远端骨折指距桡骨远端关节面3cm内的骨折,占全身骨折的6.7%~11.0%,多见于有骨质疏松的中老年人。

1.病因与发病机制。多由间接暴力引起,通常跌倒时腕关节处于背伸位、手掌着地、前臂旋前,应力由手掌传导到桡骨下端发生骨折。骨折远端向背侧及桡侧移位。

2.临床表现。骨折部疼痛、肿胀,可出现典型畸形,由于骨折远端向背侧移位,侧面看呈"银叉"畸形,骨折远端向桡侧移位,并有缩短桡骨茎突上移畸形,正面看呈"枪刺刀样"畸形。检查局部压痛明显,腕关节活动障碍,皮下出现瘀斑。

3.影像学检查。X线摄片可见骨折端移位表现:桡骨远骨折端向背侧移位,远端向桡侧移位,骨折端向掌侧成角;可同时有下尺桡关节脱位及尺骨茎突撕脱骨折。

4.诊断。根据X线摄片检查结果和受伤史可明确诊断。

5.治疗。①手法复位外固定,局部麻醉下手法复位后,用超过腕关节的小夹板固定或石膏夹板在屈腕、尺偏位固定2周,消肿后,腕关节中立位继续用小夹板或改用前臂管型石膏固定。②切开复位内固定,严重粉碎性骨折有明显移位者,桡骨下端关节面破坏;手法复位失败或复位后不能维持固定者,应切开复位,用松质骨螺钉或钢针固定。

6.护理。①保持有效的固定,骨折复位固定后不可随意移动位置,注意维持远端骨折端旋前、掌曲、尺偏位;避免腕关节旋后或旋前;肿胀消除后要及时调整石膏或夹板的松紧度。②密切观察患肢血液循环情况,如有无腕部肿胀、疼痛、颜色异常、皮温降低等。③康复锻炼,复位当日或手术后次日可做肩部的前后摆动练习,2d后可做肩肘部的主动活动;2周后可进行手和腕部的抗阻力练习;后期做腕部的主动屈伸练习和前臂的旋前、旋后牵引练习。

六、股骨颈骨折

股骨颈骨折指由股骨头下到股骨颈基底的骨折,多见于中、老年人,女性多于男性。由于局部血供特点,股骨颈骨折治疗中易发生骨折不愈合,并且常出现股骨头坏死。老年易发生严重的全身并发症。

1.病因与发病机制。股骨颈骨折是在站立或行走时发生跌倒,属间接暴力,低能损伤,老年人多有骨质疏松,轻微扭转暴力即可造成骨折。青壮年在受到高能暴力时可发生股骨颈骨折。其分类主要包括:①按骨折线走行和部位分类,可分为股骨头下骨折、经股骨颈骨折、股骨颈基底骨折;②按骨折线的倾斜角分类,可分为外展骨折、中间型骨折、内收型骨折;③按骨折移位程度分类,可分为不完全骨折和完全骨折,不完全骨折是指骨的完整性有部分中断,股骨颈部分出现裂纹;完全骨折是指骨折线贯穿股骨颈,骨结构完全破坏,包括无移位的完全骨折、部分移位的完全骨折、完全移位的完全骨折,完全移位的完全骨折患者的关节囊和滑膜破坏严重。

2.临床表现。患侧髋部疼痛,内收型疼痛更明显,不能站立。患肢成典型的外展、外旋、缩短畸形,大转子明显突出。嵌插骨折患者,有时仍能行走或骑自行车,易漏诊。

3.影像学检查。①X线检查,髋部正、侧位X线摄片显示骨折的部位、类型和方向。②CT或MRI检查,不清楚或骨折线隐匿时进行,或卧床休息2周后再行X线检查。

4.诊断。有移位的股骨颈骨折诊断不难。外伤史不明显,仅有局部微痛或不适,而且髋关节可屈伸,甚至可以步行,X线检查不易发现骨折线,应进一步进行CT或MRI检查,以明确诊断。

5.治疗。①非手术治疗。适用于年老体弱或外展、嵌插稳定型骨折。持续皮牵引、骨牵引或石膏固定患肢于轻度外展位,牵引治疗。后卧硬板床6~8周;手法复位。②手术治疗。对于内收型骨折和有移位的骨折,在给予皮牵引或骨牵引复位后,经皮多枚骨圆针或加压螺纹钉内固定术。内收型有移位的骨折,手法、牵引难以复位者,应采取切开复位内固定治疗。青少年股骨颈骨折应尽量达到解剖复位,采用切开复位内固定治疗。③人工股骨头或全髋关节置换术。适用于60岁以上老年人,全身情况较好,有明显移位或股骨头旋转,陈旧性骨折股骨头缺血坏死者。

6.护理。①维持正确的体位。正确的体位是治疗股骨颈骨折的重要措施,应向患者解释清楚,取得其配合。平卧硬板床,保持患肢外展30°中立位,并用牵引维持,防止外旋、内收。尽量避免搬动髋部。②保持确实有效的牵引。患肢做皮牵引或骨牵引时,应保持患肢和牵引力在同一轴线上。不能随意加减重量。牵引时间一般为8～12周。③密切观察病情变化。股骨颈骨折患者多为老年人,要密切观察病情变化。④预防并发症。股骨颈骨折患者行非手术治疗时需长期卧床,易发生坠积性肺炎、泌尿系统感染、压疮等。因此,要鼓励患者深呼吸、有效咳嗽,嘱患者多喝水,骨隆突处垫软垫。⑤功能锻炼。非手术者早期可在床上做股四头肌的静力收缩,去掉牵引后,可做直腿抬高运动。3个月后可依靠拐杖行走,6个月后可不依靠拐杖行走。对于术后内固定者,2d后可扶患者床上坐起,3周后可扶拐行走,3个月后可稍负重走,6个月后可负重行走。

七、股骨干骨折

股骨干骨折是指由小转子下至股骨髁上部位骨干的骨折。

1.病因与发病机制。由强大的直接暴力或间接暴力所致,多见于30岁以下的男性。直接暴力可引起横形骨折或粉碎性骨折,间接暴力多为坠落伤,可引起斜形骨折或螺旋形骨折。

2.临床表现。股骨干骨折后出血多,当高能损伤时,软组织破坏,出血和液体外渗,肢体明显肿胀,常导致低血容量性休克。患侧肢体短缩、成角旋转和功能障碍,可有骨摩擦感。如果损伤腘窝血管和神经,可出现远端肢体的血液循环、感觉、运动功能障碍。常见的并发症有低血容量性休克、脂肪栓塞综合征、深静脉血栓、创伤性关节炎等。

3.实验室及其他检查。X线正、侧位摄片应包括其近端的髋关节和远端的膝关节。骨折早期进行血气监测,可监测脂肪栓塞的发生。

4.诊断。根据受伤史及受伤后患肢缩短、外旋畸形及X线正、侧位摄片可明确骨折的部位和类型。

5.治疗。①儿童股骨干骨折的治疗。3岁以下儿童股骨干骨折常用Bryant架行双下肢垂直悬吊牵引。牵引重量以臀部稍悬空为宜。牵引时间为3~4周。由于儿童骨骼愈合塑形能力强,骨折断端即使重叠1~2cm,轻度向前外成角是可以自行纠正的,但不能有旋转畸形。②成人股骨干骨折的治疗。一般采用骨牵引,持续股骨髁上或胫骨结节骨牵引,直到骨折临床愈合。一般需6~8周。牵引过程中要复查X线,了解复位情况。非手术治疗失败或合并有神经、血管损伤或伴有多发性损伤,不宜卧床过久的老年人,可采用切开复位内固定,钢板、螺钉、带锁髓内针固定。

6.护理。①牵引的护理。小儿垂直悬吊牵引时,经常触摸患儿足部温度、颜色及足背动脉的搏动情况,以防血液循环障碍及皮肤破损。为有效产生反牵引力,注意牵引时臀部要离开床面,两腿牵引重量要相等。成人牵引时要抬高床尾,保持牵引力方向与股骨干纵轴成直线。定期测量下肢长度和力线以保持有效牵引。骨牵引针处每日消毒,严禁去除血痂。注意检查足背伸肌功能,腓骨头处加垫软垫,以防腓总神经受损。防止发生压疮。②功能锻炼包括小儿骨折和成人骨折。小儿骨折为炎性期卧床进行股四头肌的静力收缩。骨痂形成期,患儿从不负重行走过渡到负重行走。骨痂成熟期,由部分负重行走过渡到完全负重行走。成人骨折为除疼痛减轻后进行股四头肌等长收缩外,还要练习踝关节、足关节等小关节的活动。去除外固定后,可进行行走训练,适应下床行走后,逐渐进行负重行走。

八、胫腓骨干骨折

胫腓骨干骨折指胫骨平台以下到踝上的部分发生的骨折。在长骨骨折中最多见,双骨折、粉碎性骨折及开放性骨折居多。

1.病因与发病机制。①直接暴力,为主要的致病因素,如重物撞击、直接暴力打击、车轮碾轧等,胫腓骨骨折线在同一平面,呈横形、短斜形,高能损伤有严重肢体软组织损伤,骨高度粉碎;常见开放性骨折。②间接暴力,常见于弯曲和扭转暴力,如高处坠落足着地、滑倒等;局部软组织损伤轻,可发生长斜形、螺旋形骨折,双骨折时腓骨的骨折线高于胫骨骨折线,也可造成开放性骨折。胫骨骨折可分为3类:胫骨上1/3骨折,骨折远端向上移位,腘动脉分叉处受压,可造成小腿缺血或坏疽,易损伤腓总神经;胫骨中1/3骨折,可导致骨筋膜室综合征;胫骨下1/3骨折,由于血运差,软组织覆盖少,影响骨折愈合。

2.临床表现。疼痛、肿胀、畸形和功能障碍。伴有腓总神经、胫神经损伤时，出现足下垂。如果继发有骨筋膜室综合征，远端肢体出现疼痛、肿胀、麻木、肢体苍白、感觉消失。儿童青枝骨折及成人腓骨骨折后可负重行走。

3.影像学检查。正、侧位X线检查可明确骨折的部位、类型、移位情况。

4.诊断。根据受伤史、膝踝关节和胫腓骨X线摄片，对小腿肿胀明显者，警惕有无骨筋膜室综合征。

5.治疗。①非手术治疗。适用于稳定性骨折。熟悉骨折软组织损伤情况，包括可能的重要血管、神经损伤，可按逆创伤机制实施手法复位，复位后给予石膏外固定，利用石膏塑形维持骨折的对位、对线。对于骨折手法复位失败、软组织损伤严重、合并骨筋膜室综合征者，可行跟骨骨牵引。②手术治疗。切开复位内固定适用于不稳定骨折、多段骨折及污染不重、受伤时间较短的开放性骨折。切开复位后，螺丝钉或加压钢板、带锁髓内钉内固定。

6.护理。①保障患者的身位正确，使之不会对身体的神经产生压迫。需要运用石膏等方式对患者的身体进行固定，避免再次造成伤害。固定之后虽然会使患者的身体不受到碰撞，但同时也会导致患者的创伤处产生水肿现象，会对患者的神经产生伤害。②为了避免患者的肌肉产生僵硬现象，需要患者在骨折情况稳定之后，进行适当的运动。逐渐使自身的情况好转，使受损的身体组织得到治愈，也使自身可以更好、更快地获得康复。③健康教育。向患者解释肱骨干骨折复位后可遗留20°以内向前成角，30°以内向外成角，不影响功能。伴桡神经损伤者伸指伸腕功能障碍，要鼓励其坚持功能锻炼。嘱患者定期进行复查X线，伴桡神经损伤者，应定期复查肌电图。④功能锻炼。早期进行股四头肌等长收缩、足趾和髌骨被动及主动活动。跟骨牵引者，要进行髌骨被动活动和抬臀运动，以防跟腱挛缩。内固定早期做膝关节屈曲活动。除去外固定后，逐渐负重活动。⑤需要对患者的创伤处进行消毒处理，避免因感染而加重病情。

第二节 脊柱骨折和脊髓损伤

一、脊柱骨折

脊柱骨折又称脊椎骨折,占骨折的5%~6%。造成脊柱骨折的原因多种多样,多数是间接暴力所致。脊柱骨折的伤情常较严重且复杂,正确而科学的救护措施会取得良好的效果。若救护方法不正确,可能会加重伤情,产生严重的合并伤,如脊髓损伤。脊髓损伤导致的截瘫会使患者四肢功能部分或全部丧失,并且继发其他并发症,所以,必须引起医护人员的高度重视。

(一)病因与发病机制

脊柱受到外力时,可能有多种外力共同作用,但多数情况下,只是其中一种或两种外力产生脊柱损害。作用于胸、腰椎的外力包括压缩、屈曲、侧方压缩、屈曲—旋转、剪切、屈曲—分离、伸展。

(二)临床表现与诊断

有严重的外伤史。患者受伤部位有疼痛感,颈部活动受限,腰背部肌肉痉挛,患者不能翻身起立,受伤脊椎部位有压痛、肿胀和局限性后突畸形。此外,外伤后由于腹膜后血肿对自主神经的刺激,导致肠蠕动减慢,因此,患者常有腹痛、腹胀等表现。但应注意与腹腔脏器损伤相鉴别,X线摄片可以确定损伤的部位、类型和移位情况。

(三)治疗

1.手术治疗。及时的手术稳定允许患者早期坐起和康复治疗,可以很好地恢复脊柱的序列,纠正畸形,解除神经系统的压迫。

(1)适应证:①有神经损伤;②所有AOC型骨折;③AOA3型及B型中成角>30°、椎体压缩>50%、椎管侵占>30%;④MRI证实有椎间盘损伤。

(2)手术方式:包括前路手术、后侧入路、前路和后路联合手术。

2.保守治疗。主要方法是支具外固定或者卧床休息治疗,包括一段时间的卧床休息,并逐步进行功能锻炼。

(四)护理评估

1.现病史。受伤脊椎部位是否有压痛、肿胀和局限性后突畸形,患者是否有腹痛、腹胀等表现。是否有脊髓损伤的相应症状和体征,患者有无休克、呼吸困难和生命体征的变化。开放创口的部位、形状,有无组织外漏,创口有无异物残留。

2.健康史。①一般资料,年龄、性别、有无过敏史等。②既往史,患者有无脊柱外伤、畸形,有无脊柱退行性病变。

3.影像学检查。①X线摄片检查,可以帮助了解椎体的顺列、腰椎生理前凸的存在、椎体高度的丢失及椎体受伤后局部的后凸角度。②CT检查,可以获得关于损伤椎体的任何平面的信息,可以清楚地显示椎管及骨折块与椎管的位置关系。③MRI检查,可以清楚地显示脊髓和软组织图像,辨别椎间盘损伤、硬膜外血肿、脊髓水肿、软组织损伤等情况。

4.心理—社会状况。包括心理承受能力、对疾病的认知程度及社会关系支持等。

(五)护理诊断

常见护理诊断与合作性问题主要包括:①疼痛,与骨折有关;②引起或加重脊髓损伤,与脊柱骨折可能压迫脊髓有关;③躯体移动障碍,与疼痛及神经损伤有关;④知识缺乏,缺乏有关功能锻炼的知识;⑤恐惧,与担心疾病的预后可能导致残疾有关;⑥潜在并发症,压疮、肺部感染、泌尿系统感染。

(六)护理目标

护理目标主要包括:①患者自述疼痛缓解或减轻,可以耐受;②脊髓损伤得到控制;③疼痛缓解,患者可在床上翻身;④知晓功能锻炼的相关知识;⑤情绪稳定,焦虑减轻;⑥并发症得到及时发现和处理,或无并发症的发生。

(七)护理措施

1.术前护理。①体位护理,平卧硬板床,维持脊柱的稳定性,移动患者时应3人分别扶托患者头部、腰骶部及双下肢,维持脊柱水平位。②心理护理,耐心倾听患者主诉,根据情况给予相关的指导,讲解有关疾病、手术的基础知识,给予患者心理支持和鼓励。③饮食护理,给予高热量、高蛋白、粗纤维的食物,禁食胀气的食物。④皮肤护理,做好皮肤的清洁,每2h轴线翻身,防止压疮的发生。

2.术前准备。

(1)心理护理:①评估患者,正确了解病情,了解患者存在的主要心理问题及疾病的应对方法;②讲解疾病相关知识及护理要点;③多巡视病房,多与患者及家属沟通,减轻患者的焦虑;④保持情绪的稳定,保证患者良好的睡眠。

(2)常规准备:①术前行备血、皮试的准备,术前一晚24:00开始禁食、禁水;②术前训练,包括深呼吸、有效的咳嗽咳痰、床上大小便的练习;③健康教育,介绍术前戒烟戒酒的重要性,讲解术后早期活动的目的及意义;④术前皮肤的准备,剔除手术区域的毛发,清洁手术区域的皮肤。

3.术后护理。

(1)体位护理:①颈椎骨折者,术后24h内,颈部两侧各放置1个沙袋,24h后可改用颈围制动;胸、腰椎骨折者躯干应保持轴线平直,避免扭曲;②搬运患者时,颈部自然中立位,切忌前屈、扭转或过伸,有石膏床者,将患者卧于石膏床上搬动,成轴线翻身。

(2)病情观察:①脊柱手术患者术中失血过多,易出现血容量不足,应给予心电监护,监测血压、脉搏的变化,并以此来调节输液、输血的速度;②术后常规给氧气,观察患者呼吸的变化,若颈椎前路手术术后出现呼吸困难,多为喉头水肿引起,均应气管切开或紧急手术切除血肿;③观察切口渗血、渗液情况,若渗出液较多,应及时更换,以减少感染的机会;④颈椎术后的患者,应注意其吞咽及进食的情况,对于喉头水肿的患者,应根据医嘱合理采用雾化吸入,以缓解喉头黏膜水肿。

(3)饮食护理:①脊柱手术后6h,患者无恶心、呕吐,可进食,但在48h内应以流质或半流质为宜,其饮食应以流质、半流质、软食、普食逐步过渡;②对于颈椎术后的患者,在患者自身可耐受的情况下,可嘱其适当吃冷食物,如冰淇淋等,以减少咽部水肿与渗血,但饮食应以流质和半流质柔软食物为宜。

(4)加强生活护理:积极防止压疮、呼吸道和泌尿系统感染、便秘、腹泻等并发症的发生。

(5)功能锻炼:①为防治肌肉萎缩和关节僵硬,应改善并促进肢体的血液循环,并进行肌肉按摩;②关节的活动,可做下肢关节的内收外展运动,踝关节的背伸、跖屈和旋转活动;练习手指的伸、屈、握拳、捏、握等动作;肢体挛缩的患者在被活动时,禁忌用粗暴手法,以免造成与挛缩相对抗方向的运动,引起骨折或软组织损伤。

(八)健康教育

健康教育的内容主要包括：①加强腰背肌肌肉锻炼，术后4~6周可协助患者离床活动；②嘱患者勿弯腰，逐步增加运动量，给予腰围保护；③截瘫恢复为慢性过程，建立患者恢复信心；④加强营养，增强机体恢复力和抵抗力；⑤定期复查，出现不适随时就诊。

(九)护理评价

在对患者进行护理之后，医护人员应对患者进行评价，评价内容主要包括：①可以正视自己的疾病，并积极配合治疗，使自身早日脱离病痛，获得健康；②在进行静养的过程中，也要注重自身的适当锻炼，调整自身的身体状况，使自身更快获得康复；③需要患者家属对患者进行悉心的照料，使患者拥有良好的治疗心情；④向患者进行疾病知识的普及，使患者对疾病有较好的了解，并积极配合医生的治疗，以尽快获得康复。

二、脊髓损伤

脊髓损伤是脊柱骨折或脱位直接导致的后果，脊髓损伤的程度取决于椎体受伤移位压迫的情况。当椎体骨折脱位或附件骨折时，移位的椎体、碎骨片、椎间盘等组织突入椎管，可直接压迫脊髓或马尾神经，引起局部水肿和缺血变性等改变。根据不同程度的损伤，可造成不完全瘫痪和完全瘫痪。

(一)病因与发病机制

对身体造成的间接损伤会导致椎管内的脊髓受到严重的挤压和伤害，脊髓出现的问题会对人体的骨髓产生严重的影响。外在强大的冲击力会使患者的脊柱受到严重的伤害，导致骨骼错位，对自身造成骨折性伤害。脊髓型骨折发生之后，如果没有得到较好的治疗，会导致再次复发，并更加难以治愈。

(二)临床表现

骨髓的痉挛现象，会使脊髓无法进行正常的运转，如果脊髓丧失应当发挥的功能，就会使身体受到严重的创伤。主要体现在运动技能受损，严重的话会影响行动能力，使生活无法自理。

(三)治疗

1.手术治疗。手术治疗主要针对伴有神经功能损害和脊柱失稳的病例。手术的主要原则包括复位、神经组织的减压和受损节段的固定。临床药物试验结果表明,在脊髓损伤后8h内是最佳时机。

2.非手术治疗。①心理治疗,主要为了帮助患者了解病情,增加信心,避免或减轻患者的心理创伤。②卧床休息、颈椎Glisson枕颌带牵引、颅骨牵引法、局部按摩、功能锻炼等方法。③药物治疗及高压氧治疗,目前在药物治疗中所取得的最大进展是大剂量的甲泼尼龙伤后8h冲击疗法,有减轻脊髓损伤的作用。④并发症的防治应及早进行,伤后早期就应该开始肢体被动活动和补钙,以刺激血液循环,预防关节僵硬、挛缩及骨质疏松,维持肌肉长度,促进康复;对于急性颈椎、颈髓损伤并发多系统器官衰竭(MSOF),消除其诱因并对可能发生或已发生功能不全的器官进行有效的功能支持,才能降低脊髓损伤后MSOF的发生率、病死率。

(四)护理评估

1.现病史。①局部,脊柱受伤部位有无肿胀、畸形、疼痛,以及有无开放性伤口、脊髓组织外漏或脑脊液漏。②全身,患者有无疼痛、压痛、畸形及有无瘫痪、运动功能障碍、尿失禁、尿潴留、大便失禁或便秘。患者有无休克、呼吸困难和生命体征的变化。

2.既往史。①一般资料,年龄,性别,有无过敏史等。②既往史,既往有无脊柱外伤、畸形和炎症病史、椎间盘退行性病变。

3.实验室及辅助检查。①CT和MRI检查,可清楚地显示脊髓损伤的情况。②腰椎穿刺,常规脑脊液检查有无出血,碘造剂显示受阻部位、程度和类型。

4.心理—社会状况。包括心理承受能力、对疾病的认知程度及社会关系支持等。

(五)护理诊断

常见护理诊断与合作性问题主要包括:①患者自主清理呼吸道无效,与神经麻痹有关,气体交换受损;②疼痛,与外伤有关;③排尿形态的改变,与留置尿管有关;④恐惧,与担心疾病的预后可能导致残疾有关;⑤潜在并发症,压疮、便秘、泌尿系统感染、肺部感染等;⑥其他,包括自理能力的下降、脊髓功能障碍。

(六)护理目标

护理目标主要包括:①协助清理呼吸道,保持呼吸道通畅,指导并协助患者翻身、排痰,防止发生肺部感染;②患者自述疼痛缓解或减轻,可以耐受;

③解除尿潴留,训练反射性排尿;④协助患者在床上翻身,做好患者的生活护理;⑤脊髓功能得到恢复;⑥情绪稳定,焦虑减轻;⑦并发症得到及时发现和处理,或无并发症的发生。

（七）护理措施

参见脊柱骨折的护理措施。

（八）健康教育

健康教育的主要内容包括:①预防并积极治疗并发症,如压疮、尿潴留、肺炎及尿路感染等,对维持正常的心肺功能和胃肠道功能要予以足够的重视,对瘫痪肢体的静脉回流受阻也要通过向心按摩、抬高患肢和电刺激等加以改善,以维持肢体的有效循环,避免发生血栓性静脉炎;②增加饮水量,保持尿液通畅,控制泌尿系感染,防止尿路结石发生;③截瘫恢复为慢性过程,帮助患者建立康复的信心,强化心理治疗,消除悲观急躁的情绪,鼓励患者增强战胜疾病的信心;④饮食要定时、定质、定量,多食含纤维素较多的食物,如蔬菜和水果,以刺激肠蠕动,促进排便,同时注意多饮水,防止大便干燥;⑤对长期卧床或坐轮椅的患者,保持床铺的平整、松软、清洁、干燥、无皱褶、无渣屑,使患者舒适,注意皮肤清洁及干燥,每日用温水清洁皮肤2次;⑥定期复查,如有不适及时就诊。

（九）护理评价

通过治疗护理,对患者进行评价的主要内容包括:①能正视现实,进行自我形象设计;②能积极地进行功能锻炼,并进行力所能及的活动;③并发症得到控制;④情绪稳定,了解疾病的相关知识,积极配合医务人员的诊治和护理。

第三节　骨盆骨折

一、概述

骨盆骨折多由于从前后或两侧挤压的、强大的直接暴力所致。在临床上比较多见,因骨盆骨折出血多,故易发生出血性休克,在处理骨盆骨折时必须给予高度重视。

　　骨盆是由骶骨、尾骨及两侧髋骨(耻骨、坐骨和髂骨)构成。两侧髂骨与骶骨构成骶髂关节,并借腰骶关节与脊柱相连;两侧髋臼与股骨头构成髋关节,与双下肢相连。因此,骨盆是脊柱与下肢间的桥梁,具有将躯干重力传达到下肢,将下肢的震荡上传到脊柱的重要作用。骨盆的两侧耻骨在前方借纤维软骨连接构成耻骨联合,因此,骨盆呈一环状,其前半部(耻、坐骨支)称为前环,后半部(骶骨、髂骨、髋臼和坐骨结节)称为后环。骨盆的负重支持作用在后环部,故后环骨折较前环骨折更为重要;但前环是骨盆结构最薄弱处,故前环骨折较后环骨折多。骨盆对盆腔内脏器,如泌尿和生殖器官、肠管、神经和血管等,有重要保护作用,当骨折发生时,也容易损伤这些器官。盆腔内有骶神经丛,盆腔的血管主要是髂内动脉,在骶髂关节前方由髂总动脉分出,静脉分为壁静脉与脏静脉,前者与同名动脉伴行,后者构成静脉丛,最后都注入骶内静脉。由于盆腔内血管丰富,骨折时易造成血管破裂而出血。

　　骨盆两侧髋骨是由髂骨、坐骨、耻骨等共同构成,髋臼为薄弱处,易发生损伤。髋骨为下肢带骨,左右各一,在前借纤维软骨构成耻骨联合,在后与骶骨借耳状关节面相连。形成四对骨盆弓(后方的两对为负重弓;前方上下各一对约束弓),能传递重力和维持骨盆稳定性。骨折多因(直接)强大暴力引起,如被车辆碾轧或倒塌的重挤压等。少数可因间接暴力造成,如因肌肉突然收缩发生起止点的撕脱性骨折,或侧方挤压而发生耻骨骨折。骨盆骨折的严重性,决定于骨盆环的破坏程度及是否伴有盆腔脏器、血管、神经损伤。

　　(一)骨盆骨折的分类

　　骨盆骨折可分为稳定性骨折和不稳定性骨折两种。

　　1.稳定性骨折。骨盆环连接性未被破坏,或虽有破坏,但不在负重部位,因而对骨盆稳定性无大影响者。这类骨折又可分为两类:①骨盆环连接性未受破坏的骨折,有髂骨翼骨折、骶骨横形骨折、尾骨骨折或脱位以及髂前上、下棘或坐骨结节撕脱骨折;②前环骨折,包括耻骨支骨折、坐骨支骨折、耻骨联合分离。

　　2.不稳定性骨折。骨盆连接性被破坏,骨折常移位和变形,对骨盆的稳定性影响较大者。此类骨折也可分为两类:①前、后环同时骨折,常见的有一侧骶髂关节脱位或髂骨骨折并同侧或对侧耻骨上、下肢骨折;一侧骶髂关节脱位或髂骨骨折并发耻骨联合分离;前、后环多处骨折;②髋臼骨折或髋臼骨折并发股骨头中心性脱位。

（二）并发症的处理

对严重损伤病例,首先要抢救治疗危及生命的休克、重要脏器损伤等并发症。

1.治疗并发症。骨盆骨折常见的并发症为尿道损伤、直肠损伤、膀胱损伤及血管、神经损伤等,情况允许时,应及时予以相应治疗。

2.处理骨盆骨折。

（1）髂前上棘撕脱骨折:可于髋、膝屈位卧床休息3～4周;坐骨结节撕脱骨折采用大腿伸直、外旋位卧床。

（2）骶、尾骨有移位的骨折:可将手指插入肛内,将骨片向后推挤复位。

（3）骨盆环单处骨折无移位者:仅卧位3～4周,即可下地行走。

（4）盆弓1处或2处断裂的骨折:对于单纯的耻骨联合分离,可用骨盆悬吊或骨盆兜夹板复位、固定;骨折片移位明显或因骶髂关节分离移位造成一侧上移短缩,可在硬脊膜外麻醉下手法复位或采用骨牵引复位;错位严重造成畸形和功能损害者,待伤情稳定后作切开复位和内固定术。

（5）髋臼骨折合并股骨头中心性脱位:大多数可用闭合整复治疗。复位的主要目的是恢复髋臼穹隆部与股骨头负重部位的正常关系。在硬膜外麻醉下,于股骨大转子和股骨髁上各做一骨牵引。股骨大转子牵引方向与股骨颈长轴一致,重7～10kg;股骨髁上牵引重15～18kg。1～2d X线摄片检查如复位不满意,可适当增加牵引重量,直至满意后可逐步减少牵引重量。当髋臼经X线摄片显示复位良好时,大转子牵引维持4～6周,髁上牵引维持6～8周。在X线摄片显示骨折线愈合前不宜过早负重行走。髋臼骨折的切开复位因手术范围较大,粉碎性骨折又不易做到良好的内固定,故切开整复要慎重。

二、护理评估

（一）受伤史

多有强大暴力导致的外伤史。

（二）身体状况

受到较强的外部冲击力,会导致人体受创伤的程度较高,造成行动困难的现象。经过医生的询问和检查,可以看出身体骨骼所产生的问题,针对骨骼的具体问题来进行治疗,使患者尽快获得康复,减少患者的痛苦。骨骼受损,会导致身体的其他器官出现问题,这都严重地影响了人体的健康。身体会产生出血现象,之后人体体温会较低,并且逐渐出现休克、窒息的情况。

骨盆骨折常合并盆腔内脏器损伤,常见状况如下。

1.休克。主要是由于骨折导致大量出血,从而使患者出现休克现象。当血液流失时,会将淤血留在黏膜上,并呈现出程度不同的休克现象。

2.直肠肛管损伤及女性生殖道损伤。骨盆骨折对人体造成最大的危害在于肛门与泌尿系统感染,对腹部的影响较大。当骨盆出现开裂的状况时,若不进行紧急医治,就会使腹部及身体内部的组织器官受到严重的影响。骨盆骨折的产生也会对肠道造成一定的伤害,从而影响身体的整体健康。

3.尿道及膀胱损伤。骨盆骨折后,尿道将无法进行正常运行,尿道在进行尿液排泄的过程中,会伴随着血液的流出,导致腹腔内感染,并且尿液会污染阴部,加重病情并引发多种并发症。

4.神经损伤。骨盆骨折的位置存在很大的不同,不同的部位骨折会对身体的组织结构和神经结构造成较大的伤害。骨盆附近的神经受到损害之后,人体正常的运作也会受到影响,进而导致人体受到严重的损害。

5.大血管损伤。骨盆骨折时,会对周围的血管产生挤压,导致血管大量出血,使人进入昏迷状态。

(三)影像学检查

通过先进的X线检查医疗技术,可以对关节内部结构有更加清晰的了解,有利于医生为患者制订更有效的治疗方案。在进行X线检查的过程中,应选取具有代表性的关节进行摄片,使病情研究更具有针对性,有利于患者获得更好的救治。在X线摄片中,可以观察到关节的生长趋势以及关节与关节之间正常与否。随着时间的推移,患者的关节会呈现出不同程度的变化。应对照患者不同时期的变化进行更适合的检查,使患者可以感受到关节炎症带来的危害,并积极主动地配合治疗,避免产生更加严重的并发症。运用X线检查技术帮助患者进行骨盆的矫正,可以使患者获得良好的感受。

三、护理目标

护理目标主要包括:①24h内患者疼痛减轻;②患者的生命体征在正常范围;③患者自感舒适,焦虑感消失;④患者能说出便秘的概念及预防措施;⑤患者卧床期间皮肤完好;⑥患者能自行排尿。

四、护理措施

(一)一般护理

①指导患者腹痛时采取感觉舒适的体位,如侧卧位、半卧位、躯体弯曲位。②帮助患者进行身体的清理,保障患者的整体卫生,避免炎症进一步发展,控制病情,尽可能帮助患者清除体内残留的炎症。③与患者之间进行良好的互动和交流,并对患者的心理问题给予帮助,使患者减轻病痛带来的痛苦。④休息及活动,有出血倾向时应限制活动,卧床休息,出血停止后逐步增加活动量;运动的强度和时间应结合患者的身体承受能力来进行。⑤饮食应以高蛋白质、高维生素及易消化的食物为主,多食新鲜的绿叶蔬菜和水果,不但可以补充促凝血物质、减少出血机会,还能促进人体健康;不宜多食辛辣、厚味之类的食物,因为此类食物可诱发出血及损伤脾胃。

(二)病情观察与护理

1.血管损伤、出血性休克。①密切动态观察血压、脉搏变化,定时复查血红蛋白,及时发现大出血,早期处理。②迅速建立静脉通路,快速输入平衡盐液等,并立即止血、输血等。③备好各种抢救物品及药物,做好手术的准备工作。

2.腹膜后血肿。①动态观察血压、脉搏及临床表现。②密切观察腹部肿块大小,注意有无扩大,有无腹膜刺激症状。③腹胀严重时行肛管排气,轻度腹胀可按摩腹部以协助排气。④必要时禁食,留置胃管行胃肠减压。

3.泌尿系统损伤。①观察排尿情况,注意有无排尿困难、血尿或尿道口流血。②膀胱胀满,耻骨上、会阴部压痛及下腹部压痛等均应给予留置尿管,定期开放。③观察下腹部及腹股沟、会阴部皮下有无肿胀,及时发现膀胱破裂,及时处理。

4.直肠损伤。①观察肛门,注意有无血液流出。②了解患者有无直肠刺激症状,必要时做直肠指诊。③做好随时手术的准备工作。

5.神经损伤。注意观察有无神经感觉障碍和运动障碍,如足下垂等。

(三)牵引患者的护理

应按牵引常规护理,防止长期卧床引起的肺部感染、泌尿系统感染及压疮三大并发症。如有肌力减弱和足下重等情况出现,应指导患者进行抗阻力肌肉锻炼,踝关节应用软枕衬垫支撑,保持踝关节功能位,防止跟腱挛缩、踝跖屈畸形。

(四)功能锻炼

功能锻炼主要包括:注重轻度锻炼对身体带来的好处,良好的作息习惯可以缓解骨盆及关节疼痛的现象;还可以通过热毛巾热敷的方式使患者的关节炎症得到缓解,避免剧烈疼痛;还需要注重保暖,受寒会导致患者的关节炎症出现更大的问题。卧床患者应加强皮肤护理,按摩受压部位,定时翻身,保持床单平整、清洁,防止发生挤压;需要对患者的个人卫生问题进行关注,加强其自身免疫力,避免并发症引发的病情恶化。

五、健康教育

健康教育的主要内容包括:①帮助患者及家属了解疾病的有关知识,介绍有关治疗、护理和康复的方法和意义,以积极配合治疗;②注重饮食的健康和适量的运动,使自身的免疫能力提升;③保持健康、愉悦的心情,减少焦虑情绪的负面影响;④在进行休息的过程中,需要不断调整自己的身体姿势,避免压迫神经;⑤当身体出现不良反应时,一定要及时就医,以免耽误治疗。

第四节　关节脱位

一、肩关节脱位

肩关节脱位最为常见,约占全身关节脱位的1/2。肩胛盂关节面小而浅,关节囊和韧带松大薄弱,有利于肩关节活动,但缺乏稳定性,容易脱位。

(一)病因与发病机制

肩关节脱位主要是不当的拉伸所产生的脱臼现象。肩部关节组织结构较为脆弱,用力不当就会导致患者的身体受到伤害,并产生关节错位的现象。

通常情况下,由于肩部的关节受到外力的拉伸,导致自身的关节脱节,还可能导致骨折。肩部的肌肉受到外力拉伸,就会使身体功能下降,并很容易受到外部的感染。

受到外力拉伸也可造成肩胛下肌近止点处肌腱损伤,造成关节不稳定,成为脱位复发的潜在因素。肱骨头后上骨软骨塌陷骨折称 Hill-Sachs 损伤,肩关节脱位还常合并肱骨大结节撕脱骨折和肩袖损伤。

(二)临床表现

1.一般表现。外伤性肩关节前脱位主要表现为肩关节疼痛、周围软组织肿胀、关节活动受限。健侧手常用以扶持患肢前臂,头倾向患肩,以减少活动及肌牵拉,减轻疼痛。

2.局部特异表现。

(1)弹性固定:上臂保持固定在轻度外展前屈位,任何方向上的活动都导致疼痛;Dugas 征阳性为患肢肘部贴近胸壁,患手不能触及对侧肩部,反之,患手放到对侧肩,患肘不能贴近胸壁。

(2)畸形:是从前方观察患者,患肩失去正常饱满圆钝的外形,呈"方肩"畸形,患肢较健侧长,是肱骨头脱出于喙突下所致。

(3)关节窝空虚:除方肩畸形外,触诊肩峰下有空虚感,可在肩关节盂外触到脱位肱骨头。

(三)影像学检查

X 线检查不仅可以了解脱位的类型,还能明确是否合并骨折。必要时行 MRI 检查,可进一步了解关节囊、韧带及肩袖损伤。

(四)诊断

结合外伤病史,如跌倒时手掌撑地,肩部出现外展外旋,或肩关节后方直接受到剧烈撞击,就诊时患者特有的体态和临床表现,以及影像学检查可以确诊。

(五)治疗

治疗要点包括急性期的复位、固定和恢复期的功能锻炼。

1.复位。

(1)手法复位:新鲜脱位应尽早进行复位,以便早期解除病痛。切忌暴力强行手法复位,以免损伤神经、血管、肌肉,甚至造成骨折。经典方法包括:①Hippocrates 法,医生站于患者的患侧,沿患肢畸形方向缓慢持续牵引的同时以足蹬于患侧腋窝,逐渐增加牵引力量,轻柔旋转上臂,借用足作为支点,内收上臂,完成复位;②Stimson 法,患者俯卧于床,患肢垂于床旁,用布带将 2.3~4.5kg 重物悬系患肢手腕自然牵拉 10~15min,肱骨头可在持续牵引中自动复位,该法安全、有效。

（2）切开复位：如手法正确仍不能完成复位者,可采用切开复位。切开复位指征是软组织阻挡、肩胛盂骨折移位、合并大结节骨折、肱骨头移位明显,影响复位和稳定者。

2.固定。复位成功后,损伤的关节囊、韧带、肌腱、骨与软骨必须通过制动来修复。应使患肢内旋,肘关节屈曲90°于胸前,腋窝垫棉垫,以三角巾悬吊或将上肢以绷带与胸壁固定。关节囊破损明显或仍有肩关节半脱位者,将患侧手置于对侧肩上,上肢贴胸壁,腋窝垫棉垫,用绷带固定于胸壁前。40岁以下患者宜制动3~4周;40岁以上患者,制动时间可相应缩短,因为年长者复发性肩关节脱位发生率相对较低,而肩关节僵硬却常有发生。

3.功能锻炼。肩关节的活动锻炼应开始于制动解除以后,而且应循序渐进,切忌操之过急。固定期间,活动腕部和手指,症状缓解后指导患者用健手被动外展和内收患肢。3周后指导患者锻炼患肢。方法是弯腰90°,患肢自然下垂,以肩为顶点做圆锥环转,范围逐渐增大。4周后,指导患者手指爬墙外展、举手摸头顶、借力臂上举等,使肩关节功能恢复。

（六）护理

1.心理护理。给予患者生活上的照顾,及时解决困难,给予患者精神安慰,缓解其紧张心理。

2.病情观察。移位的骨端可压迫邻近的血管和神经,引起患肢缺血、感觉、运动障碍。对皮肤感觉功能障碍的肢体要防止烫伤。定时检查患肢末端的血液循环状况,若发现患肢苍白、发冷、大动脉搏动消失,提示有大动脉损伤的可能,应及时处理。动态观察患肢的感觉和运动,以了解患肢神经损伤的程度和恢复情况。

3.复位。做好复位前的身体与心理准备。复位前给予适当的麻醉,以减轻疼痛,同时使用肌肉松弛剂,利于复位。复位成功后被动活动。

4.固定。告知患者及其家属正确固定骨骼的方式,并且告知这样做的目的和好处,使患者愿意接受治疗。在进行骨骼固定的过程中,需要家属注意进行固定的周期和时间,使患者了解到固定的意义,避免患者产生反抗心理,并在外部帮助固定之后,针对自身的体能进行有效锻炼。静养与有效活动相互结合可以使患者获得较好的康复。由于肩关节脱位患肢固定于胸壁,注意腋窝下要垫棉垫以保护腋窝胸壁皮肤。40岁以上患者可适当缩短制动时间,避免肩关节僵硬的发生。

5.缓解疼痛。早期正确复位固定可使疼痛缓解或消失。移动患者时,帮患者托扶固定患肢,动作轻柔,避免因活动患肢加重疼痛。指导患者和家属应用心理暗示、松弛疗法等,转移注意力而缓解疼痛。遵医嘱应用镇痛剂,促进患者舒适与睡眠。

6.健康教育。向患者及其家属讲解关节脱位治疗和康复知识,讲述功能锻炼的重要性和必要性,指导并使患者能自觉地按计划进行正确的功能锻炼,减少盲目性。

二、肘关节脱位

全身大关节中,肘关节脱位的发生率相对低,约占总发病数的1/5。肘关节脱位后如不及时复位,容易导致前臂缺血性痉挛。

(一)病因与发病机制

肘关节脱位可有后脱位、外侧方脱位、内侧方脱位和前脱位,其中后脱位最常见,多为间接暴力所致。摔倒时前臂旋后位手掌撑地,由于肱骨滑车横轴线向外倾斜,使所传达的暴力达到肘部时转成肘外翻及前臂旋后过伸的应力,尺骨鹰嘴突在鹰嘴窝内呈杠杆作用,导致尺桡骨近端同时被推向后外侧,产生后脱位。肘前关节囊及肱前肌撕裂,后关节囊及内侧副韧带损伤,可合并肱骨内上髁骨折、正中神经和尺神经损伤。晚期可发生骨化性肌炎。

(二)临床表现

1.一般表现。伤后局部疼痛、肿胀,功能和活动受限。

2.特异体征。①畸形,肘后突、前臂短缩、肘后三角相互关系改变,鹰嘴突出内外髁,肘前皮下可触及肱骨下端。②弹性固定,肘处于半屈近于伸直位,屈伸活动有阻力。③关节窝空虚,肘后侧可触及鹰嘴的半月切迹。

3.并发症。脱位后,由于肿胀而压迫周围神经、血管。后脱位时可伤及正中神经、尺神经和肱动脉。①正中神经损伤,成"猿手"畸形,拇指、示指、中指感觉迟钝或消失,不能屈曲,拇指不能外展和对掌。②尺神经损伤,成"爪状手"畸形,表现为手部尺侧皮肤感觉消失,小鱼际及骨间肌萎缩,掌指关节过伸,拇指不能内收,其他四指不能外展及内收。③动脉受压,患肢血液循环障碍,表现为患肢苍白、发冷、大动脉搏动减弱或消失。

(三)影像学检查

X线检查用以证实脱位及发现合并的骨折。

(四)诊断

有外伤史,以跌倒时手掌撑地最常见,根据临床表现和X线检查可明确诊断。

(五)治疗

治疗要点主要包括:①尽快将错位的地方进行复位,防止人体长时间处于身体错位的状态下而导致身体畸形,应尽快配合医生进行治疗,并固定好关节,避免进行挤压和碰撞;②固定,在进行固定的过程中,最常见的方式就是运用石膏、木板对受伤的地方进行固定,等到关节逐渐恢复之后再进行拆除及活动;③功能锻炼,在进行复健的过程中,适当的运动非常重要,需要将关节进行有效活动,避免关节由于长时间处于静止形态下,而导致肌肉萎缩、身体僵硬的现象。

(六)护理

护理要点主要包括:①固定,注意观察固定的正确与有效,固定期间保持肘关节的功能位,不可随意放松;②保持清洁、平整,肘关节周围皮肤保持清洁,石膏、夹板的内衬物保持平整;③指导活动,指导患者活动患侧掌指,按摩患肢,防止肌肉萎缩。

三、桡骨头半脱位

桡骨头半脱位是小儿多见的日常损伤,俗称牵拉肘。多发生在5岁以内,以2~3岁最常见。

1.发病机制与病理。患儿肘关节处于伸直位,前臂旋前时突然受到牵拉致伤。前臂旋前时,桡骨头容易从环状韧带内撕裂处脱出,使环状韧带嵌于肱桡关节间隙内。一般环状韧带滑脱不到桡骨头周径的一半,所以屈肘和前臂旋后容易复位。5岁以后,环状韧带增厚,附着力渐强,不易发生半脱位。

2.临床表现。患儿被牵拉受伤后,因疼痛哭闹,不让触动患部,不肯使用患肢,特别是举起前臂。检查发现前臂多呈旋前位,半屈;桡骨头处可有压痛,但无肿胀和畸形;肘关节活动受限。

3.影像学检查与诊断。X线检查无阳性发现。诊断主要依靠牵拉病史、症状和体征。

4.治疗。其主要包括:①复位,闭合复位多能成功,方法是一手握住患儿的前臂和腕部,另一手握住肘关节,拇指压住桡骨头,使前臂旋后多能获得复位;②固定,复位后无须特殊固定,用三角巾或布带悬吊患肢于功能位1周即可。

5.护理。嘱患儿家属勿强力牵拉患儿手臂,复位后症状不能立即消除者,要密切观察一段时间,以明确复位是否成功。

四、髋关节脱位

髋关节是身体最大的杵臼关节,结构稳固,周围有强大韧带和肌肉附着,只有高能暴力才能导致脱位,如车祸中高速暴力撞击。按股骨头的移位方向,髋关节脱位分为前脱位、后脱位和中心脱位,其中以后脱位最多见,占85%~90%。以髋关节后脱位为例详细阐述。

1.病因。髋关节后脱位一般发生于交通事故时,患者处于髋关节屈曲内收和屈膝体位,强力使大腿急剧内收、内旋时,迫使股骨颈前缘抵丁髋口前缘形成支点,因杠杆作用,股骨头冲破后关节囊,滑向髋臼后方形成后脱位;如暴力自前方作用于屈曲的膝,沿股骨纵轴传达到髋,也可使股骨头向后方脱位。

2.分类。临床上按有无合并骨折分为以下几种类型:Ⅰ型,无骨折伴发,复位后无临床不稳定;Ⅱ型,闭合手法不可复位,无股骨头或髋臼骨折;Ⅲ型,不稳定,合并关节面、软骨或骨碎片骨折;Ⅳ型,脱位合并髋臼骨折,须重建,恢复稳定和外形;Ⅴ型,合并股骨头或股骨颈骨折。

3.临床表现。脱位后出现髋部疼痛,髋关节活动受限。患肢呈屈曲、内收、内旋及短缩畸形,臀部可触及向后上突出移位的股骨头。可合并坐骨神经损伤,表现为大腿后侧、小腿后侧及外侧和足部全部感觉消失,膝关节屈曲小腿和足部全部肌瘫痪,足部出现神经营养性瘫痪。

4.影像学检查。X线正、侧位和斜位像可明确诊断。应注意是否合并骨折,特别是容易漏诊的股骨干骨折。CT可清楚显示髋臼后缘及关节内骨折情况。

5.诊断。根据明显暴力外伤史,临床表现有疼痛和髋关节不能活动,影像学检查结果等确定诊断。

6.治疗。对于Ⅰ型损伤可采取24h内闭合复位治疗。对于Ⅱ～Ⅴ型损伤，多主张早期切开复位和对并发的骨折进行内固定。①闭合复位方法。充分麻醉，使肌肉松弛。包括Allis法和Stimson法。Allis法是患者仰卧于地面垫上，助手双手向下按压两侧髂前上棘以固定骨盆，术者一手握住患肢踝部，另一前臂置于小腿上端近腘窝处，使髋、膝关节屈曲90°，再向上用力提拉持续牵引，待肌松弛后，再缓慢内旋、外旋，听到或感到弹响，表示股骨头滑入髋臼，然后伸直患肢。若局部畸形消失、关节活动恢复，表示复位成功。Stimson法是患者俯卧于检查床上，患侧下肢悬空，髋及膝各屈曲90°，助手固定骨盆，术者一手握住患者的踝部，另一手置于小腿近侧，靠近腘窝部，沿股骨纵轴向下牵拉，即可复位。②切开复位术。当有梨状肌阻挡、关节囊嵌闭或骨软骨碎片卷入关节时，手法复位多失败。合并髋臼骨折片较大，影响关节稳定时，应手术切开复位，同时将骨折复位内固定。③固定。复位后患肢皮牵引3周，4周后可持腋杖下地活动，3个月后可负重活动。④功能锻炼。固定期间进行股四头肌收缩训练、未固定关节的活动。3周后活动关节。4周后，皮牵引去除，指导患者拄双拐下地活动。3个月内患肢不负重，以防股骨头缺血坏死及受压变形。3个月后，经X线摄片证实股骨头血供良好者，尝试去拐步行。

7.护理。①指导活动，髋关节脱位后常需皮牵引，牵引期间指导患者行股四头肌收缩训练，防止肌肉萎缩。②预防压疮，需长期卧床者注意做好皮肤护理，预防压疮。③饮食护理，注意合理膳食，保持排便规律，预防便秘。

第九章　急危重症患者的护理

第一节　心搏骤停

一、概述

心搏骤停(CA)是指由各种原因引起的心脏泵血功能突然停止。一旦发生,将立即导致脑和其他脏器血液供给中断,组织严重缺氧和代谢障碍。对心搏骤停者立即采取恢复有效循环、呼吸和大脑功能的一系列抢救措施,称为心肺脑复苏(CPCR)。

二、护理措施

1.准确、及时判断。实施心肺复苏前必须准确、及时判断患者有无突发意识丧失,有无自主呼吸,有无大动脉(颈动脉或股动脉)搏动消失。

2.紧急处理措施。①人工循环。立即进行胸外心脏按压,按压部位在胸骨中下1/3交界处,按压频率为至少100次/分,按压深度成人至少为5cm,儿童至少为胸部前后径的1/3(婴儿大约为4cm,其他儿童大约为5cm),并让一人通知医生,如为目击者立即拳击心前区1~2次,再行胸外心脏按压。②畅通气道人工呼吸。畅通气道是实施人工呼吸的首要条件,面罩球囊控制呼吸,连接氧气8~10L/min,如有条件者立即气管插管,进行加压给氧,无条件时应行口对口人工呼吸,每次吹气量为400~600mL。③迅速建立2条静脉通道。一般首选上腔静脉系统给药,如肘静脉、锁骨下静脉、颈外静脉或颈内静脉,以便药物尽快起效。④心电监护。观察抢救效果,必要时除颤起搏。⑤脑复苏。头部置冰帽,体表大血管处,如颈、腹股沟、腋下置冰袋;同时应用脑复苏药物,如冬眠药物、脱水药物及能量合剂等。⑥纠正酸中毒。可选用碳酸氢钠注射液。

3.病情观察。①观察患者的通气效果。保持呼吸道通畅,吸氧(流量为5~6L/min),必要时行气管插管和使用人工呼吸机。使用呼吸机通气的患者每小时吸痰1次,每次吸痰时间不超过15s,定时进行血气分析,根据结果调节呼吸机参数。②观察循环复苏效果。观察有无窦性心律,心搏的频率、节律,心律失常的类型以及心脏对复苏药物的反应;观察血压的变化,随时调整升压药,在保持血容量的基础上,使血压维持在正常高水平,以保证心、脑、肾组织的血供;密切观察瞳孔的大小及对光反射、角膜反射、吞咽反射和肢体活动等;密切观察皮肤的色泽、温度。③观察重要脏器的功能。留置导尿管,观察尿量、颜色、性状,定时监测尿素氮、肌酐等,保护肾功能。④复苏的有效指征。面色、口唇由发绀转为红润;自主呼吸恢复;能触及大动脉搏动,肱动脉收缩压>60mmHg;瞳孔由大变小;有眼球活动或睫毛反射出现。⑤复苏终止指征。包括脑死亡和心脏停搏。脑死亡,对任何刺激无反应;自主呼吸停止;脑干反射全部消失(瞳孔对光反射、角膜反射、吞咽反射、睫毛反射);脑电活动消失;心脏停搏至开始心肺复苏的时间超过30min,又坚持心肺复苏30min以上,无任何反应,心电图示波屏上呈一条直线。

4.一般护理。①预防感染,严格遵守各项无菌操作,做好口腔护理、皮肤护理、眼部护理等。②记录24h出入液量,维持电解质及酸碱平衡,防止并发症的发生。③备好各种抢救仪器及药品,防止再次发生心搏骤停。

第二节 休克

一、心源性休克

绝对卧床休息,根据病情给予休克体位。如发生心搏骤停,则按心搏骤停抢救。严密观察病情,注意意识的变化,有无皮肤湿冷、花斑、发绀、心前区疼痛等。血压、脉搏及呼吸每15~30min测量1次,测量脉搏时间为30s,当脉搏不规则时连续测1min,注意心律、心率、中心静脉压的变化及每小时尿量,做好记录,及时报告医生。给予氧气吸入,氧流量2~4L/min,必要时监测血气分析。建立静脉通道,按医嘱应用血管活性药物,注意调节药物的浓度、滴速,使收缩压维持在90~100mmHg水平,注意输液通畅,防止药物外渗。

注意保暖,避免受凉。保暖以加盖棉被为宜,不宜使用热水袋,以防烫伤。按时翻身,做好口腔及皮肤护理,预防压疮。关心、体贴患者,做好健康教育及心理护理。

二、失血性休克

失血性休克的主要护理措施如下。①配合病因治疗护理。创伤引起大出血和(或)有手术适应证的内脏出血者,应尽快争取手术止血,做好术前准备的护理;食管静脉破裂大出血者,应尽快使用三腔双囊管压迫止血。②病情观察。监测血压、脉搏、呼吸,每15~30min监测1次并记录,注意体温变化,同时应观察意识、皮肤色泽和肢体温度,记录尿量,监测中心静脉压;根据尿量、中心静脉压、血压、心率、皮肤弹性判断患者休克的程度,若中心静脉压低、血压低、心率快、皮肤弹性差、尿量少则提示血容量不足,应予补液、输血;若中心静脉压高、血压低、心率快、尿量少则提示心功能不全,应给予强心、利尿。若心率快、尿量少、中心静脉压及血压波动正常可用冲击试验。方法:成人快速输注300mL液体,若尿量增多,中心静脉压不变,可考虑血容量不足;若尿量不增多、中心静脉压升高2cmH$_2$O,可考虑为心功能不全。③采取平卧位,以利脑部血液供应或将上身和下肢适当抬高10°~30°以利呼吸和下肢静脉回流,保持患者安静,减少搬动。④保持呼吸道通畅,氧流量6~8L/min,必要时床边紧急气管插管或气管切开,给予呼吸机辅助通气。⑤输注血管活性药物的注意事项。滴速必须均匀,避免血压急剧上升或下降,如无医嘱,不可中断,每15~30min测量血压、脉搏和呼吸各1次,详细记录;血管扩张药必须在血容量补充充足的前提下应用,否则可导致血压急剧下降;患者在四肢厥冷、脉微细和尿量少的情况下,不能使用血管收缩药来提高血压,以防止引起急性肾衰竭;血管收缩药和血管扩张药可按医嘱合用,以调节血管张力并有强心作用。⑥防止继发感染。严格无菌操作。保持皮肤清洁、干燥,定时翻身,防止压疮发生。定时叩背、吸痰,防止肺部感染。更换各引流袋及尿袋,每日擦洗会阴2次。⑦密切观察急性肾衰竭、呼吸窘迫综合征、酸中毒等并发症,施行相应护理。⑧营养补充。不能进食者,给予鼻饲含高蛋白、高维生素的流质饮食,供给足够热量,提高机体抵抗力,但要警惕消化道出血。

三、感染性休克

感染性休克是由感染导致的有效循环容量不足、组织器官微循环灌注急剧减少的急性循环功能衰竭综合征。感染性休克的患者多具有全身炎症反应综合征(systemic inflammatory response syndrome, SIRS):①体温>38°或≤36℃;②心率>90次/分;③呼吸急促>20次/分或过度通气,$PaCO_2$<4.3kPa;白细胞计数>12×10⁹/L或<4×10⁹/L,或微成熟白细胞>10%。

1.严密观察患者的生命体征。感染性休克患者表现为过度兴奋、躁动、嗜睡、定向力异常及异常的欣快,要注意患者的意识和对人、时间、地点的定向力。每15~30min分别测量脉搏、呼吸、血压1次,观察呼吸频率、节律和用力程度、胸廓运动的对称性,并做好记录,发现异常及时通知医生处理。

2.改善微循环。迅速建立2条静脉通道,给予扩容、纠酸、抗休克等治疗。输液滴速宜先快后慢,用量宜先多后少,尽快改善微循环,逆转休克状态。

3.给予氧气吸入。3~4L/min,并给予加盖棉被或应用热水袋保温,改善末梢循环,热水袋温度50~60℃,避免过热引起烫伤。

4.保持呼吸道通畅。使用呼吸机通气者,每30~60min吸痰1次。

5.认真记录24h尿量。尿量能正确反映肾脏微循环血液灌注情况,若尿量持续<30mL/h,提示有休克;如无尿>12h,血压正常,提示可能发生急性肾衰竭。出现异常及时通知医生对症处理。

6.加强皮肤护理。保持皮肤清洁、干燥,每2h翻身1次,预防压疮。每日口腔护理、会阴冲洗2次,防止感染。

7.加强营养。给予高蛋白、高热量、高维生素饮食,增强患者的抵抗力。

8.做好心理护理。消除患者的恐惧心理,使其积极配合治疗、护理。

四、过敏性休克

过敏性体克指特异性变应原作用于致敏个体而产生的IgE介导的严重的急性周围循环灌注不足及呼吸功能障碍为主的全身性速发变态反应所致的休克。人体对某些药物或化学物质、生物制品等的过敏反应,变应原和抗体作用于致敏细胞,释放出血管活性物质,可引起外周血管扩张、毛细血管床扩大、血浆渗出,血容量相对不足,加之过敏常致喉头水肿、支气管痉挛等使胸内压力增高,致使回心血量减少,心排血量降低。

过敏性休克的主要措施如下。①立即停药,就地抢救,患者取平卧位。②立即皮下注射0.1%盐酸肾上腺素0.5~1mL,小儿酌减。③遵医嘱给予地塞米松5~10mg加50%葡萄注射液40mL静脉注射;氢化可的松100~200mg加

10%葡萄糖注射液250mL静脉滴注。④氧气吸入4~6L/min,保暖。⑤保持呼吸道通畅,有喉头水肿呼吸抑制时,遵医嘱给予呼吸兴奋药,必要时可行气管插管或气管切开。⑥肌内注射抗组胺类药物,如异丙嗪(非那根)、苯海拉明等。⑦密切观察病情,及时测量生命体征并采取相应的措施。⑧心搏骤停时,按心肺复苏抢救程序进行抢救。

第三节 水、电解质及酸碱失衡

一、高钾血症

高钾血症是指血清钾浓度>5.5mmol/L的一种病理生理状态,此时体内钾总量可增多(钾过多)。

1.一般护理。①绝对卧床休息,保持环境安静,限制探视。②正确留取血、尿标本,及时送检。

2.病情监测。①持续动态心电监测,每1~2h测量生命体征变化。②持续吸氧2~4L/min,保持呼吸道通畅,若患者昏迷,将其头侧向一边,防止呕吐误吸导致窒息。③准确记录24h出入量,注意观察病情及患者主诉。④严密监测血清钾浓度、肾功能、尿渗透压等。⑤需紧急血液透析患者迅速建立血液透析的血管通路,密切观察生命体征的变化。

3.对症护理。①心血管系统影响,熟练掌握心电图知识,如发现异常,应立即抽静脉血做血钾测定,如为高血钾,应立即通知医生进行处理。②对肾功能良好者,应鼓励患者大量饮水,帮助钾从尿中排出。

4.健康指导。嘱患者严格控制饮食,禁食或少食含钾高的蔬菜、水果,如香蕉、甜橙、马铃薯、大枣、香菇、紫菜等。

5.心理护理。解除患者的紧张、恐惧、焦虑等消极情绪,给患者及其家属讲解高钾血症发生的原因,提供详细的预防及处理措施。

二、低钾血症

低钾血症是指血清钾浓度<3.5mmol/L的一种病理生理状态。造成低钾血症的主要原因是机体总钾量丢失,称为钾缺乏。

1.一般护理。保持环境安静、整洁,限制探视,减少干扰。症状明显者应绝对卧床休息,因低钾时心肌内膜处于轻度极化状态,下床活动易导致心律失常,有发生心搏骤停的危险。鼓励患者进食高钾食物,如橘子、香蕉、豆类、干果类等。避免进食大量清水、高糖及油腻食物,并注意饮食卫生,防止食物不洁引起腹泻而加重病情。加强基础护理,预防并发症。

2.病情观察。严密观察患者生命体征,每 1~2h 测量 1 次,进行动态心电监测。持续氧气吸入 3~4L/min,保持呼吸道通畅。监测 24h 出入量,记录每小时尿量,为进一步补钾提供依据。密切监测血电解质、肾功能及尿渗透压。

3.对症护理。①循环系统影响。应准确识别心电图变化,动态监测血钾指标,早期发现后通知医生及时处理,以免延误病情。②神经—肌肉系统影响。严密观察患者意识及全身情况,一旦发现患者呼吸肌麻痹、呼吸困难、窒息及意识方面的改变后要及时处理,防止病情进一步恶化。

4.用药护理。补钾过程中注意监测肾功能和尿量,尿量为 30mL/h 以上时,补钾则较安全。补钾途径有口服补钾、鼻饲补钾、静脉补钾。为减少口服补钾的胃肠道反应,宜将 10% 的氯化钾稀释于果汁或牛奶中服用。静脉补钾速度以每小时 20~40mmol/L 为宜,不能超过 60mmol/L;浓度以 1.5~3.0g/L 为宜。

5.心理护理。患者出现紧张、情绪激动时,应向其讲明疾病原因及转归、预后,根据具体情况选择适宜方式分散其注意力,使其保持良好心态配合治疗及护理。

三、代谢性酸中毒

代谢性酸中毒是最常见的一种酸碱平衡紊乱,是指以 HCO_3^- 下降为原发改变而引起的一系列病理生理过程。代谢性酸中毒主要是由机体产酸过多、排酸障碍和碱性物质损失过多等所致。

1.一般护理。保持环境安静,减少不必要的刺激。患者取平卧位,注意保暖。给予患者易消化、富于营养的食物,少量多餐,如糖尿病患者需根据标准体重、身高、活动强度及营养状况计算每日所需热量,合理调配饮食。加强口腔及皮肤护理,防治并发症。

2.病情观察。每 1~2h 测量生命体征 1 次,尤其是呼吸及意识的变化,并详细记录。根据医嘱严密监测血气分析及血电解质的变化,为疾病的进一步诊治提供依据。保持呼吸道通畅,持续氧气吸入,头偏向一侧,为防止因呕吐而导致误吸。严密监测出入液量,并记录每小时尿量。及时送检各种血、尿标本。

3.对症处理。①呼吸及神经系统的影响,密切观察患者的呼吸变化及意识方面的变化,及时处理,防止疾病进一步恶化。②其他脏器功能影响,心力衰竭时要严格限制补液量和补液速度,消化系统不良的患者不可采用口服补碱,可选择静脉用药,防止胃肠道症状进一步加重。③纠正水、电解质和酸碱平衡,轻度患者只需补液纠正缺水,就可纠正酸中毒;严重的代谢性酸中毒可输注等渗的碳酸氢钠或乳酸钠,以补充碱的不足,使用碳酸氢钠等碱性药物时,应使用单独通道,速度不宜过快,以免引起反应性碱中毒,将加重缺氧,甚至引起脑水肿;一旦酸中毒纠正后,应遵医嘱使用钙剂,以免发生手足抽搐。

4.健康教育。代谢性酸中毒常由原发病引起,如糖尿病、严重脱水、循环衰竭等,病因治疗尤为重要。应帮助患者树立战胜疾病的信心,避免其精神创伤及过度疲劳,帮助其掌握有关疾病治疗的知识。

四、代谢性碱中毒

代谢性碱中毒是指原发的血浆 HCO_3^- 升高而引起的一系列病理生理过程。临床常见的原因包括大量丢失胃液、严重低钾血症或低氯血症、库欣综合征等致肾脏丢失 H^+ 以及输注过多碱性物质等。

1.一般护理。①保持病室安静、整洁,指导患者卧床休息。②给予患者营养丰富、易消化饮食,如不能进食者,可由鼻饲管注入,保证营养的供给充分。③加强口腔及皮肤护理,预防并发症。

2.病情观察。①严密监测血气分析和电解质变化,正确采集血标本,及时送检。②保持呼吸道通畅,鼓励患者做深呼吸,头偏向一侧,有利于呼吸道分泌物的排出,防止窒息。③密切注意24h出入液量,并记录每小时尿量。④重点观察患者呼吸、心率、尿量、肌张力、神经精神状态。

3.纠正酸碱、水、电解质紊乱。对以低氯为主的代谢性碱中毒,可静脉滴注生理盐水和氯化钾,同时补充精氨酸。静脉滴注精氨酸时,速度不宜过快,否则会引起沿静脉行走处疼痛,局部发红,并引起面部潮红、流涎、呕吐等不良反应。对顽固性低钾者应考虑低镁的可能。

4.心理护理。消除患者恐惧心理,使他们处于接受治疗的最佳身心状态。

第四节　小儿消化道出血

小儿消化道出血临床上并不少见,一般指血液从食管、胃呕出或经肛门排出。任何年龄均可发生。但出血量很少时(如10mL左右)也可仅表现为大便隐血试验阳性。大量出血常导致休克与急性贫血。据统计,约50%的病例出血是由消化道局部病变引起,10%～20%由败血症、出血性疾病或过敏等全身性疾病所致,30%左右患儿病因不能明确,可能为较难发现的某些疾病,如肠道憩室、血管瘤、遗传性毛细血管扩张症、异位胰腺组织等。自从20世纪70年代采用纤维窥镜和选择性腹腔动脉造影等新技术以来,诊断准确性显著提高,上消化道出血的确诊率可达85%～90%。通过纤维内镜和选择性腹腔动脉造影的导管进行止血,也取得了良好的近期效果。

一、病因与病理生理

(一)病因

根据出血部位来自十二脂肠悬韧带的近端、远端分为上消化道出血和下消化道出血。前者表现呕血、胃管内抽出咖啡渣样物,或排柏油状便;后者大便色较红,或为果酱状。血色鲜红与大便不相混,或呈线状附于成形大便表面是肛门直肠出血的特征。

(二)病理生理

病理生理的主要改变如下。①消化道黏膜损伤。尖锐的异物、诊疗器械、坚硬的粪便或肛表等,可直接损伤黏膜血管致便血。②消化道血液循环障碍。肠道循环回流受阻,使肠壁静脉明显充血破裂而致消化道出血,如食管裂孔疝、膈疝、肠旋转不良等。③消化道炎症或溃疡。消化道炎症致消化道黏膜有细胞浸润、充血、水肿,可形成溃疡,侵蚀血管、小血管破裂而致出血,或因炎症导致微血管通透性增加而发生便血、呕血;溃疡病时由于溃疡侵蚀血管致消化道出血。④微血管通透性增加。如维生素C缺乏症、过敏性紫癜等。⑤血液中凝血、出血障碍。凝血因子缺乏如血友病、凝血因子消耗如弥漫性血管内凝血、形成凝血因子的因素缺乏如维生素K缺乏症等均可致出血;血小板减少可造成止血功能障碍而致出血,如血小板减少性紫癜等。⑥应激反应。各种疾病的进展期均可致胃酸、胃蛋白酶、胃泌素分泌增多,致消化道黏膜损伤,而引起消化道出血。

二、临床表现与辅助检查

(一)临床表现

小儿消化道出血可单纯表现为呕血或便血,也可两者同时发生或先后发生。一般呕血常伴有便血,便血不一定有呕血。呕血是指从口腔呕吐鲜血或咖啡色残渣样变性血液。便血是血自肛门排出,可混有粪便、黏液或脓。血便颜色随消化道出血量、出血部位及血在消化道内停留的时间不同而不同,可呈鲜红色、暗红色或柏油样。一般出血位置越低,血便颜色越红鲜。上消化道出血多有呕血及柏油样便,下消化道出血多呈鲜红色或暗红色,血也可附着于成形大便外或便后滴血。若出血部位在下消化道,但血便停留时间较长者,仍可表现为柏油样便;如上消化道出血量多,肠蠕动快且排泄快,血便可呈鲜红色。故仅根据血便颜色判断出血部位不一定可靠。出血量很少时,粪便可不见红色,但显微镜下可见红细胞,大便隐血试验阳性。

其他临床表现因出血量多少、出血部位及出血速度而异。少量的出血:出血时间短者可无症状;出血时间长者可有慢性失血贫血表现,如面色苍白、乏力、头晕、食欲缺乏等。长期少量出血对机体呈渐进性损害,而短期大量出血可引起血液循环障碍,患儿可表现为面色苍白、烦躁不安、口渴、呼吸急促、四肢发凉、皮肤口唇苍白、脉率增快、血压下降、心音低钝、心率增快等。一般出血量达血容量的20%时即可出现休克。大量出血也可导致急性贫血。然而发生大量出血者可无其他全身或局部症状称为无痛型大出血,如新生儿肠扭转、休克型肠绞窄及少见的无痛型肠套叠(症状以休克及出血为主)等。

(二)辅助检查

1.实验室检查。

(1)血液学检查:包括全血常规、血小板计数和功能检查、出血及凝血时间、凝血酶原时间、部分凝血活酶激活时间检查。通过这些检查可以筛选出90%以上的凝血缺陷疾病。血红蛋白及红细胞数下降可以反映失血量,白细胞计数增多、有中毒颗粒或空泡提示有感染,幼稚白细胞提示白血病、类白血病反应,出血时间延长提示血小板疾病,凝血酶原时间延长可见于血液病。维生素 K 缺乏症可致凝血功能障碍。部分凝血活酶激活时间延长伴正常的凝血酶原时间,表示有凝血因子Ⅷ、Ⅸ、Ⅺ缺乏,提示血友病。血液学检查应在选择性动脉造影和纤维内镜检查之前完成。

(2)肝功能检查:异常时提示肝脏疾患。

(3)血非蛋白氮或尿素氮检查:消化道出血量较多时,由于血液中蛋白质消化产物在肠道中的吸收可致氮质血症。一次出血后数小时内血液中的尿素氮即可增加,于 24h 内达高峰,一般在第 3 日降至正常,因此,在没有肾脏疾病及其他原因所致的氮质血症患儿,血尿素氮有助于诊断消化道出血,动态观察可反映消化道出血的变化情况。

(4)大便检查:有助于病因诊断。大便有红细胞、白细胞、吞噬细胞,提示细菌性痢疾;大便有溶组织阿米巴滋养体,提示阿米巴痢疾;大便找到结核杆菌,提示肠结核;大便培养可区分菌痢、鼠伤寒或嗜盐菌中毒。

大便隐血试验对消化道出血的诊断也有帮助作用。当消化道出血量少时,粪便外观无异常,隐血试验阳性。但应注意服用铁剂、食用动物血或肝脏、瘦肉及大量绿叶蔬菜时,可出现假阳性,因此,当隐血试验阳性时,应询问患儿的饮食成分,必要时应在禁食上述食物 3d 后再检查。少量间歇性的上消化道出血,不易与粪便充分混合,因此,凡疑有出血而隐血试验阴性,应连续复查数次,同时应注意咽下牙龈出血或呼吸道的出血时,粪便隐血试验也可呈阳性反应。

近年来常见的是 Hemates 片(Ames 产)试剂极敏感,血与粪便之比为 1∶20 000 即能阳性(加水、粪便后成蓝色衍生物),当粪便中 2.7mL 血(270mg 血红蛋白)/100g 大便可呈弱阳性。

(5)尿常规检查:如蛋白阳性、有红细胞管型则支持溶血尿毒综合征或尿毒症的诊断。

2.放射学检查。

(1)X 线平片:患儿仰卧或直立摄前后位腹部 X 线平片对诊断病因可提供重要参考,如肠梗阻、肠穿孔、积气见于坏死性肠炎;腹腔内钙化点见于胎儿腹膜炎、胎粪性腹膜炎、胆囊结石、肝胰疾病等。

(2)对比放射学:X 线钡剂造影检查至今仍是诊断消化道出血病因的重要手段。但因其对较小浅表性溃疡、霜斑样溃疡、肠息肉易漏诊,且在急性活动出血时或出血终止48h内不宜进行,故在有条件的医院对急性上消化道出血的检查已为纤维内镜所取代,但X线检查仍为重要的辅助诊断手段。对急性活动性下消化道出血应将钡剂灌肠放在选择性动脉造影之后,对慢性消化道出血应将钡造影检查作为第一选择。新生儿钡灌肠时应避免留置导管并应缓慢注入钡剂,也可应用泛影酸钠代替钡剂,以防偶见的并发症直肠穿孔。有50%~75%消化道出血病例可借助于X线检查明确出血部位。

3.纤维内镜检查。不但能直接观察、取出活组织检查,而且可在急性出血48h内进行,早期诊断并进行治疗,具有极大的优越性。上、下消化道出血内镜检出率分别为72%~96%和83%~96%,且并发症极少。直肠镜或乙状结肠镜检查可发现溃疡、息肉及其他占位性病变。在消化道出血时做纤维结肠镜之前要先做直肠指诊和直肠、结肠镜检查。纤维结肠镜检查时要求条件较高,炎性病变造成的医源性损伤或穿孔等并发症在0.1%~0.35%,加之阳性发现率一般较低,故对活动性急性下消化道出血,有学者不主张做此项检查。对慢性出血者主张将镜检放在钡剂灌肠检查之后。

4.选择性腹腔动脉造影。一般认为,下消化道的急性活动性出血或上消化道出血经纤维内镜检查为阳性,可考虑做选择性腹腔动脉造影;或对反复便血而不能确定出血部位及持续性出血者均有助于诊断。对血管病变、炎症、溃疡、出血部位的肯定均有较高的诊断价值,目前已广泛应用。因肠系膜上动脉分布较广,从十二指肠到横结肠脾曲,选择此动脉可满足大多数情况下的诊断要求。注射造影剂时,当血液以0.5mL/min以上速率从胃肠道病变流出时,即可显示出出血部位。该项检查能发现其他方法所不易发现的血管畸形和病变。动脉插管可造成一定的损伤,有3%的不良反应和0.8%的严重并发症,该项检查总的阳性发现率为50%~75%。

5.超声检查。可协助发现肝、胆、脾病变及探查腹部包块,有助于明确出血原因。

6.放射性同位素检查。小儿胃肠道出血定位有时连剖腹检查也可能难以解决,梅克尔憩室是肠道最常见的先天畸形。含有异位胃黏膜附近的回肠黏膜溃疡面出血是2岁以下小儿最常见的合并症。同位素 ^{99m}Tc 高磷酸盐对胃黏膜组织有特殊的亲和力,故行腹部扫描能诊断异位胃黏膜出血。静脉注射 ^{51}Cr 示踪红细胞,以检查回肠远端憩室、血管瘤、异位胰等。

三、诊断与鉴别诊断

随着新技术的应用,75%~95%患儿可查明出血病因,明确病因是消化道出血诊断的关键。应仔细全面询问病史,包括饮食、用药史、家族史等,细致地查体,结合必要的辅助检查综合分析,尽快明确病因,以便根治出血。小儿消化道出血的病因很多,且在出血时某些检查受到限制,故很多病因需在出血停止后进行系统检查才能明确。

(一)排除非消化道出血

非消化道出血主要包括:①吞咽血综合征,由于新生儿出生时吞入母亲的阴道血,或婴儿由于母亲乳头破裂吸乳时吞入母血或鼻出血、扁桃体术后、拔牙等出血咽下所致;②肛门附近组织或器官出血,如阴道出血污染粪便、肛裂等所致;③某些食物或药物的色素,可引起呕吐物、粪便呈墨褐色或红色,易误认为消化道出血,但此排泄物隐血试验阴性。

(二)出血部位的估计

以十二指肠悬韧带为界,出血部位在此韧带以上为上消化道出血,在此韧带以下为下消化道出血。以下几点有助于鉴别出血部位。

1.根据呕血、黑便的鉴别。上消化道出血多有呕血,占70%,黑便占53%,便血占16%。黑便表示出血部位在回盲瓣之上,是由于消化道的酶或细菌作用肠道的血液所致。大便颜色越深,表示出血部位越高,大便为鲜红色血液或在大便表面有血丝提示血液来自肛门、直肠部位,但右侧结肠病变出血时,若血在肠腔淤积时间较长也可排出黑便。一般回肠、结肠出血排出时呈鲜红色或暗红色,结肠出血很少有黑便,梅克尔憩室出血的粪便36%呈鲜红色,40%呈暗红色,黑便占7%。

2.根据实验室检查鉴别。

(1)胃管内抽胃液检查:①胃液为鲜红或咖啡样多系上消化道出血;②抽出液隐血试验阳性者多为上消化道出血,抽出液隐血试验阴性者为下消化道出血。

(2)直肠指诊检查:通过指诊可发现有无血迹,根据血的颜色以资鉴别。其主要包括:①如为柏油样便为多上消化道出血;②如暗红或鲜红色多为下消化道出血;③如黑便隐血试验阴性,则为食物中含铁剂、铋剂或某些药物引起,而非出血。

（3）测定血浆尿素氮浓度及肌酐浓度的比值（mmol/L）：上消化道出血远较下消化道出血的比值为高，不论出血多少，87%的上消化道出血病例比值不小于100，而95%的下消化道出血病例比值则小于100。利用此简单的生化指标可区分上、下消化道出血。

3.根据病史及临床表现鉴别。①上消化道出血多见于溃疡病、胃炎、门脉高压症，溃疡病常表现为上腹规律性空腹疼痛，进食渐缓解及返酸、嗳气等；门脉高压症伴出血常有肝炎病史，肝脾大、腹腔积液，常以呕血多见或呕血、便血兼有；其他疾病引起的出血如胃炎等也各有其不同的病史。②下消化道出血多见于肠息肉、肠套叠、结肠炎性病变、血管病变，病程较短而易反复，主要表现在脐及下腹部有疼痛、腹胀及大便习惯等改变，痛处有局限性压痛和扪及包块，出血少为黑便，出血量大者多为棕色、暗红或鲜红色。

（三）出血量的估计

一般认为，出现黑便者出血量常在60mL以上。临床上出血量可粗略用以下方法估计：少量，无呕血及肉眼血便，胃液和（或）大便隐血试验阳性，一次出血20mL或更少；中量，间歇性或持续性呕血和（或）便血（肉眼可见），不伴循环障碍；大量，一次出血超过200mL，短期内呕出或排出大量鲜血或暗红色血，伴循环衰竭，大量出血时临床上出现休克症状，或相当于24h内丧失循环血量20%～25%。

（四）手术探查

虽经各种检查仍可有10%～15%的病例找不到出血原因。如经保守治疗而出血仍不停止，并需反复输血者，应当考虑剖腹探查。但探查中仍有相当多的病例不能发现出血原因，阳性率可能只有30%。

四、治疗

对消化道出血的患儿，应立即进行治疗，如止血、输血、纠正休克等，同时明确出血原因。

（一）一般疗法

保持安静，烦躁不安时可适量给予镇静剂，密切观察病情变化。根据出血的轻重禁食或给流质饮食、无渣半流质饮食、软饭或正常饮食。伴有呕血者需要禁食，便血量多者大便鲜红可给流质或软饭，便血量少、大便呈棕黑色或大便正常仅有大便隐血试验阳性者可给予正常饮食。同时注意观察体温、脉搏、呼吸、血压情况。检查红细胞、血红蛋白,如发现血压下降、面色苍白、血红蛋白及红细胞进行性下降,提示出血量多或继续出血,有可能发生休克,应及时抢救。对大量出血或失血性休克患儿,应输血。如来不及配血,则可先输入血浆、低分子右旋糖酐或生理盐水,以便迅速补充血容量。

(二)病因治疗

明确病因者应及时对因治疗。如为药物引致的消化道黏膜病变,应及时停用药物;维生素K缺乏出血症应补充维生素K;经保守治疗不见效的消化道出血,应考虑行剖腹探查,手术止血,如新生儿肠管闭锁、憩室、肠息肉、疝等,年长儿的门脉高压症、溃疡病并穿孔等需手术治疗的疾病,应尽早手术治疗。

(三)特殊治疗

1.应用止血药物。维生素K_1每次10mg,静脉注射,适用于新生儿;维生素K_3每次4mg,肌内注射;止血敏能增加血小板及其功能,缩短凝血时间,每次250~500mg,肌内注射或静脉滴注;6-氨基己酸每次1g,静脉注射;安络血可降低毛细血管通透性,每次2.5~5.0mg,肌内注射。

2.西咪替丁。应激性溃疡所致消化道出血给予西咪替丁5mg/kg,溶入葡萄糖注射液静脉滴注,应用5~14d,疗效显著。

3.应用垂体后叶素或垂体加压素。可使内脏小动脉收缩,肝内动脉、门静脉分流关闭。首剂可用2~5U,加10%葡萄糖注射液20mL中静脉注射,以后用5~10U,加入10%葡萄糖注射液中静脉滴注,每6h 1次。

4.使用胃管。主要用于上消化道出血。

(1)充分减压:有效的胃减压可减少胃区的含血量,抽出胃液和积血有利于血液凝固;去除胃黏膜表面的游离氢离子,可防止胃黏膜的糜烂或溃疡持续加重,有利于病变的修复。单用胃管充分减压加输血补液等一般支持疗法,也能使部分患儿的胃出血停止。

(2)冰盐水洗胃:该法一直被广泛应用于下消化道出血,但其疗效仍有争议。实验证明,简单地吸除血液即能促进有效止血,而持续冲洗对创面的刺激和纤维凝块的破坏,本身就可使出血时间延长。

(3)去甲肾上腺素胃管灌注:对上消化道出血的止血率达85%,成人用量为4~10mg加生理盐水20~40mL,小儿可根据其年龄、体重酌减。由胃管注入,注前抽空胃液,注后夹管30min,然后抽液观察出血是否停止。必要时可4~6h重复1次,去甲肾上腺素被吸收后能在肝脏内迅速灭活,不会产生明显的全身不良反应。

(4)通过胃管注入:注入制酸剂、胃黏膜保护剂、止血剂等,如西咪替丁(甲氰咪胍)、10%孟氏溶液、云南白药、三七等中药止血粉以达到制止上消化道出血的目的。

(5)三腔二囊管填塞:此法可用于控制小儿的食管静脉曲张破裂出血。用时经鼻或经口插入胃中,吹起气囊,拉紧后将管粘在鼻翼上或加牵引,使之压住贲门,再吹起食管气囊,便于食管内压迫止血。一般认为填塞时间不宜超过48h,时间过长可造成严重并发症,如食管压迫坏死和穿破,甚至引起呼吸道阻塞等。

5.通过纤维内镜止血。镜检发现出血点时,可通过内镜用高频电灼止血;对暴露出血血管用小金属类钳夹止血;对出血的曲张静脉注射硬化剂止血。对出血创面喷洒5%孟氏溶液,有效率达90%,通过内镜行激光热凝固止血据报道有效率可达95%。

6.手术治疗。消化道出血患儿应尽可能采用保守治疗,手术止血的指征:①出血量多;②失血虽不很迅速,但1~2d内仍呕血、便血者;③胃肠道坏死、穿孔等。

(四)消化道大量出血的治疗

消化道大量出血的治疗原则是在积极抢救休克的同时,尽快查出出血原因,加以去除;一般尽可能先用非手术治疗。

1.一般急救措施。①取平卧位,下肢抬高以保证心、肾重要器官的供血,保持安静。②吸氧,大量出血后血压下降,血红蛋白数量减少,其带氧功能下降而表现为缺氧,给予吸氧以确保贫血情况下机体重要器官的供氧。③严密观察病情变化,如呕血或黑便的量、色泽、意识变化、脉搏、呼吸、血压、心搏情况、皮肤温度及色泽、周围静脉充盈情况、每小时尿量及血象变化等。

2.循环复苏。短时间内大量出血者可致休克,应迅速输血或静脉补液,维持血容量。等量快速输液、输血为抢救大量出血的根本措施。一般靠估计出血量,以30min内30~50mL/kg速度加压输入。输完血后,若血压不升,可再重复半量(20~30mL/kg),此后再根据情况补血或补液,直至血压稳定。一般早期无休克的出血,可输全血,利于预防继续出血。晚期发生休克时,应先输碱性等渗液及低分子右旋糖酐后再输全血,以免增加血管内凝血的机会。当血红蛋白低于6g时,则需迅速输全血,宁早勿晚,以利于止血、纠正休克。一般在完成前两个阶段补血及输液后即可纠正休克,稳定血压。如血压仍不升,则提示出血未停止,应考虑进行必要的手术止血。可借助于测定中心静脉压估计血容量是否恢复。中心静脉压低,提示血容量不足,应大量快速加压输血或输液每次20~30mL/kg,直至动脉压上升而中心静脉压正常为止。若动脉压上升而中心静脉压低,则需再进行适当补充,以防血压再度下降,休克复发。如静脉压高,则立即停止静脉输血;若仍有血容量不足,动脉压不升,则应改行动脉输血或输液,量仍为20~30mL/kg。在扩容纠酸的同时,根据周围循环情况使用血管扩张剂,如多巴胺、山莨菪碱等。根据心功能情况使用强心剂。应注意早期出血性休克一般不宜早期或多量应用血管收缩剂。在容量治疗的基础上,加用血管扩张剂有利于足够容量的补充。皮肤血管收缩征象消失、脉搏及血压恢复正常、血细胞压积达到并维持30%以上、足够尿量排出等可作为输血(液)恰当指标。大量输注库血会造成凝血因子Ⅴ、Ⅶ稀释及缺乏,可用新鲜冻干血浆治疗。

3.禁食。禁食时间应到出血停止后24h。

4.镇静剂。常用巴比妥类、冬眠合剂等,后者对严重出血者有保护性作用。注意对休克或休克前期患儿的特殊抑制作用,可使休克患儿中枢衰竭而致死亡,一般应先纠正容量不足后再给予。

5.应用止血药,插胃管等。力求迅速制止出血。

6.尽快鉴别上消化道抑或下消化道出血。

7.首先保守疗法控制出血。如仍出血不止或下消化道出血伴有肠梗阻者则考虑手术处理。

第五节　急性心肌梗死

急性心肌梗死是由于心脏部位原有供血能力急速下降而导致的休克等疾病,在患者体内原有承担主要供血能力的动脉血管由于内部阻塞物增多或狭窄而导致血流量减少,可能使心脏功能下降而出现衰竭的情况。大多数心脏供血不足的患者在产生相应的身体症状前,会出现身体承担运动能力的下降和胸部不适的感觉,严重者还会伴随心脏部位的疼痛感而产生强烈的呼吸不适和休克等症状。但由于这种情况与大量运动后产生的机体疲劳状况相似,使很多有心脏相关疾病的患者不能有最佳时机进行专业的医疗诊断。因此,应对这类心脏型突发性疼痛时需要首先对年龄符合的患者进行症状的宣传,增加患者对这类器官性疾病的重视程度,做好疾病的预防工作。

一、护理评估

许多患者在主要承担输血的血管出现病变和功能性作用下降后,还会由于外部压力感的增大而使动脉血管发生破裂,导致血液内各构成成分的比例发生变化,严重影响原有心脏泵血功能的发挥。如果缺血性心脏疾病的患者同时出现缺氧症状,心脏伴随产生的变化和原因有以下特点。

1.过劳。如果心血管疾病患者在进行体力劳动时,伴随心脏跳动感的增强,会加重心理和精神层面的紧张和疲累感。这一过程中,心脏疾病患者相较其他正常群体运动需要更多的氧气吸入,这种过度增加运动量的现象非常不利于心脏恢复原有功能。

2.激动。如果心血管疾病患者不能将自身心理情绪控制在平稳限度内,会加剧心脏的衰竭程度,降低其工作效用。

3.暴饮暴食。通过国家医疗诊断部门对心脏疾病发病原因和致死情况的调查数据可以发现,许多有心脏不适症状的患者由于不规则饮食而致死,如过多食用脂肪和热量高的食品,会使患者血液中的脂肪含量增加,影响血液流通。

4.寒冷刺激。如果患者在舒适、温暖的环境下突然进入温度相差较大的环境,会使心脏及其血管的连接部位出现供应能力下降的情况。

5.便秘。患者自身有便秘等情况再加上心脏传输功能的障碍,可能会导致在排便过程中出现缺氧、休克等状态。

6.吸烟,大量饮酒。如果心脏疾病患者不能控制其在治疗期间饮酒和吸烟的情况,会大大削弱治疗药物功效的发挥。

二、护理问题

常见的护理问题包括:①疼痛;②恐惧;③焦虑;④活动无耐力;⑤知识缺乏。

三、护理措施

(一)一般护理

①遵医嘱给予镇痛处理。②向患者清晰介绍对应部位的疼痛和诱发原因,减少再次触发患者疼痛感的概率。③应对患者服药前后面色和心脏跳动情况是否保持在正常范围内进行测量和观察。④在患者休息的空余时间可以给其教授一些放松身心的动作。⑤需多倾听患者传达的病痛感受。⑥应多带患者在休养空间内走动,以使其了解疗养空间内的场所设置和治疗器具等。⑦如果患者在休养期间病情突然严重,需要紧急在休养地抢救,应提前设置好屏障遮挡物以减少患者的压力感。⑧应将医院记录的该类型病症治疗成功的具体过程向患者讲解,从心理和精神层面提高患者应对该类病症的信念感。⑨护理人员应对患者的各种疼痛现象以冷静的态度处理,减少患者因感知医院和场所的不专业性而产生的治疗障碍。

(二)心肌梗死急性期的活动与休息计划

1.第1~3日。绝对卧床休息,进食等日常生活由护理人员协助。将患者经常使用的物品放在易拿取的地方,呼叫器放在患者手边,以减少患者寻找物品时的体力消耗。

2.第3~6日。卧床休息,每日在床上做轻缓的四肢主动和被动活动,以减少血栓形成和肌肉萎缩。无并发症的患者可坐在床上或床旁椅上,每次20~30min,并逐渐增加,起坐动作要缓慢,预防直立性低血压。有并发症的患者,根据病情延长卧床时间。

3.第2周。由床旁活动逐渐过渡到床边步行、室外走廊散步等。

4.第3~4周。病情稳定可出院。

5.心肌梗死恢复期。不要过量限制活动及延长患者卧床休息时间。

6.保证患者有充足的睡眠。

7.活动注意事项。①在疾病休养过程中进行专项体育训练时,应根据病症的恢复程度进行运动强度的设置,减少患者由于身体和心理层面的过度劳累而产生加重病情感受。②由于心脏与脑、肢体等关系较为紧密,因此,心脏疾病患者休养期间不能承担精神较为紧张的脑力工作。③相较于其他类型的专项体育训练,体操型的肢体活动更适宜休养。

四、护理评价

护理评价主要包括：①患者主诉疼痛次数是否减少，程度有无减轻；②是否能识别引起疼痛的因素；③是否能运用有效的方法减轻或缓解疼痛；④患者活动耐力程度是否增加；⑤患者认知焦虑的程度，是否能主动采取有效的应对机制；⑥患者对疾病知识的了解程度是否增加。

五、健康教育

健康教育的主要内容包括：①指导患者做缓解深呼吸，创造轻松和谐的气氛，保持良好心境；②避免重体力劳动、精神过度紧张的工作或过长的工作时间；③经常参加一定量的体力劳动及进行适当的体操和活动，既可帮助神经系统从疲劳中恢复，又有助于侧支循环的建立；④教育内容包括患者用药的有关知识、心肌梗死的临床表现、不良的生活方式对心肌梗死的影响。

第六节　心脏压塞

心脏压塞又称心包填塞，指心包腔中液体急剧积聚导致心脏受压、心室充盈受阻所引起的一系列血流动力学异常，如静脉压升高、动脉压降低、心搏量减少，甚至发生心源性休克。心脏压塞可由多种病因引起，是危及生命的心血管急症，需要迅速做出诊断及干预。

一、病因

导致心脏压塞的心包积液量大，生成迅速，常为急起的病因所致；慢性心包积液时由于心包腔内液体生成缓慢，壁层心包可在一定范围内发生顺应性扩张，积液量虽大，心脏压塞症状有时并不明显；心包积液的常见病因分为感染性、非感染性及特发性心包积液等几大类。

1.感染性心包积液。包括结核、病毒（柯萨奇病毒、流感病毒等）、细菌（金黄色葡萄球菌、肺炎链球菌、革兰阴性杆菌、真菌等）、原虫（阿米巴）等。

2.非感染性心包积液。包括肿瘤（肺癌、乳腺癌、淋巴瘤、纵隔肿瘤等）、风湿病（类风湿关节炎、系统性红斑狼疮、硬皮病等）、心脏损伤或大血管破裂、内分泌代谢性疾病（如甲状腺功能减退、尿毒症、痛风等）、放射性损伤、心肌梗死后积液等。近年来，由于心脏介入手术的广泛开展，有不少介入手术后发生心脏压塞的报道。

3.特发性心包积液。心包积液原因不明确,男女均可发病,常见于中老年女性患者,其心包积液可持续存在数月乃至数十年,积液量可有波动,患者大多已耐受,但如短期内出现积液量增加,则可发生心脏压塞。在所有可能导致心包积液的情况中,进展成为心脏压塞的发生率高的病因有细菌(包括分枝杆菌)、真菌、人类免疫缺陷病相关感染、肿瘤浸润以及各种原因的出血流入心包腔。尽管特发性心包炎引起的大量积液少见,但由于此类心包炎发生率高,故在心脏压塞中不少见。

二、病理生理

正常心包内可有25～35mL液体,心包液在100～150mL,对血液循环可无明显影响,然而,心包积液对血液循环的影响不仅取决于心包积液的量,还取决于产生心包积液的速度。迅速增加的心包积液,超过心包被压伸展的能力,心包内压迅速升高。压力达到一定程度即可限制心脏的扩张,左、右心室的舒张期充盈减少,心搏量降低,静脉压升高。故快速产生的心包积液,即使量相对少(100～250mL)时,也可以引起心脏压塞。若积液增加速度缓慢,积液可超过1 000mL而不发生心脏压塞。一般心包内压超过1.33kPa(10mmHg)即可出现心脏压塞症状。

三、临床表现

1.症状。随着心包积液增多,患者心悸、呼吸困难加重。当发生心脏压塞时,患者因不能平卧被迫坐起,或坐于床旁,双下肢垂于床下,呈典型端坐呼吸、口唇发绀、全身冷汗,严重时患者焦虑不安、精神恍惚。

2.体征。①脉搏快而细弱,可触及奇脉(即患者吸气时收缩压下降＞10mmHg,脉搏减弱甚至消失,呼气时脉搏变大且充实)。②收缩压降低,脉压小。③颈静脉怒张,呈Kussmaul征(即吸气时颈静脉充盈更明显)。④当心包积液多于250mL时,叩诊心界扩大,心尖搏动减弱且位于心脏相对浊音界之内,平卧时心底部(左第2、3肋间)浊音界扩大明显,坐起时缩小,出现Ewart征(左肩胛骨下方出现叩诊浊音区,该区语颤增强,可听见支气管呼吸音,是由于心包积液压迫左下肺叶所致)。⑤听诊心音遥远而弱,这与心包内压升高、心脏舒张期容量减少、心搏量减少和积液影响心音的传导有关。⑥低压心脏压塞是心包积液使心包压升高到0.66~2kPa(5~15mmHg),与右心舒张压相等,是心脏压塞的早期表现,一般血压正常,除中度静脉压升高外,无异常体征,此种情况常发生于结核性或肿瘤性心包炎伴严重脱水。

急性心脏压塞有三大特征(Beck三联征):①静脉压上升;②动脉压下降;③心脏搏动减弱、心音减弱。在亚急性和慢性心脏压塞时,可有心脏扩大、静脉淤血的表现。

四、辅助检查

1.X线检查。急性心脏压塞时心影可无增大;慢性心包积液或心脏压塞时,可见心影增大,心腰平直或消失。心脏介入术中发生急性心脏压塞可立即透视,心脏搏动减弱或消失,心影内可见与心影隔开的随心脏搏动的半环状透亮带,分布于心尖部及前壁和下壁近心尖部。

2.心电图检查。可呈现类似急性心包炎的心电图改变。窦性心动过速和非特异性ST-T改变,低电压,有时可出现电交替现象,尤其是P波、QRS波群、T波全心电交替可看作心脏压塞的一个特征,但这不是唯一的,肺气肿、冠心病也可以出现心脏全电交替。

3.超声心动图检查。除可见大量心包积液外,可见二尖瓣前叶E-F斜率降低和二尖瓣运动幅度明显降低,吸气时室间隔突然向后运动,右室舒张期萎陷,右室大小在呼气时进行性减少和吸气时增大,提示心脏压塞,但不具有特异性。

4.心导管检查。心腔压力特征性地随呼吸而变化,吸气时右侧心腔压力升高,同时左侧压力降低;肺动脉舒张压、右室舒张压、右房平均压和腔静脉压均显著增高且接近相等;心排血量减少。

5.心包穿刺。可证实心包积液的存在,解除心脏压塞症状。留取部分积液进行相关病因的实验室检查。

五、诊断

诊断依据包括:①具有上述心脏压塞的三大特点;②奇脉和心电全电交替;③超声心动图证实有大量心包积液,并显示有心脏压塞征;④立即心包穿刺放出适量液体后,临床症状显著缓解;若放出一定量心包液后,临床症状无好转或好转不明显,应考虑是否为渗出—缩窄性心包炎。

六、治疗

(一)紧急减压

1.心包穿刺术和心包置管引流。在大多数情况下,闭式心包穿刺术是首选治疗。穿刺针进入心包腔后,一次应抽取中等量(可能50～150mL)积液以期血流动力学上有所改善。介入操作导致的心脏压塞或其他原因引起的急性心包积液常需紧急置管引流,经穿刺针置入导丝,并将穿刺针和猪尾导管交换,持续引流,导管的操作可在连续超声心动图引导下或在心导管室完成。肝素化条件下的心脏介入手术发生心脏压塞,心包引流的同时需经静脉使用鱼精蛋白中和肝素,一般根据最后一次给予的肝素剂量,按1mg鱼精蛋白中和100U肝素的剂量给药,如距离最后一次给予肝素的时间超过30min,鱼精蛋白剂量需减半。

2.外科开胸手术。下列情况应考虑外科治疗:①穿刺放液不能改善心脏压塞症状;②心包放液后反复再发生心脏压塞;③外伤性心脏压塞,尤其是血性心包积液;④心包肥厚,可能转为缩窄性心包炎时。

(二)内科治疗

内科治疗主要应针对解除患者症状、去除病因及诱因、促进积液吸收等环节进行处理。患者宜卧床休息,疼痛剧烈时可考虑给予非甾体类抗炎药,如阿司匹林2～4g/d;消炎痛25～50mg,每日3次;或秋水仙碱0.6mg,每日2次,必要时可给予吗啡。针对病因给予抗感染、抗结核治疗,肿瘤患者可给予全身或局部化疗,自身免疫性疾病患者针对病因给予相应药物治疗。经其他治疗积液吸收效果不佳者,可短期给予糖皮质激素泼尼松40～80mg/d,以利于积液吸收。

(三)外科治疗

外科治疗的目的在于解除已有的或可能发生的心脏压塞,清除心包积液,减少心包积液复发的可能,防止晚期心包缩窄。本病在诊断明确、药物治疗无效的情况下可行心包引流及心包切除。

1.经剑突下心包引流。操作简便迅速,损伤较小,近期效果明确,肺部并发症较少,适宜危重患者和高龄患者,但术后心包积液的复发率较高。为降低复发率,可增加心包切除的范围。

2.经胸心包部分或完全切除、胸腔引流。能够达到完全引流的效果,较少复发。由于心包切除范围较大,去除了产生心包积液和心包缩窄的根源,因此手术效果确切。

3.使用胸腔镜(VATS)的心包切除、胸腔引流。这是近年开始普及的新技术,手术创伤小,引流效果好,并可在较大的范围切除心包,术后并发症较少,患者恢复时间较短。应用胸腔镜行心包切除的要点:患者全身麻醉,气管内双腔管插管,右侧卧位,右侧肺通气,左侧胸膜腔开放、左肺萎陷;首先经第7肋间穿入10mm套管针以扩张肋间径路放入胸腔镜摄像机,沿腋前线经第6肋间放入钳夹器,经第5肋间放入剪切器;术中应用约8cmH$_2$O持续正压的二氧化碳吹入以使肺萎陷以显露心包,在膈神经前、后方各做一切口,共切除心包8~10cm^2,在心包切除处放置引流管经肋间引出,术后保留2~3d。

第七节　弥散性血管内凝血

弥散性血管内凝血(DIC)是由于机体受某些致病因素的作用,导致大量促凝物质进入血中,血液呈高凝状态,进而发生广泛性微血管内凝血,微血栓形成,消耗大量血小板与凝血因子,并启动纤溶系统,又转化为血液低凝状态,引起广泛性出血。病因复杂,病情凶险。

一、病因

DIC发生有一定的基础疾病,主要包括:①严重感染,据国内统计报道,由感染引起的DIC占所有患者的30%~42%,位于病因的首位;②恶性肿瘤,多见于恶性肿瘤的晚期,预后一般不良;③病理产科,各种病理产科情况均可成为DIC的病因;④外科手术及外伤,DIC主要见于大中手术、严重外伤、大面积烧伤、冻伤、电击、毒蛇咬伤等;⑤血液病,尤以急性白血病、恶性淋巴瘤、血型不合的输血等为著;⑥消化系统疾病,如重症肝炎、肝硬化、急性出血坏死型胰腺炎、重症胆管感染等;⑦心血管疾病,如恶性高血压、肺源性心脏病、冠状动脉粥样硬化性心脏病(简称"冠心病")、心搏骤停及严重的心力衰竭等;⑧结缔组织病,如系统性红斑狼疮(SLE)、结节性多动脉炎等;⑨药物作用,曾有过引起DIC的药物如青霉素、异烟肼、肾上腺皮质激素、苯妥英钠、雌激素类避孕药等,不恰当应用抗纤溶药物如氨基乙酸、对羧基苄胺(PAMBA)也可能诱发DIC。

二、发病机制

DIC 是一种临床综合征,其发生是由于体内凝血与抗凝血过程两者动态平衡的失调,微循环中大量促凝物质进入,使血液处于高凝状态,血小板聚集,纤维蛋白沉积,广泛性微血管内凝血,微血栓形成,于是大量凝血因子被消耗,血小板大量消耗与减少(低凝状态形成),以及继发性纤溶亢进等,由此引起广泛性出血现象及一系列脏器功能障碍、溶血性贫血等临床病理变化。

DIC 的发生,首先是凝血系统被激活,主要有下列几方面。①内源性凝血系统被激活。在致病因子作用下,激活凝血因子,继而血小板聚集,并激发一系列凝血反应,启动内源性凝血系统而致病。②外源性凝血系统被激活。由于病灶组织损伤或坏死,导致大量组织因子进入血液中,从而激活外源性凝血系统而致病。③血细胞损伤。各种病原体及其代谢产物、某些药物与化学物质、某些毒素、抗原—抗体复合物、各种原因的溶血反应等,均可导致血细胞损伤、破坏,释出类似组织因子的物质,激活内源性和(或)外源性凝血系统而致病。④外源性促凝因子进入血液。羊水、蛇毒或虫毒、细菌、病毒等外源性毒性物质进入血液后,可损伤血管内皮细胞、组织、血细胞等,并引起 DIC。此外,有些物质还可直接作用于凝血因子,引起微血栓形成。

三、诊断

(一)临床表现特点

DIC 有较为独特的临床表现。

1.出血现象。患者出血可遍及全身,最常见者为弥散的自发性皮肤出血,如瘀点、瘀斑。其次为自发性牙龈出血、鼻出血等。消化道、肺、阴道出血也较常见。出血原因包括:①原发病所致血管壁及血小板损伤;②凝血因子大量消耗;③继发性纤溶亢进及 FDP 的作用。

2.休克。休克的原因大致包括:①广泛性微血栓形成致回心血量减少;②心肌损伤致心收缩力降低;③广泛性出血、渗血致有效循环血容量减少。另外,各种原因的休克又可为 DIC 的发病基础。

3.栓塞现象。多发性微血栓形成,引起一系列的症状和体征,这是 DIC 最早期病变之一。浅表部位的栓塞表现为多发性皮肤、黏膜的血栓性坏死。深部器官的多发性栓塞表现为多个罹患器官的功能障碍。

4.溶血和贫血。DIC时,微血管病性溶血常出现畏寒、发热、黄疸、血红蛋白尿、少尿或无尿等症状,严重者有不同程度的溶血性贫血。

(二)诊断标准

目前国内临床上最常应用Colman DIC诊断标准,包括:①血小板计数减少($<100\times10^9$/L);②血浆凝血酶原时间(PT)延长(>对照组);③血浆纤维蛋白原减少($<1.5g/L$)。

凡患者上述3项均异常,可诊断为DIC。但如只有2项异常,则需有以下3项中的任何1项阳性结果,方能做出诊断,其主要包括:①凝血酶时间(TT)延长;②血清FDP含量较正常增加4倍(或3P试验阳性);③优球蛋白溶解时间缩短。

Colman诊断标准似乎稍宽,易将非DIC诊断为DIC。因而,DIC的诊断除凝血象检查外,还需要密切结合临床表现。鉴别诊断上需注意以下疾病:①重症肝病;②原发性纤溶亢进,临床上极少见,主要见于肝移植后的无肝期与重症肝病时,此时血小板计数基本正常、3P试验多为阴性、DIC时血片易见到破碎红细胞,而本病则无此表现。

四、治疗

(一)基本疗法

DIC的治疗原则包括:①去除DIC的原发病和诱因;②阻断血管内凝血与继发性纤溶亢进的过程;③恢复血小板和凝血因子的正常水平;④纠正休克和制止出血。

1.治疗原发病和诱因。①控制感染。及早、足量应用有效的抗生素,用至足够的疗程。有外科情况者手术治疗。②根治恶性肿瘤。有适应证时手术根治。③及时终止病理产科情况。④防治休克。⑤其他。纠正缺氧和酸中毒,避免应用可能诱发DIC的药物,减少手术时的损伤,慎用抗肿瘤药物、护肝药物治疗等。

2.应用抗凝血药。抗凝血药治疗是阻断DIC病程的重要手段之一。抗凝血药治疗的目的:①抑制广泛性微血栓形成;②防止血小板和凝血因子的进一步消耗,为重建凝血与抗凝血平衡创造条件。

(1)肝素:DIC患者在静脉注射肝素,10min后,即可产生抗凝血作用,2h左右达高峰,在6h内大部分在肝内灭活。静脉注射的肝素半衰期为1/2~6h(平均为1.5h)。其半衰期长短与注入剂量大小有关。剂量较大者半衰期略长。

1)肝素应用的适应证:肝素对急性DIC特别是感染引起者效果明显;对病理产科所致的DIC,应用与否并无一致意见,但多数主张应用;对亚急性与慢性DIC患者则疗效较好。一旦确诊为DIC而无禁忌证时,应及早应用肝素治疗。

2)肝素应用的禁忌证:一般认为,肝素治疗不存在绝对禁忌证,但有下列情况者应作为相对禁忌证。①有严重的出血性疾病病史;②手术后24h内或大面积创伤后局部创口未有良好改善者;③严重肝脏病;④伴有咯血的肺结核或出血性消化性溃疡,或有出血倾向的颅脑疾病;⑤晚期DIC以继发性纤溶亢进为主要表现者。

3)肝素的用量:①根据患者体重,如初次剂量一般不少于0.5mg/kg(肝素1mg相当于125~130U);②根据临床分型、分期,急性型早期剂量宜大,前3d需30 000U/d;急性型晚期或亚急性、慢性患者剂量宜小,一般10 000~15 000U/d即可;③根据临床疗效,用药疗程中病情逐渐好转者,示抗凝血治疗有效,可继续给药;如无良好的治疗效应,则可能为用量不足或非肝素治疗的适应证,应考虑临床情况及血液学检查结果加大剂量或停药;④根据血液学监测结果,血浆PT如延长至25~30s示肝素剂量合适;凝血时间(CT)(试管法)如超过肝素应用前的3倍或大于30min,则需延长应用肝素的间隔时间,或减量,或停药;鱼精蛋白定量法每1mL血浆消耗鱼精蛋白0.25mg以下者,示肝素用量不足,而大于1.0mg时则提示过量。

总之,肝素应用的基本原则是早期、足量应用及一定的维持时间。首次用药最好静脉注射给药,然后每隔4~6h重复静脉注射或持续静脉滴注。急性患者持续用药时间一般不少于3d,通常为5~7d。亚急性或慢性患者持续用药时间更长,肝素治疗取得满意疗效后才逐渐减量或用其他抗凝血药物替代。突然停药可引起DIC复发或反跳。在经验不足或缺少监护条件时可采用安全给药法,即以肝素0.2~0.5mg/(kg·h)的速度持续静脉滴注,既可逆转DIC,又不致引起严重出血。

4）肝素治疗有效的指征：①出血停止或明显减轻；②休克好转或纠正；③尿量明显增加；④PT比肝素治疗前缩短5s以上；⑤纤维蛋白原、血小板计数不再下降或有不同程度的回升。

5）停止肝素治疗的指征：①诱发DIC的原发病已控制或缓解；②临床症状明显改善；③凝血象主要数值接近正常；④肝素过量。

6）肝素过量的指征：①肝素疗程中病情加重，出血更明显，或出血已停止或减轻，但再度出现或加重，并除外DIC病情加重者；②凝血象检查（试管法）CT>30min，或TT>50s且能被甲苯胺蓝试验全部或部分纠正者，或白陶土部分凝血活酶时间（KPTT）>100s者。

7）肝素过量的治疗：主要是静脉注射或静脉滴注鱼精蛋白。鱼精蛋白1mg可中和肝素1mg（相当于125～130U肝素）。鱼精蛋白一般用量为25～50mg，一次用量不宜超过50mg，于3～10min缓慢静脉注射。

肝素治疗前如有酸中毒，必须及时纠正。肝素治疗也可能发生出血、血小板减少、变态反应等不良反应。

（2）右旋糖酐40：抗凝血机制主要包括以下几方面。①扩充血容量，使血液稀释，降低其黏稠度；②覆盖于红细胞表面，增加其膜外负电荷，使其互相排斥，不易凝集；③抑制血小板聚集；④保护血管壁的完整和光滑；⑤直接拮抗凝血酶，每次500mL，静脉滴注，每日1～3次，每次间隔6h以上，总量每日不宜超过1 500mL。

（3）双嘧达莫（潘生丁）：能抑制血小板聚集和释放反应，常与肝素同时应用。每次以100～200mg稀释于100mL液体中静脉滴注，每4～6h 1次。总量可达每日600～1 000mg。

3.应用抗纤溶药物。

（1）应用抗纤溶药物治疗DIC时必须严格掌握其适应证。其主要包括：①DIC早期，以微血栓形成为主，无明显纤溶亢进者，不宜应用抗纤溶药；②DIC中期，如有继发性纤溶亢进开始出现，可在应用足量肝素的基础上应用小量抗纤溶药；③DIC晚期，主要病变为继发性纤溶亢进，在使用适量肝素的基础上，可大剂量应用抗纤溶药。

临床试验表明，DIC时单用大剂量抗纤溶药对治疗无益，可能导致纤溶活性降低，使纤维蛋白沉积于器官内，加重DIC病情。

(2)在药理学上:抗纤溶药可抑制纤维蛋白溶解酶原激活物的形成,从而减少纤溶酶形成并降低其活性,纠正纤溶亢进并起止血作用。

(3)常用的抗纤溶药液:①氨基己酸,治疗DIC时每次4～10g用5%葡萄糖注射液或生理盐水100mL稀释后静脉滴注,约1g/h的剂量维持,总量可达每日5～20g;②PAMBA,每次200～400mg,加入5%葡萄糖注射液20mL中静脉注射,每日1～2次,或加入液体中静脉滴注,维持量为100mg/h;③抑肽酶,适用于中、晚期DIC患者,对晚期妊娠并发DIC的患者疗效较好,常用剂量为每日80 000～100 000U,分2～3次缓慢静脉滴注;或首次剂量50 000U,以后10 000U/h,缓慢静脉滴注。

4.补充血小板与凝血因子。补充血小板及凝血因子只能在充分抗凝血药治疗的基础上施行,否则会使病情加重。

(1)新鲜全血:对于出血严重、血小板数与凝血因子水平严重下降者,一次输入宜在1 000mL或以上。为防止大量输血致血黏度增加,使DIC加重,可在全血中加入肝素5～10U/mL,预加的肝素量应计入当日的肝素治疗总量中。

(2)新鲜血浆:含有治疗需要的血小板与凝血因子,能避免输入大量红细胞致血黏度增加,为理想的补充治疗制剂。

(3)纤维蛋白原:适用于明显的低纤维蛋白原血症DIC患者,每次2～4g,静脉滴注。至血浆纤维蛋白原浓度达到1g/L即可。纤维蛋白原半衰期较长(4～6d),一般用至足量后不需再次输入。

5.溶血栓的治疗。本疗法主要是应用促纤维蛋白溶解药物,使已形成的血栓溶解,以改善或解除微循环障碍。有学者认为,本疗法用于治疗DIC尚处于探索阶段。

(1)溶血栓治疗的适应证:①DIC早期,在应用肝素阻止血栓形成的同时,应用溶血栓药以使微血栓溶解,改善组织血流灌注,有利于防止顽固性休克与急性肾衰竭的发生;②DIC后续治疗,当微血栓形成及继发性纤溶亢进已停止时,应用溶血栓药治疗有助于清除残留血栓及改善与恢复罹患器官的功能。

(2)临床常用的溶血栓药:①链激酶,主要作用于新形成的血栓,首次剂量一般为500 000U,加入生理盐水或5%葡萄糖注射液100mL中静脉滴注,于30min内滴完,维持量100 000U/h,每日剂量可达200万～300万U,以后酌情减量,3～5d为1疗程;在减量或停药过程中,可用右旋糖酐40或小量肝素作过渡性治疗;本药为生物制品,可引起畏寒、发热及变态反应,可在用药前或同时应用适量的地塞米松或异丙嗪等抗过敏药物预防;②尿激酶,为较理想的溶血栓制剂,首次剂量为150 000U,加入生理盐水或5%葡萄糖注射液100mL中静脉滴注,于30min内滴完,然后每12h 300 000~400 000U,连用3~5d。

(二)特别情况DIC的治疗

1.休克并发DIC的治疗。休克并发DIC时,由于微血管强烈痉挛,血流淤滞于微循环中,血管通透性增加,体液外渗而致血黏度增加,使红细胞、血小板凝集,再由于缺氧、酸中毒等因素,致促凝物质进一步增加而形成DIC。病情严重,因而,此时必须积极治疗原发病,给氧、扩容、纠酸,应用血管扩张药疏通微循环,缓解微血管痉挛。休克是前因,而DIC是后果,故需标本兼治,尤需重视治本。肝素应用能防止微血管内血栓形成,而无助于缓解休克。

DIC早期可表现为血小板减少,CT缩短,可尚无出血点、瘀斑的出现。近年有学者主张此时需按常规应用山莨菪碱抗休克治疗,使微血管痉挛得以缓解。当患者血压回升、面色转红、一般情况好转、尿量增加时,可静脉滴注山莨菪碱维持量,直至DIC基本缓解,方可减量乃至停药。山莨菪碱过早减量或停药,微血管痉挛可再度出现,DIC也无从缓解,血压也再度下降。

有学者对8例休克并发急性DIC患者应用山莨菪碱或东莨菪碱治疗,其中4例并用酚妥拉明,1例并用肝素,结果全部治愈,因此认为休克并发重度DIC时,在治疗上缓解微血管痉挛是特别重要的措施。

2.病理产科并发DIC的治疗。病理产科并发DIC时,治疗应是综合性的,病因治疗特别重要,供氧、纠酸、扩容、应用血管活性药物、补充凝血因子等均很重要。

(1)治疗原发病:一旦病因解除,DIC可迅速控制。对于病情迅速发展、且估计短期内难以结束分娩的患者,应考虑及时行产科手术,如剖宫产、子宫切除术。

(2)肝素化:建议肝素剂量每日不宜超过150mg。

(3)抗休克:及早给氧、扩容、纠酸、应用血管活性药物等。

(4)补充凝血因子:以补充新鲜同型全血为主。纤维蛋白原的补充也较为重要,应在肝素化的基础上应用以免加重栓塞形成。

(5)纤溶抑制剂:2例应用抑肽酶80 000~160 000U,配合其他治疗后痉愈。抑肽酶应用于病理产科 DIC 患者,有一定探讨价值。1 例应用氨基己酸加剖宫术后治愈。4 例应用肝素化加氨甲环酸(止血环酸)100~400mg,死亡 2例,1 例为羊水栓塞,1 例为胎盘早剥。有学者认为,肝素应用要适时,剂量要用至恰到好处;抑肽酶在产科 DIC 的应用有一定探讨价值。

总之,治疗产科 DIC,迅速去除病因是关键。病因多与宫内容物有关,及时结束分娩,取出宫内容物,必要时切除子宫,可阻止凝血活素物质进入血液循环,有利于纠正 DIC。肝素应用在产科 DIC 治疗中是重要手段之一。肝素的应用需根据诱发疾病和 DIC 的发展阶段来决定。纤溶活性增强可增强机体对血管内凝血的保护性反应,有助于防止和消除微循环内的纤维蛋白栓,对改善微循环和保护脏器功能有重大意义。但抗纤溶药物要慎用,高凝期禁用,低凝期与肝素并用,继发性纤溶期可大量应用。及时输新鲜血及血小板可补充凝血因子。右旋糖酐 40 可改善微循环,大量抗生素应用可防治感染。防止多器官功能衰竭需采用综合措施,且首先应着重保护肾脏。

第八节　高血压危象

高血压危象是指原发性或继发性高血压疾病在疾病发展过程中,或在某些诱因作用下,血压急剧升高并使心脏、脑、肾等重要器官功能严重受损的并发症。若舒张压高于 140mmHg 和(或)收缩压高于 220mmHg,无论有无症状应视为高血压危象。

一、病因

病因包括未经治疗或治疗不充分的原发性和继发性高血压,后者包括多种肾性高血压、内分泌性高血压、妊娠高血压综合征,其他如脑出血、头颅外伤等。寒冷刺激、精神过度紧张、情绪波动和过度疲劳、更年期内分泌紊乱,应用单胺氧化酶抑制剂或食用过量干酪、扁豆、腌鱼、啤酒等含酪氨酸的食物,以及高血压患者突然停用某些降压药物等均可诱发。

二、发病机制

高血压危象患者大多原有高血压基础,可能因无明显症状未被诊断或未进行合理的治疗,使高血压未能得到有效控制,动脉压升高,增加了肾脏血液灌注,引起压力性利尿反应,导致相对低血容量。由于动脉血容量降低,进而引起血管紧张素Ⅱ、去甲肾上腺素和血管加压素等缩血管物质急骤升高,引起全身周围小动脉痉挛,导致外周血管阻力骤然增高,使血压进一步升高,发生高血压危象;或遇到一些应激状况,如情绪过度激动、紧张及其他刺激,可突然发生周围小动脉暂时性强烈痉挛性收缩,使血压急剧升高,诱发高血压危象。

三、临床表现

血压迅速升高达200/120mmHg,伴有头痛、视物模糊(可有暂时性失明),以及恶心、呕吐等中枢神经、循环、消化、泌尿和内分泌系统损害的症状和体征。

1.高血压脑病。高血压脑病者以舒张压升高明显,严重弥漫性头痛,可伴有恶心、呕吐、意识模糊、半身感觉障碍甚至失语、抽搐等,可有颈项强直、肢体无力、强直或瘫痪。

2.心血管表现。患者有呼吸困难、咳嗽、肺水肿、端坐呼吸、心率加快等表现,还可有心绞痛、急性心肌梗死或急性主动脉夹层的表现。

3.肾衰竭的表现。血尿、少尿或无尿、水肿等。

四、诊断

有原发性或急、慢性继发性高血压病史;有常见的诱发因素,短时间内血压急剧升高,伴有急性靶器官损害,舒张压高于140mmHg和(或)收缩压高于220mmHg,无论有无症状,均应视为高血压危象。结合神经系统检查、检眼镜检查、心脏检查及心电图、影像学和尿液检查等,一般较易诊断。

五、治疗

1.救治原则。尽快降压,同时注意降压的速度和程度;制止抽搐和防止严重并发症。

2.救治措施。

(1)降压:立即给予静脉注射用药,迅速降低血压,几小时内使血压降至安全范围。降压的幅度取决于临床情况,一般使平均动脉压降低20%~25%,或舒张压降至100~110mmHg,24~48h不要求降至正常,尤其对老年人更应该注意。静脉降压起效后,一般在12~24h加用口服降压药,并逐渐减少及停止静脉用药。

（2）降压药的选择：药物选择应结合临床症状的缓急、程度，心、脑、肾受累程度及个体差异。高血压危象首选药物为硝普钠，其作用快，持续时间短，剂量容易控制，直接扩张静脉和动脉，降低心脏前、后负荷，快速降压，效果显著。其他药物如硝酸甘油、降压嗪、利血平、肼苯达嗪、安血定等，可根据病情选择使用。必要时可联合应用降压药物，不但可以提高疗效、减少药量、降低不良反应，而且可以延长降压作用时间。

（3）病因治疗：待血压降低、病情稳定后，根据患者具体情况进一步检查，确定是否有肾脏、血管和内分泌等疾病引起的继发性高血压，再采取针对性的病因治疗，防止高血压危象的复发。

六、护理措施

1.休息、体位。置患者于舒适体位，将床头抬高30°，可起到体位性降压作用；给予吸氧；连接心电、血压监护；迅速建立静脉通路，遵医嘱给药，尽快降压。

2.严密观察病情。密切监测生命体征、心电图、意识变化，若尿量少于30mL，应及时处理。血压逐步控制性下降，严格按照医嘱调节给药滴速，掌握使用降压药物的注意事项，如硝普钠对光反应敏感，应注意避光，现配现用，不与其他药物合用等。患者在用药期间若出现血管过度扩张征象，如出汗、不安、头痛、心悸、胸骨下疼痛、肌肉抽动，应暂停输液，并立即报告医生。

3.一般护理。①绝对卧床休息，环境安静，避免不必要的活动。②若患者躁动，给予保护性措施，注意防止坠床；如有抽搐发作，可根据医嘱给予地西泮、巴比妥钠等肌内注射。③限制钠盐的摄入，每日少于6g。④保持大便通畅，避免用力排便。⑤做好心理护理和生活护理，避免诱发因素。

4.对症护理。防治高血压危象的靶器官损害。高血压脑病时，可遵医嘱使用脱水剂，如甘露醇、山梨醇或快速利尿剂呋塞米或利尿酸钠注射，以减轻脑水肿；合并左心衰竭时，可予强心、利尿及扩血管治疗；合并氮质血症者，应采取相应措施，必要时行血液透析治疗。

5.健康教育。指导患者保持良好的心态，按医嘱服药和控制高血压危险因素对于预防高血压危象具有重要的意义；说明定期、定时检测血压的重要性；不可随意增减或突然撤换药物，定期到门诊复查，若有不适，及时就诊。

第九节 多器官功能障碍综合征

一、概述

多器官功能障碍综合征(MODS)指机体在遭受急性严重感染、严重创伤、大面积烧伤等突然打击后,同时或先后出现2个或2个以上器官功能障碍,以至在无干预治疗的情况下不能维持内环境稳定的综合征。

二、护理措施

1.一般护理。①将患者安置在抢救病室,实行24h专人护理。②严格执行各项无菌操作规程,对患者分泌物及排泄物进行必要的消毒处理,以免发生继发性感染。③饮食护理,患者处于高分解代谢状态,应保证患者足够的能量摄入,从而增强患者抵抗疾病的能力。④加强基础护理,预防各种并发症。

2.病情观察。①严密监测意识与瞳孔变化,每2h观察1次。②中心静脉压(CVP)监测,监测CVP是反应血容量的一个重要指标,CVP$<$5cmH$_2$O为低压,应补充血容量,CVP$>$15cmH$_2$O时输液应慎重,并密切注意心功能改变。③肺动脉漂浮导管监测,了解心功能的各项参数,并进行动态分析;密切观察各连接处是否紧密、固定稳妥,防止管道脱开出血;测压期间严防导管堵塞或肺动脉血栓形成,注意心内压力图形改变,保持心导管通畅;观察置管肢体末梢循环情况,皮肤、温度、色泽及微血管充盈情况,若有异常,应及时报告医生处理。④密切监测心率、血压、血氧饱和度变化,每30～60min 1次。⑤严密观察出入液量,肾功能障碍时,患者饮食及进水量、输注的液体量、呕吐物及大小便均应记录,严格控制入量;注意观察尿液的颜色、比重,注意有无血尿。

3.对症处理。①呼吸功能障碍,患者应卧床休息,烦躁者应予四肢保护性约束,慎用镇静催眠药,禁用吗啡类药物;对呼吸骤停者,应立即行人工呼吸或气管插管辅助呼吸,清醒患者应鼓励排痰或体位引流,同时配合胸背叩击以促进排痰。②心功能障碍,患者应绝对卧床休息,根据病情可取半卧位或坐位,两腿下垂可减少回心血量,连续心电监护,必要时行血流动力学监测;监测血电解质,尤其是血钾,以防高血钾引起心律失常或心脏停搏,做好心、肺、脑复苏准备。③肾功能障碍,观察尿液的颜色及比重,出现少尿或无尿时应及时通知医生处理;留置导尿管者,应用1:5 000呋喃西林液冲洗膀胱,防止逆行感染,需透析治疗者应做好透析护理。④肝功能障碍,限制蛋白摄入,保持大便通畅,观察患者意识改变及黄疸情况,以判断病情的变化,避免使用损害肝脏的药物,定时监测血氨等变化,以防肝性脑病发生。⑤脑功能障碍,昏迷者应加床栏防止坠床,取下义齿,如意识障碍加重,两侧瞳孔不等大,呼吸浅慢或暂停,提示发生脑疝时,应及时行脱水治疗,并酌情用冰帽以保护脑细胞。⑥胃肠功能障碍,待患者肠鸣音恢复后进流质或无渣、无刺激性半流质饮食,出现食物反流或腹泻时应暂时禁食,并留取标本化验,注意观察有无头晕、心悸、冷汗、脉率加快及血压下降等急性消化道大出血征象。⑦凝血功能障碍,少量鼻出血时可行鼻腔填塞止血,牙龈出血时可用过氧化氢漱口。

4.心理护理。患者因病情危重,常有复杂的心理反应,应及时了解患者的心理状态,做好心理护理,以消除患者的顾虑,使其树立战胜疾病的信心。

第十节　心血管系统急危重症

一、严重心律失常

心律失常是指心脏冲动的频率、节律、起源部位、传导速度与激动次序的异常。一般根据临床表现和辅助检查来确定危险度,将心律失常分为良性、恶性和潜在恶性。恶性心律失常又称致死性心律失常,发作时症状明显,对血流动力学影响明显,治疗效果不好或不明显或来不及治疗,预后较差。常见的恶性心律失常包括心室扑动与颤动、室性心动过速、重度房室传导阻滞(包括二度Ⅱ型和三度房室传导阻滞)、窦性停搏和窦性静止。恶性心律失常的患者多有器质性心脏病。

较严重的心脏不适症状的护理措施包括:①帮助患者找到身体处于较为舒适状态的休养姿势,如果患者的血压等基础生命指标出现异常情况,需要首先对患者口鼻内是否有阻碍物进行观察与清理;②应对处于病症感染情况较为严重的患者始终保持吸氧状态,观察其各项身体基本指标是否保持在正常范围内;③根据医生对相关药物用法的标注与说明,对不同的药物进行服用、注射并观察身体是否出现不适反应;④在重症心脏疾病患者周围应配备急救设备和药物,以减少患者由于突发性疾病而丧失生命的可能性;⑤做好心理护理和健康指导,消除忧虑和恐惧情绪,发作时绝对卧床歇息,以减少心肌耗氧量和交感神经的刺激。

二、急性心力衰竭

急性心力衰竭是较为紧急的心脏疾病,主要由心脏疼痛和心排血量降低而引发,在心脏对应部位出现疼痛感期间肺部还会出现肿大和呼吸不适的现象。在心脏血液传输率下降的同时,患者会伴有剧烈的咳嗽和痰液排出的情况,同时原有的呼吸频率会出现极端的上升或下降。这种紧急性心脏疾病后期治愈效果与患者疾病发现的时间和初次治疗的效果有较大关系,因此,需要对这类型疾病的易发人群进行宣传。

急性心力衰竭的护理措施包括:①体位,患者取坐位,双腿下垂,减少静脉回流,减轻心脏前负荷;②吸氧,高流量鼻导管吸氧或面罩给氧,6~8L/min,并予以30%~50%乙醇湿化吸入;严重肺水肿患者可行气道正压通气或行气管插管机械通气;③迅速开放2条静脉通路,遵医嘱用药,观察疗效及不良反应,吗啡主要不良反应有呼吸抑制、低血压,肺水肿伴颅内出血、意识障碍、慢性肺部疾病者禁用;速效利尿药应严格记录出入量;血管扩张药可选用硝普钠、硝酸甘油,防止低血压发生,维持收缩压在100mmHg左右;硝普钠应现配现用,避光滴注(最好使用微量泵或输液泵控制速度);洋地黄类药物静脉注射时需要稀释,推注速度宜缓慢;氨茶碱对于解除支气管痉挛特别有效;④保持呼吸道通畅,观察患者咳嗽、咳痰情况,协助患者排痰;⑤病情监测,严密监测血压、呼吸频率及深度、血氧饱和度、心率、心电图,检查电解质、血气分析等,对安置漂浮导管者应监测血流动力学指标的变化,记录出入量;⑥心理护理,抢救时保持镇静、操作熟练、忙而不乱,使患者产生信任和安全感;⑦做好基础护理与日常护理。

三、主动脉夹层

主动脉夹层是主动脉内的血液经内膜撕裂口流入囊样变性的中层,形成夹层血肿,随血流压力的驱动,逐渐在主动脉中层内扩展,是主动脉中层的解离过程。本病起病凶险,病死率极高。临床特点为突发剧烈疼痛、休克和血肿压迫相应的主动脉分支血管时出现的脏器缺血症状。

主动脉夹层的护理措施如下。①按急诊抢救患者一般护理常规。②休息和活动,急性期绝对卧床休息,减少探视,保持安静。③饮食护理,进食低盐、低脂、清淡、易消化的饮食。④严格控制血压和心率,持续心电监护,遵医嘱使用血管扩张药和β受体阻滞药,尽快降到目标血压,即收缩压降至100~120mmHg,心率控制在60~70次/分。⑤病情观察和护理,疼痛的观察和护理包括密切观察疼痛的部位和性质,对诊断明确者应遵医嘱使用强止痛药,同时观察治疗效果并及时向医生报告;神经系统的观察和护理包括观察患者意识、四肢活动有无障碍、发绀、疼痛等,如有异常及时向医生报告;泌尿系统观察和护理包括遵医嘱记录尿量,观察患者有无少尿、无尿、血尿,如有异常及时向医生报告。⑥吸氧,特别对合并有休克、呼吸困难者,应保证充足的氧气供应。⑦手术和介入治疗护理,Ⅰ型和Ⅱ型主动脉夹层患者应尽快行手术治疗,Ⅲ型主动脉夹层患者可行介入治疗,对于外科手术和介入治疗的患者,护士均应做好围手术期的护理。⑧基础护理,保持大便通畅,必要时给予缓泻药;避免咳嗽,必要时给予镇咳药;避免一切精神刺激,所有治疗护理集中进行。⑨心理护理,帮助患者提高对其潜在危险性的理解程度,鼓励患者改变高危行为,密切配合医护人员指导,避免夹层撕裂。

第十章　神经系统急危重症患者的护理

第一节　急性脑卒中

急性脑卒中是突然起病的脑血液循环障碍导致猝然发生的暂时或永久的神经功能损害、缺失,居我国三大死因次位。我国城市脑血管病的年发病率、病死率分别为219人/10万人和116人/10万人,农村地区分别为185人/10万人和142人/10万人,全国每年死于脑血管病的约150万人,存活者中度致残的约占1/3。急性脑卒中较高的发病率、病死率、致残率,严重威胁人类健康,给社会和家庭造成沉重的经济负担和精神负担。

一、分类

脑卒中可分为出血性卒中和缺血性卒中两大类。

1.出血性卒中。出血性卒中是指非外伤性脑实质内或脑表面的出血,包括脑出血和蛛网膜下腔出血,主要病因有高血压、脑血管畸形、脑淀粉样血管病和溶栓、抗凝、瘤卒中等。急性期病死率一般为30%～40%,在急性脑卒中中最高。

2.缺血性卒中。缺血性卒中又称脑梗死,占全部脑卒中的60%～80%,指因脑部血液循环障碍,缺血、缺氧所致的局限性脑组织的缺血性坏死或软化。血管壁病变、血液成分和血流动力学改变是引起脑梗死的主要原因,包括短暂性脑缺血发作(transient ischemic attack,TIA)、脑栓塞、脑血栓形成等。

二、临床表现

脑部疾病发病期间常见的身体表现有:患者会在身体的某个部位出现肢体的无力感和面部传达表情的障碍,同时原有的话语表达能力也会出现急速下降,眼无法集中关注某一注视点,丧失原有的眼部观察与控制能力。同时,如果脑部严重丧失传输功能,还会出现对应的疼痛和呕吐,具体有以下几种病症表现:①脑部和其他神经连接系统会出现出血性的急性病变,致使原有的信息传输功能和血液循环能力出现障碍;②出现缺血型的脑部神经传输系统障碍多是患者在较为平静状态下诱发的,这种缺血现象出现的位置影响后续治疗成功的可能性和出现后遗症的情况,因此,有脑部疾病史的患者需要高度关注自身头部疼痛感和出现呕吐的现象。

三、治疗

1. 出血性卒中的治疗。阻止继续出血及稳定出血导致的急性脑功能障碍。治疗要点:保持安静,防止引起血压、颅内压波动的因素;控制脑水肿、颅内压增高;处理并发症;对有指征者应及时清除血肿、积极降低颅内压、保护血肿周围脑组织;有脑疝危及生命者紧急行去骨板减压术。

2. 缺血性卒中的治疗。脑梗死的治疗采取以分型、分期为核心的个体化治疗。在支持治疗的基础上,可选用改善脑循环、脑保护、抗脑水肿、降颅内压等措施。大、中范围的脑梗死应积极抗脑水肿、降颅内压,防止脑疝形成。在小于6h的时间窗内有适应证者可行溶栓治疗。

四、护理

(一)护理目标

护理目标主要包括:①协助院前急救,保存脑功能,挽救生命;②发现早期症状,提供治疗依据,保障治疗顺利实施;③预防并发症,促进功能恢复,减少致残率;④提高患者及家庭的自护能力。

(二)护理措施

1. 院外急救时的护理。监测和维持生命体征。保持呼吸道通畅,解开患者衣领,有义齿者应设法取出,必要时吸痰、清除口腔呕吐物或分泌物。昏迷患者应取侧卧位,途中保护患者头部免受振动,在旁适当固定。遵医嘱给予甘露醇和降压、止痉药物,抽搐者预防舌咬伤等意外。必要时吸氧及进行心电监护。途中应提前通知急诊室,做好准备及时抢救。

2. 急性脑卒中患者的护理。无论病情轻重,所有患者都应安置于卒中病房或神经科监护病房。对入院时病情较轻的患者勿麻痹大意,再出血、血栓的扩展、复发栓子、病灶周围水肿区的扩展或脑疝等因素,都能使病情恶化,造成危险。

3.严密观察。观察生命体征的变化,动态观察患者的意识、瞳孔、体温、肢体活动情况,及早发现潜在问题,为抢救、治疗赢得宝贵时机,降低病死率和致残率。

(1)监护:立即进行心电、血压、呼吸、血氧饱和度监护,观察其变化。出现呼吸、心搏骤停者,立即进行心肺复苏。重症脑卒中死亡原因主要是脑出血和大范围脑梗死引起的颅内压增高,致使脑疝和中枢功能衰竭,若能早期发现,及时处理,可挽救生命。如呼吸次数明显减慢,出现鼾声、叹息、抽泣样呼吸,则提示呼吸中枢受到损害,病情危重;病变波及脑干早期就会出现脉搏、呼吸、血压等异常;血压、脉搏、呼吸也反映了颅内压的改变。颅内压增高时,血压急剧上升,脉搏慢而有力,呼吸深大呈潮式呼吸,意识障碍加重,呕吐频繁,可能为脑疝的前驱症状;血压下降,则可能为延髓功能衰竭。发现异常及时报告医生,并协助抢救、处理。

(2)观察意识:部分急性脑卒中患者存在不同程度的意识障碍,意识的改变提示病情的轻重,也是判断脑水肿和颅内压高低的指征之一,意识的改变多较瞳孔变化早。护士可通过简单的问话、呼唤或刺激(如角膜刺激反射、压眶反射、针刺皮肤疼痛觉)、观察患者是否睁眼来判断意识障碍程度。通过对话了解清醒患者的辨识力、记忆力、计算力及抽象思维能力,做出正确评估。

(3)观察瞳孔:急性期护士每15～30min观察瞳孔和眼球运动情况1次。应注意瞳孔的大小、形态、对光反射敏感还是迟钝等,双侧同时进行对比性观察,做好记录,前后对比,对确定脑损害部位和程度有一定帮助。两侧瞳孔缩小呈针尖样,为桥脑出血的体征;双侧瞳孔不等大,提示脑疝的可能;脑缺氧时瞳孔可扩大,如持续扩大,提示预后不良。观察眼球有无向外、内、上凝视,双眼球向外凝视,提示脑干病变。

(4)观察体温:在发病早期可骤然升高至39℃以上,体温分布不均匀,双侧皮肤温度不对称,患者多无寒战。如体温逐渐升高并呈弛张热型,多伴有感染;如持续低热,为出血后吸收热的表现;如体温下降或不升,提示病情危重。

(5)观察症状:观察有无抽搐、强直性痉挛、呕吐、呕血、黑便、躁动等情况。持续导尿,观察尿量情况。

(6)保持呼吸道通畅:对于昏迷的急性脑卒中患者,务必注意保持呼吸道通畅,防止窒息危险。施行气管插管或切开术者,术后加强护理。患者应取侧卧位或头偏向一侧,经常翻身叩背,使呼吸道内分泌物引流通畅。如有呕吐物或痰液阻塞,应及时吸痰,并注意防止舌后坠。

4.休息和体位。脑卒中急性期患者要绝对卧床休息,限制活动,尤其是发病后24~48h尽量减少搬动。一般每2h翻身1次,预防局部皮肤受压,翻身动作要轻、稳。因体位改变可导致颅内压一过性升高,高血压脑出血患者、颅内压较高的患者,应相对固定头部,血压平稳后才可适当变换体位,取床头抬高15°~30°体位,有利于降低颅内压。颅内压不高的急性缺血性卒中患者保持平卧或侧卧位,头部平放,将枕头撤下,以保证脑部血液供应。

5.发热和亚低温治疗的护理。亚低温主要是指轻、中度低温(28~35℃)。在急性脑卒中早期采用亚低温治疗,能降低脑细胞代谢和耗氧量,有利于减轻脑水肿,促进神经细胞功能的修复。①方法:床上垫冰毯,水温10~20℃;头部置冰帽,水温4~10℃,在3h内将患者的体温控制在35~36℃,持续降温5~7d。②护理注意事项:严密观察体温变化,患者腋下持续留置体温探头,使腋温保持在35~36℃,以利于保护脑细胞;注意降温仪的工作运行情况,根据体温及时调整设置温度。掌握降温幅度,出现寒战时适当提高冰毯温度,盖被保暖;避免患者皮肤直接接触冰帽和冰毯,每30min检查1次水温,观察患者的皮肤颜色,以免冻伤;亚低温治疗时严密监测心电、血压、呼吸、脉搏、意识、瞳孔等。低温可使患者的心率减慢、血压降低。体温降低过多易引起心血管功能紊乱,出现心律失常,严重者可因室颤而死亡。如有变化,及时报告医生处理;在亚低温治疗结束前,先撤除冰毯,使腋温逐渐自然回升到36~37℃,连续3d,再撤除冰帽。

6.药物治疗的护理。①静脉滴注甘露醇的护理:甘露醇能降低颅内高压,预防脑疝形成。在用药过程中要密切观察心率、脉搏、呼吸、血压等,出现呼吸困难、憋气、烦躁等急性心力衰竭的表现时,立即减慢滴速,通知医生及时处理。②降压治疗的护理:护士必须明确急性缺血性脑卒中时调控血压的目标值。除了高血压脑病、蛛网膜下腔出血、主动脉夹层分离、心力衰竭、肾衰竭等情况外,大多数情况下,除非收缩压>220mmHg或舒张压>120mmHg或平均血压>130mmHg,否则不进行降压治疗。使用降压药物治疗时,护士要密切监护血压和神经功能变化,严格按照医嘱的剂量和速度给药,出现血压波动应及时通知医生调整药物和剂量。③静脉溶栓治疗的护理:急性脑梗死应用重组组织型纤溶酶原激活物(recombinant tissue-type plasminogen activator, rt-PA)溶栓治疗,使血管再通复流,挽救半暗带组织,避免形成坏死。溶栓时间窗为3～6h。迅速帮助医生完成静脉溶栓前各项准备工作,保障3h的最佳时间窗。检查知情同意书是否签字、完善。密切观察和管理血压。能够开始溶栓治疗的目标血压为收缩压<185mmHg和(或)舒张压<110mmHg。遵照医嘱在给予rt-PA前直至应用后的24h,严密管理血压,动态监护,根据血压水平及时调整降压药物的量和速度。准确注入溶栓药物。rt-PA剂量为0.9mg/kg(最大剂量90mg),先在1min内静脉推注总量的10%,其余剂量连续静脉滴注,60min滴完,使用微量泵,确保均匀无误。动态评估神经功能,用药物过程中每15min1次,随后6h内,每30min1次,此后每60min1次,直至24h。观察出血并发症。溶栓过程中,患者若出现严重的头痛、急性血压增高、恶心或呕吐、急性呼吸衰竭等,应注意颅内出血的可能,立即停用溶栓药物,紧急进行头颅CT检查并协助抢救。发现突发的皮下大片瘀斑、创面出血或注射针孔渗血不止,采用压迫止血无效,咳痰带血、咯血,肉眼血尿,呕血、黑便以及出血的全身症状等,立即报告医生。

7.吞咽障碍患者的护理。意识尚清楚能进食的患者给予易消化的半流质饮食和软食,食物温度要适中,以清淡为主,可根据患者的饮食习惯搭配饮食,增加患者食欲,保证热量及营养供给。

8.排尿及尿路感染并发症的护理。如果无尿潴留,尽量不插尿管,使用自制集尿袋,每次便后清洗会阴部。必须留置导尿时,导尿过程和护理导尿系统时需严格遵守无菌原则,保持系统密闭,每日更换无菌引流袋,会阴部护理每日1～2次,保持尿道口及周围皮肤清洁。有感染时遵医嘱给予0.2%甲硝唑,每日2次,膀胱冲洗。

9.预防肺部感染并发症的护理。急性脑卒中并发肺部感染是导致死亡的主要原因之一。由于呼吸中枢受抑制,咳嗽反射减弱,吞咽障碍,易发生呛咳、误吸,卧床致呼吸道分泌物积聚,老年患者因体质弱、抵抗力低下等因素,更增加其易感性,导致肺炎而危及生命。具体措施:患者取头高侧卧位,头稍后仰,以利于口咽部分泌物引流。每1～2h翻身1次,同时配合叩背,刺激咳嗽,使痰液排出。意识不清者及时吸出口腔、呼吸道内分泌物,防止呛咳、痰液坠积。予以雾化吸入以湿化呼吸道、稀化痰液。气管切开患者加强呼吸道的管理,严格无菌操作,每6h消毒气管内套管1次。必要时根据药敏结果行气管内滴药后及时吸痰。保持口腔清洁,昏迷患者清洁口腔4次。

10.预防皮肤、黏膜感染并发症的护理。预防压疮最重要的是避免同一部位长时间受压,每2h翻身1次,骨隆起处要加软垫保护,按摩受压部位以改善血液循环。定时全身擦浴,每日至少1次,保持皮肤清洁,保证床铺及皮肤干燥,眼闭合不全者覆盖无菌湿纱布,涂金霉素眼膏,防止感染及眼球干燥。防止口腔黏膜过分干燥,可用湿棉球沾湿口唇及颊黏膜。呕吐后要及时清除口腔异物,用水清洗,使口腔清洁。

11.消化道出血并发症的护理。急性脑卒中时的应激常引起胃肠道黏膜急性糜烂、出血和溃疡,导致上消化道出血。应激性溃疡多发生在急性脑卒中的高峰期,出血量有时较大,不易自止,可迅速导致循环衰竭、脑血管病症状恶化,预后不良。注意观察消化道出血征兆,意识清醒患者出现不同程度的腹胀、恶心、腹部隐痛、肠鸣音活跃、躁动、呃逆、尿量减少等,昏迷或有意识障碍患者突发血压下降、心率增快、脉搏细数、睑结膜、甲床苍白,即使尚未表现出明显的呕血或黑便,也应考虑为上消化道出血。注意大便颜色及抽出的胃内容物的颜色。发现消化道出血时,密切观察患者意识及生命体征变化,立即报告医生并配合积极抢救。

12.心脏并发症的护理。常规持续心电监护,患者有胸闷、胸痛症状或发现ST-T改变、心律失常,及时向医生报告,及时诊断和治疗。

13.并发癫痫的护理。脑卒中后癫痫尤其是并发癫痫持续状态,是临床上一种紧急情况,应立即抢救,中止发作。否则可导致昏迷加深、高热、脱水、呼吸循环衰竭甚至死亡。护士要重视预见性护理。大脑皮质卒中癫痫发生率最高,蛛网膜下腔出血癫痫率较高,脑出血次之,脑梗死最低。对高发患者随时注意有无癫痫症状,发现病情变化及时与医生联系,同时准备好抢救物品及药品。对癫痫大发作的患者要防止外伤。加保护床栏、垫牙垫、取出活动义齿、防止坠床及舌咬伤,确保患者安全。保持呼吸道通畅,应将患者头偏向一侧,痰多者及时吸痰,防止吸入性肺炎。高热患者予物理降温并配合药物治疗。认真执行医嘱,严格掌握给药剂量和途径。抗癫痫药物剂量大时抑制呼吸,一旦出现呼吸抑制征象,应立即配合医生抢救。癫痫发作时,观察抽搐的部位、次数、持续时间、间隔时间及发作时对光反射是否存在并详细记录。

14.早期康复护理。对急性脑卒中患者实施早期康复护理干预,目的是防止出现肿胀、肌肉挛缩、关节活动受限等功能恢复不良的情况,预防并发症,降低致残率,提高患者生活质量。早期予以床旁康复,如患肢保护、被动活动等,简单有效,容易掌握,应充分重视。

正确的体位:维持正确的体位摆放和正确的卧姿,保持各关节功能位置,预防关节畸形。正确的体位即上肢保持肩前伸、伸肘,下肢以保持稍屈髋、屈膝、踝中立位。每次变动体位后,及时将患者肢体置于功能位。

仰卧位时,在患肩后方和膝关节下方各放一软枕,使肩向前、稍外展,伸肘、前臂旋后,手指伸展或握一毛巾卷。腿外侧及足下均放枕相抵,防腿外展、外旋及足下垂、足外翻;健侧卧位时,前屈80°~90°,稍屈肘,前臂旋前,手同上。健侧下肢稍后伸、屈膝。患侧下肢放在健侧前,在其下方放枕,保持屈髋、屈膝,踝中立位;患侧卧位时患肩前伸、前屈,避免受压,其下放软枕,伸肘、前臂旋后,手同上。健侧上肢处于舒适位置即可,患侧下肢稍后伸、屈膝、踝中立位。健侧下肢放在患侧前面,屈髋、屈膝,其下放软枕。

15.心理护理。急性脑卒中患者心理问题突出,对功能恢复非常不利,要高度重视心理康复。患者常存在自卑、抑郁、烦躁、悲观失望、淡漠甚全拒绝交流等情况。护士要重视对患者精神情绪变化的监控,应用语言、体态语言等方法与患者沟通交流,对其进行解释、安慰、鼓励、保证,尽量消除其存在的顾虑,增强患者战胜疾病的信心,使其坚信经过持之以恒的康复训练,身体功能可以得到较好的恢复。抑郁症与焦虑症均应同时辅以药物治疗及行为治疗。

五、健康教育

健康教育的内容主要包括:①指导患者及家属了解脑卒中发病的主要危险因素和诱发因素,有关预防、治疗等基本知识,积极控制可干预的生理学危险因素(如高血压、糖尿病、高脂血症、心脏病、高半胱氨酸血症等)和行为学危险因素(如吸烟、酗酒、肥胖、抑郁等),预防脑卒中再发;②强调持续康复的意义,出院不是治疗和康复的结束,而是其继续;指导患者进行各期的康复训练,针对患者存在的功能缺陷及障碍,制订站立、步行等计划,使患者早日回归正常的生活,提高生命质量;③让家庭成员充分了解患者的情况,包括功能障碍、心理问题,以便能相互适应,还应使其掌握帮助患者康复的方法,协助患者进行康复训练;④定期复查,一旦出现前驱症状要及早就诊。

第二节　重型脑颅损伤

重型颅脑损伤(serious brain injury, SBI)是指格拉斯哥昏迷分级(Glasgow coma score, GCS)≤8分,且昏迷＞6h的颅脑损伤,是各种外伤中最严重的损伤。其病死率、致残率高,死亡率一般为30%～50%,其发病突显急、危、重的特点,必须争分夺秒进行救治。目前临床收治的重型颅脑损伤多数是由于交通事故、高层建筑意外坠落引起的。

一、颅脑损伤的分类

颅脑损伤包括头皮损伤、颅骨损伤、脑损伤。

1.损伤部位。根据损伤部位是否与外界相通可分为开放性颅脑损伤和闭合性颅脑损伤。

2.损伤轻重。根据损伤轻重分为3级:①1级(轻型),主要指单纯脑震荡,有或无颅骨骨折,昏迷在20min以内,有轻度头痛、头晕等自觉症状,神经系统和脑脊液检查无明显改变;②2级(中型),主要指轻度脑挫裂伤或颅内小血肿,有或无颅骨骨折及蛛网膜下腔出血,无脑受压征,昏迷在6h以内,有轻度的神经系统阳性体征,有轻度的生命体征改变;③3级(重型),主要指广泛颅骨骨折,广泛脑组织挫裂伤,脑干损伤或颅内血肿,昏迷在6h以上,意识障碍逐渐加重或出现再昏迷,有明显的神经系统阳性体征和明显的生命体征改变。

3.Glasgow昏迷评分法。根据Glasgow昏迷评分法,将意识障碍6h以上,处于13～15分者定位轻度,8～12分为中度,3～8分为重度。

二、SBI的护理

强调及时、有效的现场抢救,维持患者生命,防止再损伤,减轻患者痛苦,降低患者的病死率和致残率。同时,此类患者伤后病理生理过程变化复杂,脑血流灌注不足,脑组织缺血、缺氧及有害递质增加,常导致继发性脑损害,需要严密观察,随时处理。

(一)护理目标

护理目标主要包括:①迅速解除窒息,保持呼吸道通畅、生命体征平稳,挽救生命;②妥善处理出血,维持水电解质及酸碱平衡;③降低颅内压,保证引流通畅;④控制颅内及伤口感染;⑤最大程度地恢复功能,使患者生活自理。

（二）护理措施

1.院前急救的护理配合。SBI多有严重多发伤,伤情复杂,院前急救以先救命后治伤为原则。现场处理,只局限于急救,有气道处理、固定脊柱、控制大出血和休克等。急救应争分夺秒,充分利用通信设备,在转运途中通知相关科室及人员做好急救准备,等候急救。护士充分准备抢救器械和物品,协助医生复苏、固定、吸引、止血,建立静脉通道等。

2.保持呼吸道通畅。SBI患者多处于昏迷状态,口腔分泌物、呕吐物、外伤出血等均可造成呼吸道梗阻、窒息,同时可因伤后颅内压增高,中枢性呼吸功能不全,导致低氧血症,甚至呼吸骤停。因此,保持呼吸道通畅是急救过程中最基础、最主要的措施。确认无脊柱受伤后,迅速使患者去枕、头后仰,清除呼吸道分泌物、呕吐物,解除舌后坠,深昏迷者放置口咽通气管。已发生误吸或气体交换显著障碍、无自主呼吸、呼吸极不规则以及呼吸道、口鼻腔出血有可能发生窒息时,做好气管插管准备,帮助医生妥善、安全固定好头颈部,协助医生尽快开通气道,行机械通气给氧,阻断脑缺氧、脑水肿的恶性循环。对于脊柱受伤者,准备好经鼻气管插管,本方法不必移动颈部。必要时进行气管切开。开放气道后,连续监测各项呼吸功能指标,包括呼吸频率、节律、血氧饱和度等。发现任何呼吸异常,立即报告医生处理。

3.病情观察。SBI后病情瞬息万变,要动态观察病情,及时发现生命体征的变化,判断颅内有无继发性损伤,及早发现脑疝的征象。根据病情变化判断疗效,并指导恰当的治疗。

4.意识状态的监护。意识状态的改变是SBI病情判断的重要指标。护士应熟练掌握GCS评分方法（表10-1）,对患者意识进行准确评估。

表10-1　GCS评分方法

睁眼反应	评分	言语反应	评分	运动反应	评分
自动睁眼	4	回答切题	5	能按吩附完成动作	6
呼唤睁眼	3	回答不切题	4	刺痛时能定位,手举向疼痛部位	5
刺痛睁眼	2	单音语言	3	刺痛时肢体能回缩	4
不能睁眼	1	仅能发音,无语言	2	刺痛时双上肢呈过度屈曲	3

睁眼反应	评分	言语反应	评分	运动反应	评分
		不能发音	1	刺痛时双上肢呈过度伸展	2
				刺痛时肢体松弛无动作	1

(1)GCS评分:评分最高分为15分,表示意识清醒,8分以下为昏迷,最低分为3分。积分越低表示意识障碍越严重。该评分法缺乏瞳孔、生命体征的观察,因此,护士应综合做出判断。如果原发性脑损伤轻微,受伤后只有短暂昏迷,血肿形成不迅速时,患者会出现意识清醒或好转,称为"中间清醒期"。随着血肿不断增大,脑组织受压,又逐步进入继发性昏迷,提示有立即手术清除血肿的指征;若受伤后昏迷并进行性加重,常表示严重脑挫裂伤或血肿形成速度很快;伤后一段时间突然由躁动不安转入昏迷,常提示脑疝发生。发现上述征象时应及时报告医生,立即行手术抢救。

(2)生命体征的观察:SBI后可出现严重、持续的生命体征紊乱,护士应严密监测并记录体温、脉搏、呼吸、血压。注意呼吸节律、深浅,有无叹息样呼吸、呼吸困难和呼吸暂停;注意脉率快慢变化,脉搏是洪大有力还是细弱不整;患者血压升高伴有剧烈头痛、频繁呕吐、躁动,但心率减慢时,标志颅内压急剧升高,可能是脑疝的先兆。应用颅内压监测仪进行连续性颅内压监测可尽早发现颅内高压,及时处理,可防止脑疝的形成;血压下降、心率增快、四肢厥冷、呈现休克征象时,应注意检查有无其他脏器出血及损伤;下丘脑前部、脑干损伤或手术后,常出现中枢性高热。伤后数日体温升高,常提示有颅内感染。体温低于正常,可能是下丘脑损伤所致的中枢性低温或机体衰竭的表现。单项指标有变化应寻找原因,几项指标同时变化时应分析病情,进行判断。

(3)瞳孔的观察:瞳孔变化可因动眼神经、视神经及脑干等部位的损伤和脑疝引起。除了观察瞳孔的大小、形态及对光反射外,还应注意观察眼裂的大小、眼球的位置及活动情况(如同向凝视、眼球分离等)。动态观察瞳孔变化出现的迟早、有无继续加剧以及是否同时有意识障碍加剧等。小脑幕切迹疝时瞳孔呈进行性扩大,应引起高度注意。双侧瞳孔时大时小、变化不定,常为脑干损伤的特征。双侧瞳孔缩小、对光反射迟钝则可能为桥脑损害或蛛网膜下腔出血。

(4)神经系统体征的观察:原发性脑损伤引起的偏瘫等局灶体征,在受伤当时已经出现,且不再继续加重;继发性脑损伤如颅内血肿或脑水肿引起者,则在伤后逐渐出现,若同时还有意识障碍加重的表现,则应考虑为小脑幕切迹疝。意识障碍的患者由能够自行改变卧位或能够在呕吐时自行改变头位到不能变动,应视为病情加重。发现上述征象立即报告医生。

5.颅内压的监护。重型颅脑损伤后往往并发难以控制的颅内高压,直接影响患者的预后。颅内压监测所反映的颅内高压先于其临床表现,因此,通过监测能尽早发现并有效控制颅内高压,保证脑血流,避免继发性脑损害。目前,主要方法有采用液压传导测量颅内压系统和颅内直接放置传感器探头测量颅内压系统两种。护士必须熟练使用颅内压监护装置,持续地监测和评估,正确判断和解释导致颅内压升高或降低的原因,排除影响颅内压的因素(例如传感器位置不当可使其升高或者降低,常规的护理措施如翻身、吸痰等可致其升高,头部抬高30°、亚低温治疗均可降低颅内压等),方能确认颅内压监测值的真正意义,使颅内高压及时得到处理并客观评价临床治疗效果。测量时严格遵守操作规程,加强无菌操作,防止硬膜外血肿、硬膜下血肿和脑脊液漏、颅内感染等并发症。

6.用药监护。SBI患者伤情不同,病理生理变化复杂,强调根据患者病情采取脱水药物和液体疗法,主要目的是控制脑水肿和颅内高压,避免脑缺氧。用药后使患者保持轻度脱水状态。主要用药有甘露醇、呋塞米(速尿)、地塞米松、甘油、人血白蛋白。应用甘露醇无效者,用高渗性盐水与4%碳酸氢钠液常能收到良好效果。使用脱水药物应在补充足量的液体后进行,护士应加强监护,注意患者的皮肤弹性、湿润程度、四肢末梢温度;记录24h出入量和单位时间段的出入量,安排输液时使入量略少于出量,每日尿量至少在1 500mL。监护肾功能的变化,甘露醇大剂量应用时若血浆渗透压超过320mOsm/L,有并发急性肾衰竭(急性肾小管坏死)的危险;监测意识、心率、血压、中心静脉压,注意血电解质、血pH、血糖等,使其维持在正常范围。在保持患者轻度脱水的情况下,维持脑血流灌注压在70~80mmHg和有效的脑循环,降低颅内压,从而防止脑组织缺血、缺氧。

7.头位与体位。颅脑损伤者,头部要相对固定,应采取斜坡卧位,抬高床头15°~30°,以利于静脉回流,减轻脑水肿,也可防止各种不良卧姿引起的呼吸道梗阻。

8.并发症护理。

(1)外伤性癫痫:任何部位脑损伤都可引起癫痫。发作时遵医嘱给予地西泮缓慢静脉注射,注意观察患者的呼吸、癫痫症状是否改善。抽搐时观察抽搐情况,防止咬伤、坠床等意外损伤。

(2)消化道出血:为应激性溃疡所致,大量使用激素也可诱发。保持静脉输液的通畅,以保证补充血容量、止血等治疗。加强胃管护理。

(3)外伤性尿崩症:为下丘脑受损伤所致,尿量每日>4 000mL,应给予垂体后叶素治疗。注意记录每小时尿量和24h尿量,充分供给含电解质的液体。因尿量多,注意监测血电解质,尤其是血钾情况,注意有无严重室性心律失常和腹胀等情况,及时报告医生处理,防止猝死。

(4)肺部并发症的护理:SBI时容易并发肺部感染,是导致死亡的重要原因之一。及时清理呼吸道,保证有效的排痰,预防措施及时得当,是降低SBI患者病死率的重要环节。

SBI伤后呼吸中枢功能障碍引起呼吸抑制,导致咳嗽反射减弱或消失,排痰功能障碍,口腔、鼻咽腔的分泌物、血液、呕吐物容易误吸入肺;冬眠药、镇静药、镇痛药等可产生呼吸抑制;长期昏迷患者水、电解质紊乱,营养不良,免疫力下降;其合并伤如胸部伤、颌面伤、腹部伤、严重骨折、休克等也影响呼吸。

护理对策:及时彻底地将口腔、鼻咽腔、气管内分泌物、血液、呕吐物等清除,有效保持呼吸道通畅;定时叩背,方法要正确,力度到位,促进有效排痰;体位适当,抬高床头30°卧位,使患者呼吸道通畅。昏迷患者每1～2h翻身1次;做好气管切开术后护理,气管内每30min滴入湿化液,有利于黏稠痰液的排出。肺部感染重者每日雾化吸入4～6次,病情好转后每日2次;严密观察呼吸情况,连续监测血氧饱和度,定时做血气分析,监测给氧包括呼吸机给氧的效果。使用呼吸机辅助呼吸时,多主张降低潮气量,增加呼吸频率,配合适当的呼气末正压通气,以提高呼吸治疗的效果。

(5)预防其他感染:保持患者舒适,注意皮肤护理,每1～2h翻身1次,局部按摩,受压处放置防护垫,预防压疮,保持皮肤、床铺清洁干燥,防止压疮发生。翻身时至少3名护士配合,动作平稳、协调,翻身之前各引流管要充分固定或预留出长度,以免脱出;导尿、留置导尿极易引起尿路感染,尽量缩短留置时间,必要时需定期夹闭尿管,间断放尿,训练膀胱肌功能;耳、鼻腔有血痂应去除,以避免血痂的阻塞造成脑脊液反流,引起颅内感染;眼分泌物增加,应定时清洗并滴抗生素滴眼液,防止发生角膜炎、角膜溃疡;做好口腔护理,防止口腔炎症,使患者舒适。

(6)躁动的护理:颅内压增高、呼吸不畅、缺氧、膀胱过度充盈、大便干结引起强烈的排便反射等都可引起患者躁动。但患者由安静转入躁动,或自躁动转为安静或深睡时都应警惕,结合生命体征,观察是否有病情恶化,查明原因并给予解除。护士不可强行约束,应在床边守候,加用床挡以防坠床。

(7)排便的护理:便秘可引起腹胀、腹痛,用力排便可诱发脑疝。应积极采取措施,预防便秘。发生便秘时使用开塞露,以通畅大便,防止屏气用力。

(8)高热处理:SBI后高热常见原因为脑干或下丘脑损伤以及呼吸道、泌尿系或颅内感染等。前者常引起中枢性高热。高热造成脑组织相对性缺氧,加重脑损害,必须积极降温,常用物理降温,如冰毯、冰帽等。应用降温器具要防止冻伤,保证患者安全。体温过高、物理降温无效或中枢性高热时遵医嘱给予冬眠低温疗法。冬眠药物可降低血管张力,使咳嗽反射减弱,应掌握好剂量,维持血压,保持呼吸道通畅。

(9)营养支持:严重脑损伤时负氮平衡一般持续2~3周,使患者病死率增加,需要进行营养支持。早期除静脉补液外,同时注意胃肠内补充,这样不但可保证营养供应,还可有效防止消化道溃疡的发生。通常前3d胃肠内即开始注入米汤、牛奶等,每日控制量在500~1 000mL,少量多次给予。3d后胃肠内给予混合饭菜1 500~2 000mL,每次400~500mL,每4h 1次,每日4次,两餐之间可加果汁或水,保证每日热量达到2 000kcal以上。

第三节　颅脑手术

临床常见的需要手术治疗的颅脑疾病有颅脑先天性畸形、脑脓肿、颅内肿瘤、脑血管病及颅脑损伤等。颅脑手术涉及中枢神经系统,由于其组织结构和在生理功能上的重要性与复杂性,颅脑手术风险、术后并发症和病残率高,术后创伤的修复和功能重建需要较长的过程。周密细致的围手术期护理对顺利实施手术、挽救患者生命、保障手术效果和疾病预后均有十分重要的意义。

一、护理目标

护理目标主要包括:①提供周密、完善的术前准备;②维持生命体征稳定,及时发现病情变化并进行处理;③减轻患者围手术期身体痛苦,保证患者无意外伤害发生;④预防继发性残疾,促进患者机体全面康复;⑤提高患者及其家属的疾病自护能力。

二、护理措施

(一)术前护理评估

详细询问病史,了解发病原因及伴发疾病。评估患者生命体征、意识、瞳孔、肌力、肌张力、感觉功能。评估患者、家属心理状况,了解其对疾病及手术治疗的方法、目的和结果有无了解,有何顾虑和对健康指导的需求。评估患者及其社会支持系统的自我护理和护理能力。

(二)术前准备

1.协助检查。协助完成术前常规化验及辅助检查。向患者介绍各项检验目的、注意事项,使患者明确各项检验的必要性,积极配合。

2.术前各项准备。做好剃发、备皮、配血、药物过敏试验等术前准备,准备好影像资料、术中用药。

3.女性患者注意。需了解记录末次月经时间,以便医生根据手术及早干预,改变月经来潮时间,保证手术如期进行。劝患者戒烟,降低肺部感染发生率。

4.术前。术前12h禁食、禁水。睡前遵医嘱给予镇静药。

5.呼吸道分泌物。呼吸道分泌物多时,应给予充分吸引,以防推送手术室途中分泌物堵塞呼吸道致患者窒息。

6.特别准备。①垂体瘤患者如经蝶窦入路进行手术者,口、鼻腔准备3d,术前3d每日经双鼻滴入0.25%氯霉素液3~4次,教会患者张口呼吸,以适应术后必须用口呼吸的情况;术前1d剪除鼻毛并清洗鼻腔,剪鼻毛时切勿损伤鼻前庭皮肤或鼻腔黏膜,以免引起鼻腔感染,影响手术;鞍区占位病变患者入院后记录3d的出入液量,以便与术后对比;颅内高压呕吐频繁者,应纠正水、电解质及酸碱失衡,补充营养。②颅内动脉瘤与大脑动脉环(Willis环)前部或颈动脉海绵窦瘤封闭术的患者,应于术前指导患者正确佩戴颈托,协助医生进行颈动脉压迫试验和训练,以建立侧支循环。③颅裂、脊柱裂患儿在变换体位及大小便护理时,应注意局部保护,以免肿块破裂或感染。④脑积水患儿头部应给予颈托,适当支持或在卧床时颈部两侧放置沙袋,以防颈部损伤。⑤术前1d应排大便,以免术后发生便秘,必要时灌肠导泻。⑥术前已行脑室引流者,应暂时夹闭引流管,待患者卧于手术台上后,将引流瓶悬挂固定于手术台面的高度后再开放引流。

（三）术后护理

1.搬运安置。术毕回病房,搬动过程中动作必须轻、稳、协调一致。1人双手稳定头颈部,以防头颈部过度扭曲、震动,另有3～4人协作保持患者身体成水平状态将其移动到床上。右侧护士连接监护仪,持续监护血压、脉搏、呼吸、血氧饱和度。左侧护士应确认各种引流管放置部位及其目的,保持引流管长短适宜,妥善固定和连接,其间严格遵守无菌操作原则。注意查看术中统计的出入量,标记各种引流瓶、袋中的液体平面,作为基准状态。安置完毕后测量各项生命体征数据,观察并记录意识、瞳孔、肢体活动等状态。发现异常及时与医生联系,并协助采取相应的处理。

2.体位护理。维持正确体位是颅脑手术后一项重要的护理内容。神经外科患者体位改变后,多数呈一过性颅内压升高,会影响患者的病情。对体位有一定要求的患者,要专人监护,固定头部,必须改变体位时要细致小心。全身麻醉未清醒患者,去枕平卧,头偏向健侧。患者已清醒且血压平稳后,采用抬高床头15°～30°的斜坡卧位,以利于颅内静脉引流,降低颅内压、减轻脑水肿;慢性硬膜下血肿术后,应将床尾垫高,避免低颅内压,以利于脑复位;后脑神经受损、吞咽功能障碍者取侧卧位,以免分泌物误入气管,引起窒息;切除较大体积脑组织的手术后,颅腔留有较大空隙,24h内手术区应保持在高位,并保持固定,以防突然翻身时发生脑和脑干移位或导致大脑上静脉撕裂、硬膜下出血或脑干功能的衰竭;幕上开颅手术后,应健侧卧位,避免切口受压;幕下开颅手术后早期宜无枕侧卧或侧俯卧位;脊髓手术后,无论何种卧位时,头部和脊柱轴线都必须保持一致,实行轴位翻身。

3.病情观察。①注意观察体温、脉搏、呼吸、血压、意识状态、瞳孔、肢体活动情况,有无异常体征,与手术前进行比较,详细记录;观察切口敷料、引流情况;头部伤口部位垫以消毒巾,观察渗血、渗液情况。②脑室腹腔分流术后早期,注意观察囟门张力大小,估计分流管是否通畅、分流量是否适度。③观察有无脑脊液漏,询问清醒患者鼻咽部有无清凉液体咽下,观察双鼻腔有无脑脊液流出;一旦发现脑脊液漏,用消毒棉球擦拭干净,禁止冲洗、填塞,给予半卧位,抬高头部减少漏液,并通知医生。④观察有无颅内压增高症状,尤其是术后24~72h要警惕脑水肿、脑疝的出现,如发现剧烈头痛、呕吐、血压高、脉搏减慢,低于60次/分等征兆时,应立即报告医生及时处理。

4.呼吸道护理。及时吸出口、鼻腔分泌物或呕吐物,痰液黏稠者,给予雾化吸入,保持气道通畅。气管插管或气管切开患者,严格把好无菌、气道通畅和湿化三关,吸痰时注意无菌操作,翻身时避免头部扭曲而使呼吸不畅。鼻饲、呕吐患者,防止误吸和窒息,防止肺部感染。病情许可后,定时翻身、叩背。保持病室湿度在50%~60%,避免空气干燥。

5.各种引流管的护理。颅脑手术后可能留置脑室引流、创腔引流、脓腔引流和硬膜下引流等各种引流管。各类引流的管理是术后护理的重点之一。要注意防止管路脱落,确保引流通畅,根据病情需要调节引流的速度和量,严格无菌操作,避免经引流途径导致颅内感染。

(1)脑室引流管的观察和护理:脑室引流是经颅骨钻孔穿刺侧脑室放置引流管将脑脊液引流至体外,常选用非主要半球额角或枕脚穿刺。引流目的是:抢救因脑脊液循环通路受阻所致的颅内高压危急状态,如枕骨大孔疝;治疗脑室内出血;脑室内手术后安放引流管,引流血性脑脊液,减轻脑膜刺激症状,术后早期起到控制颅内压的作用等。护理要点如下。①术后引流袋应悬挂于距侧脑室平面下10~15cm高度,以维持正常颅内压。②术后早期禁忌引流过快,以免导致硬膜外或硬膜下血肿、脑瘤内出血(瘤卒中)或脑疝形成;必要时适当提高引流袋平面,减慢引流速度、控制脑脊液引流量;引流量多时,遵医嘱补充液体。③术后1~2d脑脊液略带黄色,若为血性或术后血性脑脊液颜色加深,提示有脑室内出血,应报告医生紧急处理,护士应做好手术前准备。④拔管前1d夹闭引流管并密切观察,如患者出现头痛、呕吐等症状,立即报告医生开放引流管;拔管后,如切口处有脑脊液漏,应通知医生及时缝合,以免引起颅内感染。

(2)创腔引流管的观察和护理:颅内占位性病变,如颅内肿瘤手术摘除后,在颅内残留下的创腔内放置引流管称为创腔引流。目的在于引流手术残腔的血性液体及气体,减少局部积液或形成假性囊肿的机会。护理要点如下。①术后48h内,引流袋置于头部与创腔平面水平的位置,以保持创腔内一定的液体压力,避免脑组织移位。②术后48h后,逐渐放低引流袋,使创腔内液体较快引流,以消灭局部死腔,防止颅内压增高,但与脑室相通的创腔,引流袋应适当较高,以免引流量过多。

(3)脓腔引流管的观察和护理:有包膜形成的脑脓肿,在患者发生脑疝或全身衰竭不能耐受开颅手术的情况下,为了挽救生命,常施行颅骨钻孔穿刺抽脓术。护理要点如下。①引流袋低于脓腔30cm以上,患者卧位时脓腔位于高位,以期较快地引流脓液。②术后24h后方可行囊内冲洗,以免引起颅内弥散性感染;冲洗时,每次冲洗量10~20mL,缓慢注入,再轻轻抽出,不可过分加压;冲洗后注入药液并夹闭引流管2~4h,以维持药效。

(4)护理:慢性硬膜下积液或硬脑膜下血肿,因已形成完整的包膜和液化,临床可采用颅骨钻孔、血肿冲洗引流术,术后于包膜内放置引流管继续引流,以排空其内血性液或血凝块,以利于脑组织膨出,消灭死腔,必要时可冲洗。通常术后第3日拔除引流管。护理要点如下。①术后患者取平卧位或头低脚高患侧卧位,注意体位引流,引流瓶(袋)应低于创腔30cm。②术后不使用强力脱水剂,不必严格限制水分摄入,以免颅内压过低影响脑膨出。

6.术后并发症及伴发疾病的观察和护理。

(1)出血:术后出血多发生在手术后24~48h内,是颅脑手术后最危险的并发症。护理要点如下。①严密监测意识、瞳孔、生命体征、肢体活动变化,如患者意识清醒后再次进入嗜睡、昏迷状态,一侧瞳孔散大,对光反射迟钝,或出现高热、抽搐、生命体征紊乱等,警惕颅内出血先兆,立即报告医生处理;遵医嘱准确应用脱水药物,观察脱水效果;配合做好CT检查以确定出血部位及出血量;做好再次手术准备。②翻身时动作轻稳,防止颅内压升高;保持患者大便通畅,避免用力排便;控制或减少癫痫发作;正确护理各种引流管。

(2)中枢性高热:下丘脑、脑干及上颈髓病变和损害可使体温调节中枢功能失调。高热,体温>39℃,多出现于术后48h内,患者主诉发热、不适,常伴有意识障碍、瞳孔散大、呼吸增速及脉搏增快。注意监测患者的体温,每1~2h监测1次,体温>38℃,即采取降温措施。体温38~39℃时,温水擦浴;体温>39℃时,以30%~50%乙醇擦浴,冰袋、冰毯、冰帽物理降温。降温30min后复测体温并记录。经上述处理,体温仍不下降者,可用冬眠低温疗法降低体温。同时注意口腔、皮肤护理。

(3)尿崩症:主要发生在鞍上手术后,如垂体腺瘤、颅咽管瘤等手术累及下丘脑影响抗利尿激素分泌所致。表现为口渴、多饮、多尿,尿量>4 000mL/d,甚至可达10 000mL/d,尿比重<1.005,意识淡漠、精神差或意识障碍加重,皮肤黏膜干燥、弹性差,电解质紊乱。护理要点如下。①行蝶鞍附近手术患者,监测其每小时尿量、尿色、尿糖、尿比重,每0.5～1h 1次,准确记录24h出入液量;当尿量>350～500mL/h、尿比重<1.005、尿糖阳性时,遵医嘱应用抗利尿药物(垂体后叶素或长效尿崩停)及胰岛素,并观察用药效果。②禁止含糖食物、药物,以免血糖升高、产生渗透性利尿,使尿量进一步增加。③及时监测血糖、电解质化验结果,尤其注意有无低钾血症,指导治疗。

(4)胃出血:急性颅脑疾病手术后可引起应激性胃黏膜糜烂、溃疡、出血,表现为上腹部不适、呕出或从胃内引出咖啡色、暗红色液体,伴有呃逆、腹胀、黑便或便血。护理要点如下。①密切观察患者有无上述应激性胃黏膜病变的症状。②出现消化道出血时暂禁食,清醒患者给予安慰、解释,意识障碍及呕吐患者头偏向一侧,防止误吸、窒息发生。③遵医嘱立即经胃管抽吸胃内残余液后,给予抑制胃酸分泌药物及止血药物;密切观察生命体征、止血效果,及时记录出血时间、次数及出血量。

(5)感染:颅脑手术后常见的感染有颅内感染、切口感染、肺部感染及尿路感染等。主要表现:意识改变或意识障碍加重,发热;局部红肿、渗液、溃烂;呼吸道分泌物增加,肺部有干、湿啰音,呼吸困难。护理要点如下。①密切观察感染征象,监测体温和局部情况;切口、引流管的各项护理操作需严格遵守无菌操作规程;敷料浸湿及时更换;遵医嘱正确使用抗生素。②减少交叉感染等医院内感染因素;做好人工气道的护理,注意气管内导管消毒,吸痰时需注意无菌操作;防止皮肤受压、破损,定时按摩、翻身。③颅内引流物防止逆流,以防逆行感染;做好脑脊液外漏的护理。④留置导尿管者,尿道口每日清洁、消毒2次,女患者月经期保持会阴部清洁。

(6)癫痫:发作多发生在术后2～4d脑水肿高峰期,是因术后脑组织缺氧及皮质运动区受激惹所致。脑水肿消退、脑循环改善后,常可自愈。对拟做皮质运动区及其附近手术患者,术前给予抗癫痫药预防。护理要点如下。①保障患者安静卧床休息,睡眠充足,避免患者情绪激动,降低耗氧量;保持呼吸道通畅,高流量输氧,防止脑缺氧。②癫痫发作时专人护理,大发作时上、下臼齿之间置牙垫,防止舌咬伤,有义齿者迅速取出,及时松解衣扣、裤带,头偏向一侧,防止呼吸道堵塞、限制呼吸;不强行按压患者肢体,防止关节脱臼或骨折发生;高流量给氧,以改善脑缺氧;遵医嘱及时给予镇静、抗癫痫药物,如地西泮、苯巴比妥,预防癫痫发作;癫痫发作停止时,患者意识未完全恢复,不可喂水,以免引起呛咳、窒息;详细记录癫痫发作时间、状态、持续时间,为治疗提供依据。③督促患者按时用药,防止漏服、骤停药物。

（7）合并症的护理:颅脑先天性畸形患儿若合并有其他部位先天缺陷,应对症护理;老年脑血管疾病患者,应注意有无糖尿病、冠心病、高血压、肺心病等合并症病,并实施相应护理。

7.止痛与镇静。术后头痛的原因有切口疼痛、颅内压增高、血性脑脊液刺激脑膜等原因。切口疼痛多发生在术后24h内;若患者述搏动性头痛同时伴有呕吐症状,且发生在术后2~4d水肿高峰期时,多为颅内压增高引起,注意观察意识、瞳孔及生命体征的变化;如为血性脑脊液刺激脑膜引起的头痛,伴有其他脑膜刺激征。护士应注意观察相关症状和体征,分析疼痛原因,必要时报告医生处理,遵医嘱给予相应治疗。

8.液体管理。颅脑手术后需要正确的液体出入管理。准确记录24h出、入的液体量,必要时记录每小时尿量。若有额外丢失,如气管切开、脑室引流、呕吐、高热、大汗等更应准确记录,供医生制定补液方案时参考。定时采集血、尿标本,监测电解质、肾功能、尿比重等。颅脑手术后均有脑水肿反应,应适当控制液体入量,成人每日以1 500~2 000mL为宜。脑水肿期需要使用强脱水剂,尿量增加,此时要注意维持水、电解质的平衡。

9.饮食。术后能否进食及进食的时间与手术的部位、大小、患者意识有关。①一般颅脑手术后1d可进流质饮食,第2、3日给予半流质饮食,以后逐渐过渡到普通饮食;较大的颅脑手术或全身麻醉术后患者有恶心、呕吐时,可禁食1~2d,给予静脉补液,待病情平稳后再逐步恢复饮食。②颅后窝手术或听神经瘤手术后,因舌咽、迷走神经功能障碍而发生吞咽困难、饮水呛咳者,术后应严格禁食、禁饮,采用鼻饲供给营养,待吞咽功能恢复后逐渐练习进食。③术后长期昏迷的患者,主要经鼻饲提供营养,每次鼻饲前应吸尽气管内痰液,确定胃管是否在胃内;鼻饲时和鼻饲后应取半卧位或抬高床头30°体位,注入食物后用10~20mL温开水冲洗管道,以免食物在管道内腐败变质;鼻饲用具应严格消毒,每次用后均应清洗、煮沸、消毒;翻身应在鼻饲前进行。

10.加强功能锻炼。康复训练应在病情稳定后早期开始,以防止肌肉挛缩、关节畸形。肢体功能障碍患者需由他人帮助被动锻炼,活动下肢由远到近,由趾端、踝关节开始行背屈、内收、外展;膝关节可行伸屈活动;髋关节先行抬腿,再行内收、外展。同时进行日常生活训练,如洗脸、梳头、穿衣、进餐等,由易到难、由粗到细反复训练。意识不清患者行语言刺激、被动肢体活动、音乐疗法等,以促进功能恢复。

11.心理护理。加强与患者的沟通,鼓励其用各种方式表达内心的感受和需要。根据患者及家属的具体情况,提供通俗易懂的正确指导,讲解有关疾病的知识、可能采用的治疗计划及如何配合。对于失语的患者应采取非语言交流方式多与其沟通,避免情感创伤。帮助先天性畸形患儿父母度过悲伤、自责期。

12.健康教育。①教会患者及患者家人学会日常照护方法。加强身体练习,尽早、最大限度地恢复功能,恢复患者的自理及工作能力,尽早回归社会。指导先天性畸形儿家长训练患儿游戏和学习。②指导脑脊液分流术后患者学会辨别分流功能异常或发生感染的征象。③脑血管病患者,监控血压、血糖,指导患者保持情绪稳定的方法,避免情绪激动、紧张,防止再次出血。④指导患者正确服用出院带药,减量、停药均应在医生指导下进行。告知服药期间应观察哪些药物不良反应及出现不良反应时如何处理。⑤与医生共同确定复查时间表,指导患者定期门诊复查。

第十一章　妇产科急危重症患者的护理

第一节　妊娠期出血

一、流产危重情况

妊娠不足 28 周、胎儿体重不足 1 000g 而终止者称流产。流产分为自然流产和人工流产。其间出现的大出血、严重感染或人工流产导致的子宫穿孔等严重并发症是流产过程中的危重情况,可危及孕妇生命。

(一)分类

根据流产发生的不同阶段及特点,临床分为先兆流产、难免流产、不全流产、完全流产。不全流产和稽留流产容易导致大出血或严重的宫腔感染,严重时感染可扩展到盆腔、腹腔甚至全身,并发盆腔炎、腹膜炎、败血症及感染性休克等。

(二)临床表现

自然流产和人工流产过程中出现大量阴道流血,导致血流动力学不稳定,出现头晕、恶心、呕吐、冷汗、四肢厥冷、软弱无力、血压下降等周围循环衰竭和不同程度的失血性休克;严重感染者表现为腹痛、寒战、高热或体温不升、血压低、呼吸窘迫伴低氧血症、意识改变、表情淡漠或烦躁不安、尿量减少等;在进行人工流产宫腔操作时,患者突然腹痛或有休克现象。

(三)治疗

止血、积极补充血容量、抗感染、去除病因,子宫穿孔必要时手术修补、止血。保护重要脏器功能,防治脑水肿、心功能不全、急性呼吸窘迫综合征、弥散性血管内凝血及急性肾功能不全。

（四）护理

1.护理目标。①控制出血,维护生命体征稳定;②控制休克和感染;③及时发现病情变化,保障治疗时机;④维护患者舒适。

2.护理措施。

(1)流产时一旦发生异常情况,立即密切监护病情,观察血压、脉搏、呼吸等生命体征的变化,注意阴道流血情况,正确估计出血量。监测意识、体温、末梢循环及腹痛等情况,帮助患者立即平卧,给予吸氧、保暖。

(2)建立有效的静脉通道,陷入失血性休克者,立即遵医嘱快速给予晶体液,做好输血准备,血液制品一旦到位立即开始输注。

(3)人工流产宫腔操作时,患者突然出现剧烈腹痛或休克现象,考虑可能发生子宫穿孔者,在严密监测病情和补充血容量的同时,必须做好手术准备,如抽血、备皮、过敏试验、联系手术室。不全流产一经确诊,应及时做好吸宫术或钳刮术准备,以清除宫腔内残留组织。应给予抗生素预防感染。

(4)流产感染多为不全流产合并感染,应积极控制感染,遵医嘱给予广谱抗生素,配合医生清除宫腔残留组织,待感染控制后再行彻底刮宫。若感染严重或腹、盆腔有脓肿形成,应做好引流或切除子宫手术的术前准备。有感染性休克者,遵医嘱积极扩充血容量,保障准确、及时地使用血管活性药物和肾上腺糖皮质激素等药物,用药过程中密切观察治疗反应,及时反馈,为及时实施正确的治疗提供依据。

(5)术后密切观察生命体征、阴道流血量及子宫收缩情况。做好手术切口局部护理,观察有无渗血和红、肿、分泌物等,每日消毒并更换无菌敷料。

(6)做好基础护理,维护患者舒适。每日2次会阴擦洗,每次大小便后及时清洗会阴,会阴护垫被血液或分泌物浸湿时予以及时更换。休克患者或需要绝对卧床者,定时帮助翻身,预防压疮。出汗后及时擦干汗液,必要时更换衣被。

二、异位妊娠破裂出血

异位妊娠破裂出血是妇产科常见的急腹症之一,若不及时诊断和积极抢救,可危及孕妇生命。正常妊娠时,受精卵着床于子宫体腔内膜。当受精卵于子宫体腔以外着床时,称为异位妊娠,包括输卵管妊娠、卵巢妊娠、腹腔妊娠及宫颈妊娠等。其中以输卵管妊娠为最常见,占异位妊娠的95%左右。

（一）临床表现

输卵管妊娠的临床表现与受精卵的着床部位、有无流产或破裂，以及出血量多少与久暂等有关。腹痛是输卵管妊娠患者就诊的主要症状，常表现为一侧下腹部隐痛或酸胀感，当发生输卵管破裂时，患者突感一侧下腹部撕裂样痛，常伴有恶心、呕吐、肛门坠胀感，疼痛可由下腹部向全腹部扩散，血液刺激膈肌时，可引起肩胛部放射性疼痛。常有不规则阴道流血，可伴有蜕膜管型或蜕膜碎片排出。急性大量出血及剧烈腹痛可导致晕厥与休克。

（二）治疗

积极补充血容量，纠治出血性休克，同时积极手术治疗。输卵管切除术适用于内出血并发休克的急症患者。

（三）护理

1. 护理目标。①做好紧急手术的准备，保障患者得到及时救治；②保持孕妇生命体征稳定；③维护孕妇身心舒适度。

2. 护理措施。

（1）失血性休克的急救护理。①异位妊娠破裂患者，若出血较多可导致失血性休克，病情危急，发展迅速，患者入院后，立即安置在抢救室，取头侧平卧位，下肢抬高20°，以增加回心血量，有利于呼吸、循环功能恢复；应分工明确，分秒必争，严密观察生命体征和病情变化，积极采取抢救措施，并详细记录。②保障有效的静脉补液通道，迅速扩充血容量，抢救休克的首要措施是大量输血、输液；输液的部位要选择浅表、较粗的静脉；若静脉穿刺困难，立即协助医生做深静脉穿刺置管；为保证液体输入量，一般需同时开放2条静脉，如锁骨下静脉，可供输血及测中心静脉压使用，肢体的静脉供输液和静脉用药；需快速输液时，可加压输液，每小时可输入500~1 000mL液体；大量输液时，应监测中心静脉压（正常为6~12cmH$_2$O），若<5cmH$_2$O，说明液体入量仍不足，应继续加快输液速度；控制出血后18~36h，液体开始从细胞外间隙向血管内反向转移，静脉输液速度应减慢，输液成分只需少量或不加钠盐，避免产生快速的急性高血容量，导致高血压和心肺功能衰竭。③保持呼吸道通畅，昏迷患者舌后坠，可用舌钳夹出并于口内置放通气道以利通畅，采用呼吸机辅助呼吸者按照机械通气常规护理；给患者吸氧，以改善缺氧状态。④需手术止血者，在

配合医生积极纠正休克的同时,做好术前准备;遵医嘱做药物皮试,立即送血标本至血库交叉配血,局部皮肤清洁准备,留置导尿;通知手术室。

(2)病情监测。①严密监测生命体征,每10~15min测1次血压、脉搏、呼吸,并记录。②注意孕妇尿量,记录每小时和24h尿量,以协助判断组织灌注情况。③观察阴道流血量、色及性状;注意腹痛部位、性质及伴随症状等情况。④遵医嘱复查血常规,根据血红蛋白及红细胞计数,判断贫血是否纠正。⑤对于保守治疗患者,应嘱其绝对卧床休息,协助完成日常生活护理,减少活动;密切观察病情变化,如腹痛突然加重、面色苍白、脉搏加快等,应立即报告医生,做好抢救准备。

(3)术后护理。①术后应严密观察生命体征变化,每半小时记录1次血压,直至平稳;严密观察阴道流血情况和子宫收缩情况,如阴道流血量较多伴血块流出,应及时通知医生,立即处理。②术后取去枕平卧位,6h后可取半卧位,目的是减轻腹部切口的张力,促进切口愈合,还可以使炎症局限化。③保持导尿管通畅,观察有无扭曲和挤压,并观察导出尿液的颜色和性质,及时记录;保持会阴部清洁,应每日用聚维酮碘会阴擦洗2次,并及时更换消毒卫生垫,直到拔除导尿管。

(4)一般护理。术后6h后应嘱患者进流质饮食,如米汤、白开水,不喝糖水和牛奶等甜饮料,以防止腹部胀气。保持大便通畅,避免运用腹压,以免诱发活动性出血。如有阴道排出物,必须送检。术后早期活动,防止盆腔粘连。

(5)心理护理。本病起病急骤,危及生命,患者常有恐惧、紧张不安以及术后对生育能力的影响,造成未婚或未育者极大的心理压力,护士应亲切安慰患者,对未婚者维护其自尊,充分与其家人沟通,共同帮助患者渡过难关。允许家属陪伴,以提供心理安慰。

3.健康指导。①输卵管炎、急慢性盆腔炎是异位妊娠最常见的病因,因此,育龄期女性应做好妇女保健工作,防止发生盆腔感染;养成良好的卫生习惯,勤洗浴、勤更衣,注意外阴清洁;发生盆腔炎后,及时彻底治疗,以免延误病情。②禁止性生活1个月;采取有效的避孕措施至少半年;由于输卵管妊娠中约有10%的再发率和50%~60%的不孕率,因此,患者下次妊娠时应及时就医,排除异位妊娠或能于发现异位妊娠时及时处理。

三、妊娠晚期出血

妊娠晚期出血占整个妊娠出血的3%~5%,是妊娠晚期严重的并发症,属产科急症。如处理不及时或不当,危及母婴生命。引起妊娠晚期出血的最常见原因是前置胎盘和胎盘早剥。胎盘早剥还容易导致弥散性血管内凝血、产后出血、急性肾衰竭等严重并发症。

(一)定义

1.前置胎盘。妊娠28周后胎盘附着于子宫下段,其下缘甚至达到或覆盖宫颈内口,其位置低于胎儿先露部,称为前置胎盘。

2.胎盘早剥。妊娠20周后或者分娩期,正常位置的胎盘于胎儿娩出前全部或部分从子宫剥离,称为胎盘早剥。

(二)临床表现

1.前置胎盘。妊娠晚期或临产时发生,无诱因、无痛性反复阴道出血是前置胎盘的主要症状,偶有发生于妊娠20周者。有时一次大量出血即可使患者陷入休克状态,胎儿发生缺氧、窘迫,以致死亡。

2.胎盘早剥。剥离轻者,无或轻度腹痛,贫血不明显,子宫软、胎位清、胎心好、胎盘母体面有凝血块及压迹;剥离面1/3左右,有腹痛,阴道流血无或少,与腹痛程度不符,子宫大、压痛明显、宫缩有间歇,胎位可扪及,胎儿存活;剥离面超过1/2,临床表现加重,可有休克症状,子宫硬如板状,胎位不清,胎心消失。

(三)治疗

1.前置胎盘的治疗。抑制宫缩、控制出血、纠正贫血、预防感染,入院时大出血休克、前置胎盘期待疗法中又发生大出血休克、近预产期反复出血、临产后出血较多,都需要终止妊娠。

2.胎盘早剥的治疗。补充血容量,纠正休克,根据病情、胎儿状况、产程进展等决定分娩方式,及时终止妊娠。积极处理弥散性血管内凝血、急性肾衰竭、产后出血等并发症,补充凝血因子,肝素抗凝、抗纤溶、利尿、血液透析,必要时行子宫次全切除。抗生素预防感染。

(四)护理

1.护理目标。①维护血流动力学稳定,纠正休克,挽救母婴生命;②尽量维护妊娠至足月分娩;③预防并发症。

2.护理措施。

(1)出血性休克的护理。①密切观察病情,监护生命体征,动态观察患者的心率、呼吸、血压、血氧饱和度、意识等;评估阴道出血量,大出血时,面色苍白、脉搏细数、血压下降;观察子宫大小、宫底上升高度、软硬、有无压痛,可在宫底划线标志,结合生命体征的变化,判断胎盘早剥隐性出血的程度;胎盘早剥者还应注意腹痛的性质、程度,若突然发生腹壁紧张、宫底升高,应立即做术前准备;观察皮肤、黏膜、注射部位有无出血,及时发现弥散性血管内凝血(DIC)的早期征象;监护胎心音等情况,判断有无胎儿窘迫、胎死宫内。②建立有效的静脉通道,补充血容量,留取血标本、交叉配血、输血、输液;根据病情和医嘱调节滴速;各种抢救用药的剂量、用法要准确,注意"三查七对",用过的药瓶要保留备查;抢救时护士在执行口头医嘱时,应复述1遍,专人记录口头医嘱;观察输血、输液情况,注意用药后病情有无改善。③给予高流量吸氧4~6L/min,出现呼吸窘迫、严重缺氧者给予面罩吸氧,及时吸出呼吸道分泌物,保持呼吸道通畅。④留置导尿,准确记录每小时尿量和24h尿量,判断休克有无加重或改善。

(2)终止妊娠的护理。①严重的前置胎盘或胎盘早剥危害性大,一经确定需尽快终止妊娠者,护士应迅速完成术前准备及抢救新生儿的准备。②产时、术中严密观察产妇的生命体征变化,注意休克的表现,同时严密监测胎心音的变化,如果发现胎心音消失或心率减慢,及时通知医生。③胎儿、胎盘娩出后,仔细检查有无异常和缺损,立即遵医嘱常规给予催产素静脉滴注和麦角新碱肌内注射,按摩子宫;观察子宫收缩情况,应每15~30min按摩子宫1次,术后当日子宫宫底高度应平脐或脐下,如果发现子宫宫底较高或较软,说明子宫收缩欠佳,应及时按摩数分钟,直至子宫收缩较硬为止;同时观察阴道出血量,一般阴道出血量同月经量,如果超过月经量并伴有血块流出,同时产妇面色苍白并伴意识不清者,考虑有失血性休克的表现,应及时通知医生处理。④预防产后感染,注意会阴部卫生,每日给予会阴擦洗2次,并且经常更换会阴消毒垫,保持外阴清洁;观察到体温升高、白细胞计数增加等感染征象时及时报告医生,遵医嘱使用抗生素。

(3)其他高危情况的护理。①孕妇的观察,定时测量生命体征,重视患者的主诉,如头痛、头晕、胎动异常等,注意休克的早期症状;观察阴道出血量、颜色及血液是否凝固等情况,观察出血量与贫血程度是否成正比,指导孕妇留下用过的会阴垫或棉垫评估出血量;及时发现胎盘早剥征象,胎盘早剥典型症状为阴道出血或迅速加重的腹痛,对于可疑病例,如妊娠高血压综合征未临产出现腹痛者;子宫张力高、血性羊水者,都应密切观察,警惕胎盘早剥的发生;观察宫缩、腹壁紧张度、宫底高度、腹围大小、宫体压痛范围和程度;不能只询问,而应用手置于孕妇腹部定时观察宫缩情况,发现张力异常增高时,应立即报告医生。②胎儿的观察,观察胎动、胎心率,必要时使用胎儿监护仪进行监护;母体出血时,胎儿血供不足易引起胎心率异常,尤其是胎心率减慢,出现频繁晚期减速,经改变孕妇体位、吸氧或其他病因治疗不能改善者,应考虑有胎盘早剥的可能。

嘱患者绝对卧床休息,左侧卧位(无要求),以防因活动而引起大出血,做好床边生活护理,保证患者休息。

(4)子宫切除手术后的护理。术后观察腹部切口敷料有无渗血,如渗血较多,应通知医生及时更换,并做好交接班工作,告知接班护士避免按摩子宫。

(5)心理护理。产妇病情严重,或胎儿死亡或因出血无法控制而切除子宫后,悲伤、恐惧、无助等心理问题突出。护士应与孕妇及其家属建立良好的关系,认真倾听其有关病情的提问,耐心沟通。多巡视和陪伴,增加信任感、安全感。

3.健康教育及出院指导。与孕妇及其家属共同制订出院后健康计划,使其获得自我照护的知识。①观察恶露的量、色及气味,如有异常,及时告知医生、护士;注意测体温、脉搏。②保持会阴清洁,需用消毒的会阴垫;产褥期禁盆浴、性交,保持身体清洁舒适,预防感染。③未分娩的孕妇出院后,嘱其避免从事剧烈活动,多休息,指导自我监测胎动,定期产前检查;妊娠晚期出血是严重的妊娠并发症,再次出血或有宫缩或胎儿出现异常,均应立即就医,以免延误病情;即使出血轻微,亦应尽快就医;不要随意进行阴道检查或肛门检查,即使是窥阴器检查,也要在有输血条件的医院进行,以便发生大出血时能及时抢救。④若新生儿死亡,应给予回奶,新生儿存活者,应宣传哺乳及新生儿护理的有关知识。⑤指导避孕措施,剖宫产术2年后方可再孕。⑥如无异常,产后42d来院复查。

第二节 产后出血

一、概述

产后出血是产科严重并发症,根据资料分析,目前在我国孕产妇死亡原因中产后出血导致的占31.2%,居首位。积极防治和抢救产后出血是产科医护工作者的重要任务。

1.产后出血的定义。胎儿娩出后24h内阴道流血量≥500mL者,称为产后出血。其他定义还有红细胞比容降低10%,需要输血的出血或威胁产妇血流动力学稳定的出血。产后出血包括胎儿娩出后至胎盘娩出前、胎盘娩出至产后2h以及产后2～24h这3个时期,多发生在前两期。

2.产后出血的常见原因。子宫收缩乏力,妊娠相关物残留,胎盘残留,凝血块滞留,宫颈、阴道或会阴撕裂,子宫切口延伸或撕裂,子宫破裂及凝血功能障碍是主要病因。

3.产后出血的预防措施。对有产后出血潜在危险因素的患者,临产时应做好输血准备;对有多次人工流产史、胎盘滞留史、双胎、羊水过多及产后出血史的患者,严密观察产程进展,做到适时分娩,避免产程延长;正确处理分娩,尤其是第三产程是预防产后出血发生的关键,第三产程超过10min者,产后各阶段的失血量以及产后出血的发生率均显著增加。胎儿前肩娩出后常规预防性使用催产素可减少产后出血;应予早期脐带钳夹,牵拉脐带,按压宫底以及检查胎盘和下生殖道的完整性。

4.产后出血的抢救及处理。产后出血的处理原则是在查找病因、止血的同时,积极补充血容量,纠正休克。关键措施包括:排空子宫、加强子宫收缩、及时缝合软产道损伤和维持机体有效循环容量。产后子宫收缩乏力所致大出血,可以通过使用宫缩剂、按摩子宫、宫腔内填塞纱布条或结扎血管等方法达到止血目的;软产道撕裂伤、子宫损伤等造成的大出血,止血的有效措施是及时准确地修复缝合或子宫切除。凝血功能障碍者,应用抗凝药物。无法控制的子宫出血,应尽快行子宫切除术。

5.护理目标。①维护生命体征的稳定,抢救失血性休克,挽救产妇生命;

②预防并发症;③通过护理干预促进子宫收缩;④尽量维护产妇生理、心理的舒适感。

二、子宫收缩乏力引起的产后出血

胎儿娩出后宫缩乏力,不能有效关闭胎盘附着部子宫壁血窦而致流血过多,是产后出血的主要原因。子宫收缩乏力见于产妇精神过度紧张,分娩过程过多使用镇静剂、麻醉剂;异常头先露或其他阻塞性难产,致使产程过长,产妇衰竭;产妇子宫肌纤维发育不良;子宫过度膨胀,如双胎、巨大胎儿、羊水过多等;产妇贫血、妊娠高血压综合征或妊娠合并子宫肌瘤等。

(一)临床表现

患者症状出现的早晚及严重程度常与失血量多少、失血速度以及出血前患者全身情况(有无贫血及血容量不足)有关。通常有以下3种表现。

1.突然大量失血。一次性地突然大量出血,产妇常迅速处于失血性休克状态。此种情况最易被发现。

2.持续少量或中等量失血。此种情况最易被忽视,由于失血速度缓慢,短时间内失血量不多,一定时间内患者尚有代偿功能,血压、脉搏可无明显变化,直至失血量超过机体代偿功能时,方出现血压下降等休克的表现,甚至发展为不可逆休克而危及生命。

3.隐性出血。血液停滞于子宫腔内,阴道可以无出血或出血不多,但在挤压或按摩宫底时,可有大量血液及血凝块排出,多者可达1 000mL。

(二)治疗

加强宫缩,制止出血,同时抢救失血性休克及预防感染。

(三)护理

1.急救护理。

(1)发现大出血,立即帮助产妇取平卧位,给予吸氧、保暖。密切配合医生查找出血原因,争分夺秒进行抢救,挽救产妇生命。

(2)测量生命体征,估计出血量,初步判断病情。会阴伤口及会阴切开的失血量约占分娩接产时总失血量的1/4,在产后24h总失血量中占有一定比重,计算早期产后出血量应包括会阴伤口的出血量,而不应仅仅局限于接产时胎儿娩出后的出血量,这样才能准确、客观。准备好抢救药物、宫缩剂和物品。

（3）立即建立至少2条静脉通道,遵医嘱给予晶体液,做好输血准备,维持循环血量。给予催产素以增加子宫平滑肌的收缩频率,从而加强其收缩力。用法通常为肌内注射或静脉滴注,24h内用量不超过40U,根据产妇出血量调整其滴注速度,同时观察子宫收缩情况,症状缓解后则减慢给药。

（4）正确有效地按摩子宫。连续用一手置于宫底部,拇指在前壁,其余4指在后壁,均匀、有节律性地按摩子宫底,促进子宫收缩。按摩时间以子宫恢复正常收缩,并能保持收缩状态为止,持续按摩15min多能奏效。

（5）子宫腔内填塞纱条压迫止血时,帮助术者在腹部固定宫底。24h后抽出纱布条前应遵医嘱先肌内注射催产素、麦角新碱等宫缩剂,抽出后嘱患者绝对卧床,密切观察有无再发阴道流血情况。

2.病情监测。①严密监测生命体征、意识变化,观察皮肤黏膜颜色、四肢的温度、尿量,发现休克征兆时立即报告医生,并协助处理。经处理后,观察阴道出血量有无减少。②产后定时检查子宫收缩,产后2h内应严密观察,每15～20min给予子宫按摩1次,2h后每30min按摩1次,直至子宫收缩良好,阴道流血不多;如子宫软、硬度不足时,注意产妇一般情况和生命体征,及时报告医生处理;及时排空膀胱,必要时应予导尿,以免影响子宫收缩。③监测体温变化,观察恶露有无异常,伤口有无感染迹象,发现异常,报告医生及时处理。④胎盘娩出后应仔细检查胎盘、胎膜是否完整。⑤产后产妇留产房内严密观察至少2h。⑥早期哺乳可刺激子宫收缩,减少阴道流血量。

3.心理护理。护理人员应保持镇静,工作紧张有序,勿惊慌。多陪伴产妇,耐心听取患者的叙述,给予同情、安慰和心理支持。做好产妇及其家属的安慰、解释工作,使产妇保持安静,消除其恐惧心理,使其与医护人员主动配合。

三、胎盘滞留、残留及植入引起的产后出血

胎盘因素所致产后出血,多与胎盘剥离机制异常、胎盘粘连致排出受阻及胎盘附着异常等因素有关。

（一）分类
根据胎盘剥离情况可分为胎盘粘连、胎盘滞留和胎盘植入3种类型。

（二）临床表现
胎盘部分性粘连是临床最常见的一种类型,其未粘连部分从子宫蜕膜层剥

离后,血窦开放,而粘连部分妨碍子宫的正常收缩,以至在胎盘排出前突然发生严重出血。完全性胎盘粘连可以无出血或少量出血,常表现为第三产程延长。胎盘剥离后由于各种因素影响了子宫收缩,导致胎盘不能排出,发生出血。

（三）护理

1.急救护理。密切观察第三产程。第三产程时间超过10min,产后失血量明显增加;超过20min时增加更明显,因此第三产程达20min应视为病理线,需积极处理。应密切观察产妇生命体征、一般情况、末梢温度、有无阴道流血等。如有出血,可轻压宫底并轻轻牵拉脐带,了解胎盘是否剥离,如胎盘未剥离,阴道出血量超过150mL,应施行人工剥离胎盘术或遵医嘱用催产素。

2.注意观察。观察产妇有无腹肌过度松弛、腹压不足或膀胱过度充盈等影响子宫收缩及胎盘排出的情况,如有上述情况,积极进行护理干预,促使排空膀胱或于腹部轻轻按摩宫底,刺激子宫收缩后即可帮助胎盘排出。

3.胎盘排出。应仔细检查是否完整,尤其要注意胎盘子面血管分布情况,边缘有无血管断裂情况,有无副叶胎盘或胎盘残留。如发现异常,报告医生,及时清理宫腔。如不及时清除,可引起第三产程出血或产褥期继发出血。

4.疑有胎盘滞留。协助医生立即做阴道及宫腔检查,若疑有植入性胎盘可能,则立即做好子宫切除的各项术前准备,保障手术及早实施。

5.帮助产妇早期哺乳。可刺激子宫收缩,减少阴道流血量。

四、软产道损伤引起的产后出血

产科处理不当,娩出巨大儿,或软产道本身有病变不能相应扩张,均可导致不同程度的软产道损伤。

（一）会阴裂伤分度

Ⅰ度裂伤:会阴皮肤及阴道入口黏膜撕裂,并不累及肌层与筋膜。

Ⅱ度裂伤:裂伤已达会阴体肌层,累及阴道后壁黏膜,甚至阴道后壁两侧沟向上撕裂,裂伤多不规则,使原解剖结构不易辨认,出血较多。

Ⅲ度裂伤:肛门外括约肌已断裂,累及直肠阴道壁、直肠壁及黏膜,直肠肠腔暴露,为最严重的裂伤,但出血量不一定多。

（二）临床表现

表现为产程中或胎儿娩出后即出现阴道出血,色鲜红,持续不断,出血量多,产妇可进入休克状态,而子宫收缩好,胎盘完整,阴道或宫颈见撕裂、出血。

(三)治疗

及时准确地修补、缝合裂伤可有效止血。出血多时输液、输血。预防感染。

(四)护理

1.病情监测。①严密监测生命体征、意识变化,观察皮肤黏膜颜色、四肢的温度、尿量,准确估计阴道出血量,发现阴道出血量多或休克征兆时立即报告医生,并协助处理。②监测体温变化,观察恶露有无异常,宫腔和伤口有无感染迹象,发现异常,报告医生及时处理。

2.抢救监测。在抢救的过程中高度警惕发生弥散性血管内凝血的发生,注意有无皮肤黏膜出血、伤口渗血不止等情况。

3.会阴局部护理。保持清洁干燥,每日用0.1%苯扎溴铵擦洗会阴2次,大小便后冲洗会阴。术后4~5d内应给予少渣半流质饮食,并服用阿片酊0.3~0.5mL,每日3次,共3d,抑制排便。3d后每晚给予口服液体石蜡20mL,软化及润滑大便,以防粪便干燥而致排便时伤口裂开。

4.预防措施。①做好产前宣教工作及孕期保健,避免营养过剩造成巨大儿的发生率,减少产道损伤的发生。②妊娠早期常规阴道检查,以便及时发现软产道异常,如阴道旧瘢痕、阴道横膈与阴道纵隔等。③分娩时指导产妇正确运用腹压和进行深呼吸运动,以防止胎儿娩出过快。④正确保护会阴,细心观察产程进度,熟悉分娩机制,如枕前位分娩时,当胎头拔露时,应帮助胎头俯屈,使其枕部先行娩出,等到枕骨露出时,胎儿头取仰伸位置,能以最小径线即枕下前囟径通过。⑤遇会阴体过长、过于坚实而缺乏伸展性、会阴体有明显水肿,如初产妇,做阴道手术切开时应做较大的会阴侧切。

五、凝血功能障碍引起的产后出血

凝血功能障碍所引起的产后出血可分为两类:一类是产妇合并全身出血性疾患,如血液病、肝脏疾病等,分娩时可引起大出血;另一类是与妊娠有关的各种病理情况,如重度妊娠高血压综合征(妊高征)、死胎稽留过久、羊水栓塞和严重的宫内感染等。由于大量促凝血物质进入血液,导致弥散性血管内凝血。

(一)临床表现

1.出血及血液不凝。表现为全身多部位出血、渗血和血液不凝,如子宫出血、消化道黏膜出血、便血等。

2.休克。由于微循环内有大量血栓形成,回心血量骤减,心排血量减少,血压下降,患者可出现休克。此种休克常与外失血量不成正比,即患者外出血不多,但休克严重。

3.脏器栓塞症状。广泛性肺栓塞,患者出现呼吸困难、发绀。脑栓塞可出现惊厥、昏迷,甚至猝死。肾小球毛细血管栓塞可有少尿或尿闭,乃至急性肾衰竭的一系列表现。

(二)治疗

消除病因,补充血容量,治疗休克。纠正酸中毒,应用抗凝药物。无法控制的子宫出血,应尽快行子宫切除术。

(三)护理

一旦发现患者出现难以控制的阴道流血,并伴有休克前期症状,预示病情凶险,必须争分夺秒地进行抢救。现场护士迅速分工,使抢救配合工作有条不紊地进行。

1.严密病情监测。①立即测量各项生命体征,进行持续心电、血压、呼吸、血氧饱和度监护;定时测量体温,观察意识、瞳孔变化;观察有无呼吸困难、皮肤黏膜发绀、腰痛、尿少、尿闭、头痛、昏迷等高凝和栓塞症状;静脉采血血液迅速凝固时应警惕高凝状态;休克时皮肤湿冷、苍白、出现花斑,皮肤转为温暖、潮红,是休克纠正的征兆。②观察出血症状、黄疸等溶血症状;注意阴道流血量,皮肤黏膜瘀斑,伤口、注射部位渗血,内脏出血如呕血、便血、血尿,观察有无头痛、呕吐、意识障碍、颈项强直等颅内出血的症状和体征。③留置导尿,严格记录出入量,尤其要监测尿量,后者是评估休克是否纠正的重要指标;每30min记录1次尿量,当每小时尿量超过30mL时,提示休克好转。

2.密切配合抢救。①休克时由于有效循环血量骤减,可导致心、肺、脑、肾等重要器官的供血、供氧障碍,因此要保证有效供氧,改善缺氧状态;应保持呼吸道通畅,给予患者面罩加压给氧,氧流量4~6L/min,如果休克改善后,缺氧仍然不改善,必要时行气管切开术,机械通气;供氧过程应密切观察疗效,如面色、唇周、指甲是否转红润,呼吸窘迫是否改善。②建立2~3条输液通道,并确保通畅;应首选大血管,如肘正中静脉、头静脉和贵要静脉,穿刺时均用18号套管针;请麻醉科医生行颈外静脉或锁骨下静脉置管术,以监测中心静脉压,必要时行静脉切开;由于患者常需要尽快输入大量血液制品,如新鲜血、血浆、血小板、冷沉淀等,必须保证有1条专用通道;大量输血前,应做好交叉配血,严格执行输血查对制度,做到专人专管,严密观察中心静脉压变化,遵医嘱及时抽血查出凝血情况,大量输血时,加温血液,但不得超过35℃,以免造成红细胞破坏引起急性溶血;肝素可阻断弥散性血管内凝血的发展,防止血小板和各种凝血因子大量消耗,有效改善凝血机制;要采用微泵静脉注射,也需要经专用输液通道,准确给药,随时遵医嘱调整剂量,预防不良反应;及时采集血标本,监测凝血时间,严密观察治疗效果,及时反馈,保障医生及时调整肝素剂量。③每隔半小时按摩子宫1次,刺激子宫收缩,促进子宫壁血窦闭合而止血。④周密做好紧急手术的术前准备。

3.加强各项基础护理。取平卧位,必要时取头低足高位,有利于增加回心血量,注意保暖。给产妇提供清洁、安静的休息环境,保证睡眠。做好口腔护理、皮肤护理,保持会阴清洁、干燥,尽量维护产妇身体舒适。

第三节　羊水栓塞

羊水栓塞(AFE)是指在分娩过程中羊水进入母体血液循环引起肺栓塞、休克和发生弥散性血管内凝血(DIC)等一系列严重症状的综合征。其发病急,病情凶险,发病率虽低,但病死率可高达80%,其中50%的患者在首发症状后4h内死亡。但经抢救存活者预后好。

一、临床表现

大多突然发病,出现烦躁不安、寒战、恶心、呕吐、气急等先兆症状,继而出现呛咳、呼吸困难、发绀,迅速出现循环衰竭,进入休克或昏迷状态,严重者发病急骤,可于数分钟内迅速死亡。余者可出现出血不止,皮肤黏膜、胃肠道或肾脏等部位出血,全身皮肤黏膜有出血点及瘀斑,引流管或切口出血、渗血不凝。继之出现少尿、无尿等肾功能衰竭的表现。临床经过可分为急性休克期、出血期、急性肾衰竭期3个阶段。

二、治疗

1. 紧急处理。①最初阶段首先是纠正缺氧,解除肺动脉高压,防止心力衰竭,抗过敏,抗休克治疗。②DIC阶段应早期抗凝,补充凝血因子;晚期抗纤溶同时也补充凝血因子。③少尿或无尿阶段要及时应用利尿剂,预防与治疗肾衰竭。

2. 产科处理。原则上应在产妇呼吸循环功能得到明显改善,并已纠正凝血功能障碍后再处理分娩。在第一产程发病者,应立即考虑行剖宫产结束分娩以去除病因;在第二产程发病者,可根据情况经阴道助产结束分娩;对无法控制的子宫出血病例,剖腹分娩时可考虑行子宫切除术;中期妊娠钳刮术中或于羊膜腔穿刺时发生者,应立即中止手术进行抢救。

发生羊水栓塞时如正在滴注催产素,应立即停止。

三、护理

(一)护理目标

护理目标主要包括:①维护生命体征,挽救产妇生命;②改善胸闷、呼吸困难等显著不适;③保护胎儿或新生儿安全。

(二)护理措施

1. 密切观察羊水栓塞早期表现。在分娩过程中或钳刮术中、羊膜腔穿刺时,孕产妇突然出现呛咳、呼吸急促、胸闷、呼吸困难、发绀、苍白等,首先考虑羊水栓塞的可能。发生原因不明的血压下降、大量广泛出血、血液不凝固、烦躁不安、躁动等,也要意识到有无发生羊水栓塞的可能,备好必要的抢救仪器和药品,立即报告医生并协助紧急抢救处理。

2. 发生心脏、呼吸骤停者。立即进行心肺复苏,保持呼吸道通畅,先给予面罩吸氧,必要时行气管插管或气管切开术。给予高流量、高浓度面罩加压吸氧,以减轻缺氧症状。使孕产妇平卧,避免搬动患者,就地抢救,待病情好转后再转送患者。

3. 建立静脉通道且保持静脉通道畅通。选择体表大静脉,迅速建立2条静脉通道,分别保障抢救用药的输注和补充循环血量。护士应明确紧急输液扩容时首选的是等渗晶体液,遵医嘱执行快速静脉输液,直至血压回升。通常需要协助医生紧急行中心静脉置管或放置漂浮导管,监测中心静脉压和肺动脉等血流动力学指标,监测病情,指导输液。遵医嘱给予抗过敏药,如予以地塞米松或氢化可的松静脉推注,以及应用支气管解痉药。要及时、准确执行口头医嘱并由1名护士专门记录。

4.抢救的同时监护生命体征和产程进展。严密监测患者的呼吸、血压、心率、心律、血氧饱和度、意识、体温、症状的变化。羊水栓塞发病时常见的心律失常是电机械分离、缓慢型心律失常,发现时需要立即行心肺复苏并通知医生立即处理,必要时联系心内科,放置临时起搏器。观察宫缩强度、节律、宫口开大情况、宫底高度等,监护胎心、胎动情况。同时留取血标本做交叉配血、相关凝血指标、血液中羊水或胎儿组织碎片等检验项目。

5.抢救大出血。娩出胎儿后给予子宫按摩和止血药物,可以减轻子宫出血。如果孕产妇子宫出血不止、出血不凝、量大,可能发生DIC时,止血药物治疗通常无效,应迅速做好子宫切除的术前准备。此时一线的处理是输浓缩红细胞和新鲜血浆、血小板和冷沉淀物,护士应正确输入上述血液制品。

6.做好新生儿监护和护理。新生儿娩出前做好保暖准备,出生后迅速清除口、鼻腔的黏液及羊水,保持呼吸道通畅,专人看护,防止窒息。所有操作均应在保暖条件下进行。

7.预防感染并维护孕产妇的舒适。遵医嘱正确应用抗生素,每日清洗会阴2次,预防会阴部感染。在产妇出血症状缓解后,及时为其更换床单、被褥及会阴垫,缓解产妇因出血过多而产生的紧张情绪。保持病室清洁、安静,为产妇提供舒适的休养环境。

8.做好孕产妇和家属的心理支持。如患者意识清醒,应给予鼓励,使其增强信心,相信自己的病情会得到控制。及时向家属告知病情和治疗进展,使其了解产妇和婴儿的情况,这是安抚家属情绪的最好办法。危重产妇允许至亲陪伴身边。

9.预防羊水栓塞。加强产前检查,有诱发因素,如前置胎盘、胎盘早剥等存在时,更应严密观察产程进展,对使用催产素的产妇密切观察其呼吸、意识、血压等情况。严格掌握人工破膜时间,宜在宫缩的间歇期,破口要小并注意控制羊水流出的速度;中期引产者,羊膜穿刺次数不应超过3次,钳刮时应先刺破胎膜,使羊水流出后再钳夹胎块。

第四节　子宫破裂

子宫破裂指子宫体部或下段在妊娠期或分娩期发生不同程度的裂伤,为产科最严重的并发症之一,威胁母婴生命。子宫破裂多发生在分娩期,个别发生在晚期妊娠。随着产科医疗保健质量的提高以及妇幼卫生三级保健网的逐步健全,国内发生率已显著下降。

一、临床表现

子宫破裂一般分为先兆破裂和破裂2个阶段,但有时先兆破裂阶段短暂或不明显,因此不易发现。

1.先兆子宫破裂。表现为产妇烦躁不安,下腹疼痛难忍且拒按,呼吸、心率加快,阴道有少量流血,排尿困难及血尿,胎动频繁,胎心加快或减慢。因胎先露部下降受阻,强有力的宫缩使子宫体部肌肉增厚变短,下段肌肉变薄拉长,两者间形成凹陷,称为病理性缩复环。

2.子宫破裂。①不完全性子宫破裂多见于子宫下段剖宫产切口瘢痕破裂,在不完全破裂处有明显压痛;常无先兆破裂症状,腹痛症状及体征不明显。②完全性子宫破裂继先兆子宫破裂症状后,产妇突感撕裂样下腹剧痛,宫缩停止;腹痛稍缓和后,很快出现全腹持续性疼痛,伴面色苍白、呼吸急促、脉搏细数及血压下降等休克征象;全腹压痛、反跳痛,胎心、胎动消失;胎先露部升高,宫口缩小;阴道检查有鲜血流出;产妇可死于出血、休克、感染。

二、治疗

一旦发现先兆子宫破裂,首先应立即使用药物抑制宫缩,并尽快以剖宫产术结束分娩。发生子宫破裂时,在抢救休克的同时,尽快手术治疗,根据情况采取修补术、子宫次全切除术或子宫全切术。术后给予抗生素控制感染。应尽可能就地抢救,若需转送,应先输血、输液,包扎腹部后方可转院。

三、护理

(一)护理目标

护理目标主要包括:①及时发现子宫破裂先兆,及早救治;②维护产妇生命体征,补充血容量,挽救生命;③保障治疗及时实施,为紧急手术做好准备;

④维护胎儿/新生儿生命体征,降低死亡率;⑤预防并发症;⑥稳定产妇及家属情绪。

(二)护理措施

1.严密观察病情并及早发现异常先兆。对存在阻塞性分娩、正在使用催产素等宫缩剂、既往有子宫手术史的产妇,产程中需密切观察产妇宫缩情况、生命体征及胎心率变化。每10min观察子宫形体是否规则及用手掌触摸宫缩的强度、频率和每次宫缩持续时间,或用胎儿监护仪描记宫缩曲线,潜伏期每0.5~1h在宫缩间歇期听胎心音1次。了解下腹有无压痛。宫缩强而持续时间长,无宫缩间歇,宫缩强直,内诊宫颈管未消失,宫口未开,产妇感下腹疼痛难忍,烦躁不安,呼吸加快,面色改变,脉搏明显增快,子宫下段膨隆或腹部出现异常轮廓及病理性缩复环等,膀胱胀满,排尿困难,导尿有血尿,胎心率改变或听不清等情况时应考虑为先兆子宫破裂,应立即停止静脉滴注催产素,报告医生,及时诊断处理,以免发生不良后果。同时测量产妇的血压、脉搏、呼吸,听胎心。给予产妇高流量吸氧,设守护,加强胎儿监护。遵医嘱给予25%硫酸镁10mL加25%葡萄糖注射液20mL静脉缓慢注入,哌替啶100mg肌内注射以抑制宫缩,同时做好剖宫产及抢救新生儿准备。协助医生向家属交代病情,可让家属在旁陪伴产妇。

2.急救护理。发生子宫破裂时,维护产妇生命体征,补充血容量,挽救母儿生命,其内容如下。①产妇突然出现撕裂状剧烈腹痛,随之子宫阵缩消失,疼痛缓解,但随着血液、羊水及胎儿进入腹腔,很快又感到全腹疼痛,呼吸急促,脉搏加快、微弱、发绀、血压下降等休克表现,全腹压痛及反跳痛,在腹壁下可清楚扪及胎体,子宫缩小位于胎儿侧方,胎心消失,立即考虑为子宫破裂;催产素所致子宫破裂者,产妇在用药后感到子宫强烈收缩,突然剧痛,先露部随即上升、消失,腹部检查如上所见,此时病情危急,护士应立即测量血压,注意患者意识变化,发生呼吸、心搏骤停时,立即胸外按压,保持呼吸道通畅,配合医生迅速抢救。②迅速补充血容量,维护血压;迅速用12号针头建立2条以上的静脉通道,均选择用最粗大的体表静脉,在全血或浓缩红细胞未到位之前,先快速给予生理盐水、低分子右旋糖酐等补充循环容量;之后快速输血,短时间内给予有效的循环支持,提升血压,赢得进一步抢救机会。③保暖,面罩给氧,流量为4~6L/min,以增加血氧含量,减少主要脏器缺氧损伤,必要时给予气管插管,做好准备。④子宫前壁破裂时裂口可向前延伸至膀胱,导致膀胱损伤;因此必须留置导尿,仔细观察尿量、颜色,记录每小时尿量和24h出入量,以判断膀胱情况和肾脏血流灌注状态,评价休克是否控制。⑤在积极抗休克的同时,尽快做好手术前的一切准备工作,如导尿、备皮、备血、备抢救药品等;协助医生向家属解释病情,并说明急诊手术的必要性和紧迫性,准备好手术协议书。⑥子宫破裂时挽救胎儿生命的最直接方法是尽快剖腹取出,即使死胎也不能经阴道娩出胎儿,避免使裂口扩大,增加出血,导致感染扩散。⑦抢救过程中严密监护生命体征的变化,准确记录,任何有意义的变化均应报告医生,以便及时调整治疗方案,采取相应措施;无论有无感染,均应按医嘱给予抗生素。

3.子宫破裂。腹腔与阴道相通,羊水、胎膜进入腹腔可引起感染。定时测量体温,术后给予足量的抗生素治疗,并注意外阴清洁,每日清洗会阴2次,及时更换护垫。遵医嘱给予抗生素,注意联合应用抗生素时,根据其药理学作用特点,安排正确的用药间隔时间,确保疗效,预防感染性休克。

4.术后护理。①平卧6h,持续监护血压、脉搏、呼吸,至平稳之后改为每4h 1次;每2h测体温1次。②观察切口有无出血、渗血、渗液,敷料有无浸湿或脱落;根据医嘱局部放置沙袋6h,沙袋在切口上应保持稳定,避免移动刺激切口引起疼痛;出现切口渗血、出血,应立即通知医生;观察引流管道是否通畅,引流液的颜色、性质及量,每日进行伤口消毒,更换敷料,特定电磁波谱理疗仪照射2次;观察切口有无红、肿、压痛或波动感,有无渗出、分泌物等感染征象;腹部切口疼痛时,遵医嘱给予镇痛药物;使用镇痛泵者,注意观察呼吸、血压、排痰能力,观察恶心、呕吐等胃肠道反应情况;保持镇痛泵管道通畅,防止扭曲、脱落。③预防肺部感染并发症,术后由于伤口疼痛,患者常不敢咳嗽,使呼吸道分泌物不能顺利排出,必须加强护理,预防肺部感染,定时帮助患者翻身,鼓励其咳嗽、深呼吸;叩背,每日给予雾化吸入2次,促进排痰。④做好基础护理,维护患者舒适感,鼓励患者充分休息,协助其做好生活护理;进餐漱口,协助翻身,按摩受压部位,保持床单干燥平整;病情好转,鼓励和帮助患者早期活动,逐渐增加活动量;肛门未排气前禁饮食,排气后给予流质饮食。

5.提供心理支持。允许患者诉说内心感受并耐心倾听,鼓励患者面对现实,选择适当时机向患者解释胎儿死亡的原因,帮助产妇及家属度过悲伤阶段,鼓励家属多陪伴产妇。向产妇及家属解释子宫破裂与未来妊娠的关系。如果家属及产妇要求看望死去的婴儿,护士应先清洗婴儿尸体,用干净包被包好,再让其探视。

6.健康指导。指导并协助产妇退乳;指导产褥期康复计划,重点观察腹部切口有无红肿、压痛、体温变化等情况;指导产妇及配偶避孕,2年后考虑再次妊娠。再次妊娠后,应定期去产科高危门诊检查,根据指征及上次手术情况决定分娩途径。

7.预防。①产前或分娩开始时,评估有头盆不称情况,应做好剖宫产准备。②凡存在子宫破裂高危因素的孕妇,如有不良产史、胎位或胎儿异常、骨盆狭窄和子宫畸形及有多次剖宫产史者等,应严密观察,在预产期前2周住院待产,以便及时监测子宫收缩或采取措施,必要时限期剖宫产。③严格掌握催产素应用指征、引产指征,禁止在胎儿娩出前非静脉途径以及超剂量应用催产素;凡胎位不正、头盆不称、有产道梗阻、骨盆狭窄及既往剖宫产史者禁用各种缩宫剂;对无禁忌证者应用宫缩剂时也需有专人监护,严密观察宫缩及胎心。④严格掌握阴道助产手术的指征及操作程序,动作应轻柔,遇到阻力时应立即停止操作,寻找原因,避免粗暴施术,术后应检查有无宫颈裂伤,必要时探查宫腔。⑤严格掌握有前次剖宫产史产妇的试产,凡骨盆狭窄、前次宫体部剖宫产或子宫下段剖宫产时切口有严重撕裂或感染,估计愈合不良,或此次胎位不正,或有2次以上剖宫产史者不宜试产,应择期行剖宫产术;对可以试产的第一产程时间不应超过12h,阴道分娩后应行宫腔检查。⑥严格掌握剖宫产指征。

第十二章　急危重症监护技术

第一节　重症监护病房

重症监护病房(ICU)又称加强监护病房,是集中一些具有抢救危重患者经验的专业人员、利用先进的医疗设施对急危重症患者和大手术后的患者进行连续的病情观察,并根据病情变化随时进行相应的诊断、治疗、护理等处理决策,以挽救患者生命的重要场所。与普通病房相比,ICU有其自身的特色,主要表现在:集中了必需的、先进的仪器和设备,集中了专业技术较强的医生和护士,集中了各科的急危重症患者。ICU的建立大大提高了急危重症患者抢救的成功率,成为衡量一个国家、一个医院的现代化急救医疗水平的重要标志。因此,凡具有一定资金、设备及接纳危重患者能力的医院,都应设立ICU,以促进医院急救医疗水平的发展和提高。

一、ICU的发展简史

危重患者的监护在国外开展较早,始于20世纪30年代。在第二次世界大战时期,欧洲战场上为应对大量危重创伤患者救治的需要,建立了一种专为严重创伤患者救治的病区,这就是ICU的最早雏形。20世纪60年代,美国将这种有效的针对危重病抢救的组织形式引入,相继成立了冠心病监护病房(CCU)和新生儿监护病房(NICU),进一步加速了ICU的发展,所以ICU的产生和发展是医学发展到一定水平的结果。

在我国,ICU的最初雏形类似于一般的术后恢复室,最早成立于20世纪50年代中期,称为心胸外科术后监护室。20世纪70年代初期有了少量的冠心病监护病房。20世纪80年初期,创立了第一批危重患者监护病房,被正式命名为"危重病医疗科",简称为ICU,成为首批较具规模的ICU。

二、ICU模式的设置

(一)ICU模式

根据各地区不同经济发展水平、不同医院规模及条件等因素,ICU大致分为3种形式:专科ICU、综合ICU和部分综合ICU。

1.专科ICU。为专门负责诊治某一专科的急危重症患者而设立的,如心内科ICU(CCU)、呼吸内科ICU(RCU)、神经科ICU(NCU)等,由本专业优秀的医生和护士负责管理,其专业水平和连贯性比较好。

2.综合ICU。在专科ICU基础上发展起来的跨学科的全院性ICU,受医院直接管辖,主要收治不同专科的急危重症患者,其优点在于能合理使用卫生资源,因地制宜地处理各科情况,应对大规模抢救事件。综合ICU的抢救水平代表整个医院的最高水平。

3.部分综合ICU。介于专科ICU与综合ICU之间,由医院内较大的一级临床科室为基础组成的ICU,其患者来自多个邻近专科,如外科ICU(SICU)、急诊科ICU(EICU)、麻醉后恢复室(PACU)及内科系统ICU等。部分综合ICU的建立,有利于扬长避短,已成为目前的发展方向。

(二)ICU的组建

1.位置。ICU为独立的监护单元,是以收治各类急危重症患者,对其实施系统、整体地加强医疗和护理的科室。综合性ICU收治的患者可来自急诊室、手术室、术后恢复室或医院其他科室,因此,其位置应与经常联系的科室相比邻,位于医院的中心地带,以便于患者的转运和抢救。专科性ICU要设在专科病房之中,便于ICU的管理和医护人员的调配。此外,ICU应设于最清洁的区域内,最好远离人流量大的交通要口。

2.床位数。ICU患者的数量波动性大,难以估计。如果床位使用率过低,则要付出高昂的、不必要的维持费用。因此,预测医院内最有效的重危患者床位使用率是非常必要的。一般情况下,综合性ICU床位数的设置占医院总床位数的1%~2%,波动范围在4~5张床较为适宜。专科性ICU的床位数占专科病房床位数的10%~20%。有文献报道,实际上目前有很多医院的综合性ICU床位数已达到全院总床位数的3%~5%。

3.设计要求。ICU的布局要合理,一方面要使患者有安全感、舒适感。另一方面要满足医护人员对危重患者进行监测、治疗和护理的需要,具体要求如下。①空气流通,阳光充足,能直接观看到户外的花草树木。设有空调和温度调节设备,使温度维持在21℃左右,湿度维持在70%左右。②地面及墙壁应使用液体清洁剂擦洗,设有排风扇或空气过滤器,有条件的医院可安装空气层流装置,以达到空气净化和消毒的目的。③进入ICU前应有缓冲间,备有更衣鞋柜和手消毒设备,医护人员办公室门口最好有风淋设备,以去除衣物上附着的污染物。④ICU中每张床的占地面积比普通病室的要大,一般宜在14～18m²,床间距不小于1.5m;为了避免相互干扰和交叉感染,ICU内可设置单间,其占地面积宜为18～23m²,主要收治严重感染、免疫力低下和需要多种复杂精密仪器监测、治疗的患者;为便于医护人员能直接观察到患者,面向护士中心监测方向墙壁可使用玻璃门窗;此外,还需有额外空间,以支持ICU运作。⑤ICU的中心氧源和负压吸引的管道应装于墙内,并通向各个床头,管道的接口颜色及口径应有区别,以免误接。⑥每张病床床头一侧上方应安置有多功能监测仪,并与中心台相连接;另设有10～18个电源插座,各有专用的保险系统;除此以外,床单位常规设置呼吸机、除颤器、血压表、听诊器、输液架、中心供氧装置和负压吸引装置等;各种设置应尽量安装在病床床头的一侧,使其能全方位地监护患者,同时便于抢救患者,这一安排称其为"生命岛"。⑦ICU的病床应具有多种功能,如可随时移动、自动调节床的高度和角度,具有翻身、牵引、功能锻炼和传呼报警等功能。⑧ICU内照明的设计应以能正确判断患者的皮肤、巩膜及黏膜颜色为宜,每张病床配用床头灯、地灯供晚间使用,床位上方吊灯尽量减少,以免使患者感到耀眼,但急救时要有足够的亮度。⑨ICU内应有醒目的时钟,以便于日常工作和调整患者的心理适应状态,使患者有日夜、时间区分,防止个体生物钟紊乱而影响治疗、护理。⑩护士中心监测站原则上应设在所有病床的中央,要出入方便,以稍高出病室地面为宜,以最能直接观察到所有病床的扇形设计为佳;内设中心监测仪、电子计算机等设备;是存放病历夹、医嘱本、治疗本、病室报告本等各类监护记录表格所在地。⑪ICU内还需设置治疗室、配餐室、休息室、会议室、储藏室、化验室、放射室等辅助间和特别支持系统区域。

4.ICU的设备。ICU除普通病室日常所需设备以外,应集中现代化的监测、治疗设备和必备急救药物。

(1)仪器设备:ICU内最主要的仪器设备是监测系统,包括中心台与床边台,以监测心电图、体温、脉搏、呼吸、血压等生理参数为主要功能。此外,还应配有呼吸机、除颤仪、输液泵、起搏器、中心静脉压测定装置、心电图机、气管插管及切开所需急救器材。有条件的还应配备血液气体分析仪、血液生化分析仪、血常规分析仪、尿常规分析仪、电子计算机、脑电图机、B超机、床边X线机、动脉内气囊反搏器等设备。

(2)急救药物:ICU的急救药物应分类置于急救车内,药品要有明显的标记,禁止混放。常备的急救药物为升压药、降压药、强心药、镇静止痛药、抗胆碱酯药、止血及抗凝药、脱水药及利尿药、中枢神经兴奋药以及平喘药等。

三、ICU收治对象

ICU收治的是有严重并发症或有发生严重并发症潜在风险的急危重症患者。几乎所有需要进行监测及脏器功能支持、随时有生命危险的患者均为ICU收治对象。但是,并非所有危重患者都有收容指征,对于目前医疗水平认为不可救治的病例,如晚期肿瘤、脑死亡、临终状态等均不应进入ICU。无原则地扩大收容范围,意味着不能确保真正可以从ICU获益的危重患者的收容和救治。

专科ICU在收治病种上可有专科特点。具体包括以下患者:①心肌梗死、急性冠状动脉综合征(ACS)、三度房室传导阻滞、严重心律失常者;②各种类型的休克、循环衰竭、弥散性血管内凝血(DIC)者;③严重创伤、大手术、心肺脑复苏后的患者;④各种脏器功能衰竭者,如急性心力衰竭、呼吸衰竭、肾衰竭等;⑤严重的水、电解质及酸碱平衡紊乱者;⑥各种中毒和意外伤害的患者。

四、ICU管理

(一)人员要求

1.医生。ICU医生与患者之比为2∶1。ICU医生可来源于外科、内科、急诊科等临床科室,应挑选有较丰富临床工作经验、有良好的医学基础知识、能熟练应用各种精密仪器、善于钻研、具有创新精神的中青年专业人员作为专科医生。

2.护士。ICU护士与患者数量比例为3∶1或4∶1(某些发达国家已达5∶1~7∶1)。ICU护士的筛选是十分严格的。由于急危重症患者病情变化快,随时有危及生命的可能,当患者病情突然改变时,其生命在几秒、几分钟内可能通过瞬间诊断和处理而被挽救,这需要ICU护士具有敏锐的判断力和果断处理问题的能力。因此,ICU护士不仅要有多个专科医疗护理知识和急救的基本知识,掌握各种精密仪器的使用,还要有对病情系统的观察和分析的能力。从某一专科抽调来的骨干护士,可以先进行多科的轮转学习,再进行ICU的强化训练,然后在实践工作中逐渐达到ICU护士标准。

3. ICU病室增配人员。应设化验员1名,负责常规化验检查;技术员1名,负责贵重仪器的维护、保养及病室内部分消毒工作。

(二)ICU护士素质标准

ICU护士应为本学科中技术全面、工作能力强、在临床实践及护理科研方面起重要作用的专职监护人员。其素质标准包括:①有较高的业务素质、较强的责任感和无私奉献精神;②有一定的医学基础知识;③有较广泛的多专科护理知识及临床护理实践经验;④善于创新和解决实际问题的能力,发现问题及时总结经验;⑤有较强的实际工作能力和良好的心理素质,沉着冷静、操作敏捷、工作细致耐心;⑥具有强健的体魄、能适应紧张工作的需要。

(三)人员训练

在许多国家,ICU内的医护人员要求在入岗前接受专业培训,并取得资格证书。如欧洲一些国家,护士从专科学校毕业后须继续进行ICU的专业训练,培训时间不尽相同,英国是6~12个月,瑞典是1年,奥地利是9个月,丹麦是1.5年。结业者授予ICU护士证书,待遇方面优于普通病室护士。目前,国内尚未有ICU护士的培训中心,现有的ICU护士无专业证书。

(四)ICU工作制度

1. ICU探视制度。通常情况下,入住ICU的患者无需家属陪住,但是如果因病情需要与家属商谈,家属需在病室外静候,待患者病情稳定后或暂无危及生命可能时,家属可留下联系电话、地址,回家等候探视通知。

现代设计的ICU常在病区外围建设一圈玻璃墙壁和走廊,在家属等候处设有闭路电视装置。这种设计使家属在外随时能见到自己的亲人,减少了ICU的污染和因家属入室探视对病房正常工作的干扰。

2. ICU的消毒隔离制度。由于ICU是急危重症患者最集中的地方,患者严重的病情和受损的机体功能,极易发生继发感染,从而威胁到患者的生命或延长病程。因此,ICU须有严格的消毒隔离管理制度。①进入ICU必须穿工作服、戴工作帽、换工作鞋;外出时换外出工作服和工作鞋;严格无菌技术操作;每做完一项检查、治疗或护理均要认真洗手。②严格控制人员的流动,除ICU专职医护人员外,尽可能地减少其他人员在ICU内流动;严禁陪伴、限制探视;患者家属进入ICU应穿隔离衣和换鞋,在室内停留时间不超过10min。③ICU内所有消毒物品,每周需全面消毒1次。④每日以含氯消毒水拖地4次,每周彻底清扫室内卫生,每月进行1次密闭式消毒,每日开窗通风2～3次。⑤患者转科或出院后需彻底消毒房间及床单位,患者死亡后要严格按要求进行终末消毒。⑥定期进行微生物监测,通常监测的项目有气管内吸出的痰液、氧气湿化液、各种引流动静脉导管内液体以及物品、仪器表面和空气等。⑦建立ICU院内感染监控和管理组织,定期分析ICU内感染发生情况、细菌耐药情况,修订和落实各项隔离消毒措施。

3.病室工作制度。①沉着、冷静、分秒必争,各种监测、治疗和护理工作均迅速准确。②坚守工作岗位,不脱岗、串岗;细心观察病情随时发现病情变化。③有良好的工作态度,耐心向患者解释必要的病情和诊疗措施,鼓励患者树立战胜疾病的信心。④保持ICU内肃静,不得大声喧哗。⑤分工明确,团结协作,工作有序,不相互推诿。

(五)ICU的管理模式

ICU的管理方式包括开放式、半开放—半封闭式、封闭式3种模式。开放式管理模式的特点是:只有1支独立的护理队伍,患者的诊治需护理人员根据患者的病情请各专科医生来完成。半开放—半封闭式管理模式的特点是:由ICU专职医护人员和各专科病房医生共同管理患者,全面负责患者的医疗、护理和监护工作。封闭式管理模式的特点是:由ICU专职医护人员独立管理患者,遇到较难解决的专科问题,请专科病房医生会诊。

专业化的ICU是完全独立的科室,ICU医生将全权负责患者的医疗工作。同时,ICU又是高度开放的、与各专科病房联系最广泛和密切的科室。因此,专科医生应参与并协助ICU患者的治疗,特别对专科问题,后者负有直接和主要的责任。一般要求专科医生每日至少巡视1次本专科的患者,并向ICU医生提出要求和建议;ICU医生也有义务将病情和治疗计划详细向专科医生报告,以取得理解和支持。无论在任何时候,ICU医生请求专科会诊时,专科医生均应及时到场。

五、ICU的感染控制

ICU 是医院主要科室之一,一旦发生感染,会加重原发病,使病情恶化,给治疗、护理工作带来极大的困难,同时也加重患者的经济负担,因此,ICU 的感染控制十分重要。

(一)ICU患者感染的途径

1.内源性感染。指免疫功能低下患者由自身正常菌群引起的感染。即患者在入住 ICU 之前已是病原携带者,当机体抵抗力降低或病情危重时引起自身感染。

2.外源性或医源性感染。即患者在 ICU 住院期间,因病室环境不良,空气中菌群集中或通过某些不严格的治疗护理操作和 ICU 患者所接受的有创监护技术而感染。

(二)ICU发生感染的原因

ICU 内患者的病种、感染部位及感染程度的复杂性是发生交叉感染的潜在因素,抵抗力及自我保护力下降成为易感原因之一。护理人员的缺乏,使其不能常规洗手、消毒,是造成交叉感染的重要因素之一。此外,由于经济原因,一次性物品不能满足临床需要,且物品如消毒不严,也可造成交叉感染。各种先进的监测治疗技术使有创侵入性伤口日益增多,从而成为患者易发生院内感染的直接原因,如血流动力学监测应用的气囊漂浮导管、动脉测压导管等;各种人工气道及治疗急性肾功能不全的动—静脉血液过滤装置等,均可成为感染的条件;有创伤口的增多,增加了菌血症发生的可能。

(三)ICU感染的控制措施

1.ICU 在设计、管理、护理上的要求。①ICU 内应安装空调,使用过滤装置或用循环空气,将消毒后的空气引入室内。②建立消毒室,配甲醛消毒柜,定时对空气、用具、感染物品进行消毒。③有感染源或易感染者,单间隔离,专人护理。④工作人员采用流动水洗手,进行各项操作时戴无菌手套。⑤安装人工呼吸器排气管,对保持病房清洁、预防肺部感染有很大作用。⑥严格管理和限制人员出入,严格更衣、换鞋制度(包括探视者)。⑦应使用一次性物品,使用后集中消毒处理。

2.建立严格的消毒隔离制度。①进出 ICU 应更换工作衣、鞋入室,严格无菌技术操作,每做完一项检查、治疗或护理均要认真洗手。②严格控制人员的流动,除 ICU 专职医护人员外,尽可能减少其他人员在 ICU 内流动;严禁陪伴、限制探视;患者家属进入 ICU 应穿隔离衣和换鞋,在室内停留时间不超过 10min。③ICU 内所有消毒物品,每周须全面消毒 1 次,手指细菌培养每月 1 次。④病室每日紫外线照射 1 次,室内地面每日以含氯消毒液拖地 4 次,室内家具用消毒液每日擦拭 2 次,每周彻底清扫室内卫生,每月进行 1 次密闭式消毒,每日开窗通风 2~3 次。⑤患者转科或出院后须彻底消毒房间及床单位,患者死亡后要严格进行终末消毒。⑥患者所用的血压计、听诊器、床头物品、供氧装置等不可与别人交叉使用,患者转出病室后须彻底清洗消毒才可给别人使用。⑦定期进行微生物监测,通常监测的项目包括患者的分泌物,如痰液及各种引流液、氧气湿化液、动静脉导管内液体,以及物品、仪器表面和空气等。

3.ICU 感染的控制措施。①设立专科 ICU 以尽量减少综合性 ICU 病室病种的复杂性,或增加 ICU 病室单间病房数量;ICU 应设有单间,主要收治应用免疫抑制剂及严重创伤、感染等免疫力低下的患者,使感染局限化。②ICU 的清洁管理应类似于手术室的要求,常规每月做空气细菌培养 1 次。③每例危重患者应有专人护理,也可实行责任制护理体制,在给其他患者做治疗或护理前后,必须洗手。④所要应用的抗生素应力求合理,条件允许时,最好在做细菌培养或药敏试验后选用抗生素。

第二节　急危重症患者的监护

一、监护系统

监护系统是用来对人体生理或生化参数进行连续、长时间、自动的监测,并经计算机分析、处理后实现多类别失常信息的自动记录和自动报警的电子系统。监测参数是医护人员诊断、治疗和抢救的重要参考指标。随着监测系统的不断更新和发展,监护范围逐步从特殊病房过渡到普通病房,从单参数床边监护过渡到多参数、多床位的中央集中监护,而广泛运用于医院的多种病房,如手术病房、精神病病房、冠心病病房、儿科与婴儿病房、外伤病房等。从所监测的人体功能信息的内容看,监测系统主要分为循环系统(血压、心电图、心律、心音及对心率变异的分析等)、呼吸系统(动态血氧饱和度、呼吸曲线、睡眠监护等)、神经系统(脑电图、肌电图等)及其他人体信息(体温、血糖、排汗量等)。

二、监护系统的组成

监测系统由中心监测仪和床边监测仪组成。中心监测仪大都置于护士站内。一台中心监测仪可携带多台床边监测仪,使护理人员在护士站内就能同时监测多名患者。

中心监测仪与床边监测仪的通信方式取决于不同的仪器。一般可分为模拟通信和数字通信两大类。模拟通信是经典的通信方式,它是将不同的被测信号以横批波形的形式通过各自的导线传输到中央监测仪上,经中心监测仪的处理在屏幕的固定位置上显示。随着计算机技术的飞跃发展,目前中心监测仪和床边监测仪均用计算机处理系统,于是出现了全数字通信,利用一条数字网络,中心监测仪与床边监测仪之间可以随意相通信。同时,各床边监测仪之间也可以相互通信,使护理人员在某一床边监测仪上就可以看到其他床边监测仪上的患者信息。

三、监护系统的基本原理

在计算机技术迅速发展的今天,监测系统主要以计算机技术为依托,以生物检测技术为前提,借助电极和医用传感器将患者的各种生理参数转换成为监测仪易识别的电信号,然后进行信号放大、加工,以波形和数据的形式显示、记录和储存起来。因此,在监测系统的工作中,电极和医用传感器起着至关重要的作用。

1.生物电测量电极。可用来检测心电图、脑电图、胎儿心电图、肌电图和神经电图等生物电位的变化。分为体表电极和体内电极两种类型。均采用金属材料制成。因此,可以直接传导电信号。

2.医用传感器。又称换能器,其作用是将人体的非生物电信号转换成为电信号。临床常用的传感器主要包括压力传感器、温度传感器和呼吸传感器。其作用原理:一是压力传感器,无论是动脉血、静脉血、脑脊液,还是肺循环血液,被引入传感器送到传感器膜片腔时,均会在腔内产生一个压力,从而推动应变膜片移位,产生一个与压力大小成正比的应变量,经检出后再送至电路进行转换;二是温度传感器,是由一种陶瓷材料做成的半导体,对温度较敏感,体温变化时电阻的大小会相应改变,引起电流传导的信息减弱或加强,从而实现温度信息与电信息转换;三是呼吸传感器,大多采用应变电阻呼吸传感器,一般设计在心电监测的电极里,当患者呼吸时,两电极之间的人体阻抗会发生变化,因此电压也随之发生变化,以达到信号转变的目的。

四、监护系统的类型

(一)按通信的方式分类

1.无线遥控监测仪。由中心台和床边机或发射机组成。无线遥测系统的优点有:①中心台与床边台或发射机之间不需要电缆线连接,因此可减少接触不良、导线脱落等故障的发生;②一般遥测范围为30~200m,监测仪可置于该范围内的任何地方;③患者戴上发射机可以下床活动,因此,可以监测到动态情况下的监测参数;④由于发射机多采用干电池,避免了电击危险,但也存在抗干扰差的缺点。

2.有线遥控监测仪。为中心台与床边台通过高频传输(如电缆、光纤等)传递生理参数的一种监测系统。有线监测仪设备较简单,使用方便,抗干扰能力强,生理参数可靠。

3.有线和无线双用遥控监测仪。为既可进行有线方式传输,又可进行无线方式传输生理参数的一种监测仪。

(二)按功能分类

1.心电监测仪。常见的心电监测仪有:①床边心电监测仪,在床边对患者心电图进行监测,是危重患者监测的基础;②携带式心电监测仪,用于动态心电图监测,可用于院外监测;③电话传输心电监测仪,由心脏BP机(相当于微型心电发送器)和医院内中央处理系统组成,是实行长时间院外监测的仪器。

2.多功能监测仪。可同时监测心电图、脉搏、呼吸、血压等多种参数的监测仪。

第三节 常用重症监护技术

一、心电监护

心电监测是显示心脏电活动,了解心率及心律失常的重要手段,是监测仪的一项重要功能。尽管监测仪的种类很多,但是,通常情况下它们均具有监测心电图、心率并给予时时记录、储存、分析和报警的功能。监测仪的心电导联电极多由银—氯化银制成,在安放电极时应达到以下几个目的:①P波清晰、明显,常选用综合 II 导联和改良后 V_1 导联;②QRS波振幅足以触发心率计数和报警;③不妨碍抢救操作,如电击除颤、锁骨下静脉插管等;④放置操作简单,对患者的皮肤无损害。

电极的安放有三线连接法、四线连接法和五线连接法3种方法。目前,临床上多采用五线导联,只需一次将五个电极接好,就可在监测仪上任意选择所需导联,简单方便。具体连接方法见表12-1。

表12-1 五线检测导联的连接方法

监测导联	正极(黑色)	负极(白色)	地线(绿色)	正极(红色)	探查电极(棕色)
五线导联	左侧锁骨下外1/3处	右侧锁骨下外1/3处	右锁骨中线下方第6~7肋间	左锁骨中线下第6~7肋间	胸骨右缘第4肋间

二、血压监护

(一)动脉血压监测

血压能够反映心室后负荷、心肌耗氧量及周围血管阻力。影响动脉血压的因素很多,包括心排血量、循环血容量、周围血管阻力、血管壁的弹性和血液黏滞度5个方面。

1.测量方法。有无创血压监测和有创血压监测两种方法,前者包括袖套测压和自动化无创动脉测压,后者指动脉穿刺插管直接测压法。

2.临床意义。①收缩压(SBP),重要性在于克服各脏器临界关闭压,保证脏器的供血;②舒张压(DBP),重要性在于维持冠状动脉灌注压;③平均动脉压(MAP),是评价左心室泵血、脏器组织灌注情况的指标,MAP=DBP+1/3(SBP−DBP),受收缩压和舒张压双重影响。

(二)中心静脉压(CVP)的监测

CVP是指胸腔内上、下腔静脉的压力。经皮穿刺监测中心静脉压,主要经颈内静脉或锁骨下静脉,将导管插至上腔静脉。

1.正常值为5~12cmH$_2$O。

2.适应证。①各种大中型手术,尤其是心血管、颅脑和胸部大而复杂的手术;②各种类型的休克;③脱水、失血和血容量不足;④右心功能不全;⑤大量静脉输血、输液或需要静脉高营养治疗者。

3.临床意义。CVP能反映循环血量和右心功能之间的关系,对指导治疗具有重要的参考价值。CVP<5cmH$_2$O表示血容量不足;CVP>15cmH$_2$O表示右心功能不全;CVP>20cmH$_2$O表示存在充血性心力衰竭。

4.测量方法。通过颈内静脉、颈外静脉、锁骨下静脉穿刺后将导管插入腔静脉或右心房内,连接测压装置等进行监测,其中颈内静脉临床最常用。

5.注意事项。①确定导管插入腔静脉或右心房内;②零点置于第4肋间右心房水平;③确保静脉内导管和测压管道系统内无凝血、空气管道无扭曲等;④加强管理,每日消毒穿刺部位、更换测压管道及输液系统,并严格无菌技术操作;⑤对应用呼吸机治疗的患者,在进行CVP测定时应暂停使用呼吸机。

(三)肺动脉楔压(PAWP)监测

PAWP是指漂浮导管在肺小动脉楔入部位所测得的压力。①正常值为6~12mmHg。②适应证包括急性呼吸窘迫综合征并发左心衰竭、循环功能不稳定患者、区分心源性肺水肿和非心源性肺水肿。③临床意义为用于评估左心前负荷和右心后负荷,有助于判定左心室功能,反映血容量是否充足,>18mmHg提示左心功能不全、急性肺水肿;<6mmHg表示体循环血量不足;12~18mmHg是诊断急性肺损伤和ARDS的重要指标。

(四)心排血量(CO)监测

CO是指每分钟由心脏泵出的血液量。①正常值为4~8L/min。②临床意义是反映心泵功能的重要指标,通时CO测定,可判断心脏功能,诊断心力衰竭和低心排血量综合征,估计预后,指导治疗。

三、体温监护

测量患者的体温时,根据温度传感器放置的部位不同所测温度分为中心温度和体表温度。可供测温的部位有食管、直肠、鼻咽、膀胱、腋下、周围皮肤、口腔等部位。

　　患者的体温是提供生理状态的重要信息。体温测量通过温度传感器变为电信号后被放大器放大,最后以数字和曲线的形式在显示器上显示出来。温度传感器常采用热敏电阻探头,它是一种半导体,其阻抗可随体温的变化而变化,将其置于患者的腋下、口腔或直肠,可以连续测量机体的皮肤温度,其阻抗可随体温的变化而变化。监测值以数字显示,可以测量瞬时值,也可记录体温变化趋势,具体临床应用如下。

　　1.食管温度。自口或鼻将测温头送至食管下 1/3 处,相当于心脏后面,进行监测,能迅速反映中心温度或主动脉血液的温度,并能迅速显示大血管内血液温度的变化。常用于体外循环心脏手术时的温度监测,对人工降温和复温过程是否恰当具有实际指导意义。

　　2.直肠温度。将测温头经肛门送入直肠 10cm 处,进行测温。主要反映腹腔脏器温度。

　　3.腋窝温度。将测温头放于腋下,所测得的温度为体表温度。将测温探头置于腋动脉上可提高结果的准确性,腋窝温度一般较中心温度约低 0.5℃。严重休克时,因皮肤血管极度收缩可相差达 3℃以上。

　　4.周围皮肤温度。尤其是拇指(或足趾)皮温是常用于评定周围循环状态的指标。正常情况下,直肠与足趾温度差为 3 ~ 4℃。当低血容量、心力衰竭、疼痛、低氧血症、酸中毒等致微循环功能不良时,指(趾)温度降低,直肠温度与足趾温度差明显增加。

四、脑功能监测

(一)昏迷指数测定

　　昏迷指数是通过刺激患者的睁眼反应、语言行为反应及运动反应 3 项指标的 15 项检查计分结果,判断患者意识障碍和昏迷程度,便于判断病情、分析预后,对脑功能的判定有较高的可信度,但要参照其他参数全面分析。

(二)颅内压监测

　　持续颅内压监测是观察颅脑危重患者的一项重要指标,它的改变可发生在颅内疾患出现症状之前。

1.正常值。正常成人平卧时颅内压为 10～15mmHg。颅内压 15～20mmHg 为轻度增高,20～40mmHg 为中度增高,＞40mmHg 为重度增高。

2.适应证。①进行性颅内压升高的患者,如脑水肿、脑脊液循环通路受阻、颅脑外伤、颅内感染等;②颅脑手术后颅骨骨瓣复位不当或包扎紧所致的脑水肿,或因术后疼痛引起颅内压变化,需要颅内压监测;③使用机械通气呼气末正压(PEEP)的患者,包括重症颅脑损伤或其他原因,可根据颅内压改变进行调整。

3.临床意义。①有利于及早发现颅内压增高,并配合其他辅助检查诊断中枢神经系统疾病;②结合颅内压监测,能及早发现颅内压升高,避免继发性脑损伤;③通过颅内压监测,有助于观察各种颅内压治疗的效果和预后评估。

(三)脑电图监测

脑电图是应用脑电图记录仪,将脑部产生的自发性生物电流放大后记录获得的图形,通过脑电活动的频率、振幅、波形变化,了解大脑功能状态。脑电活动变化可以反映脑部本身疾病,还可以根据异常脑电图呈弥散性或局限性,以及节律变化等估计病变的范围和性质,对某些颅外疾病也有一定的诊断价值。

(四)脑血流图监测

脑是机体耗氧最多的器官,一旦脑血氧供给障碍或血流中断,脑功能就难以维持,故脑血流监测非常重要。目前常用的脑血流监测装置主要有脑电阻(REG)、多普勒血流测定仪等。

1.REG 检查。头部通过微弱高频交流电时,可产生与脉搏一致的导电改变而描记的一种阻抗脉波,为主动脉内脉压波向脑血管传递的容积脉搏波。一般认为头部阻抗脉波 2/3 来自颅内血流,1/3 来自颅外血流,故 REG 变化主要受颅内动脉血流的影响。它主要反映脑血管的血流充盈度、动脉壁弹性和血流动力学变化,对判断脑血管和脑功能状态有一定临床意义,并广泛应用于临床。

2.多普勒血流测定。为非创伤性的简单监测方法,只需要将探头置于所测部位,即可以用声音反映或用荧光屏显示出局部血流情况。目前发展的多普勒超声彩色显像定量血流仪,对受检动脉呈彩色显像,直接反映病变部位和狭窄程度。

（五）其他监测

脑功能监测方法还有脑电图、脑诱发电位及 CT、MRI 等。

五、呼吸系统监护

正常的呼吸功能是维持生命及机体的内、外环境稳定的重要生理功能,一旦出现障碍,将不同程度地影响患者的生命状况。对急危重症患者行呼吸监测是判断其功能状况、防治并发症和推测预后的必要手段,具有重要临床指导意义。

1.临床观察。临床观察包括患者咳嗽、咳痰及痰量和痰液的性质、呼吸的气味、呼吸的方式、频率和节律;有无咯血和胸痛的情况;有无鼻翼扇动;胸壁运动是否对称、有无反常呼吸运动等。

2.临床监测。①潮气量,当潮气量＜5mL/kg 时,即为接受人工通气的指征;潮气量增大多见于中枢神经性疾病、酸中毒引起的过度通气,潮气量减少见于间质性肺炎、肺纤维化、肺梗死、肺淤血等;呼吸频率是与潮气量密切相关的另一监测指标,对呼吸幅度、形式及速度的观察是十分必要的,呼吸频率每分钟＜5 次或＞35 次,是进行人工通气的指征。②每分钟通气量,其值＞10L 时,示通气过度,＜3L 时,为通气不足。③每分钟肺泡通气量,肺泡通气量不足可致缺氧及二氧化碳潴留、呼吸性酸中毒,过度通气大多致呼吸性碱中毒。④功能残气量,是指最大呼气后肺内不再呼出或残留的气体量,正常男性约为 2 300mL,女性约为 1 580mL,功能残气量在生理上起着稳定肺泡气体分压的缓冲作用,减少了呼吸间歇对肺泡内气交换的影响,使每次吸气后新鲜空气进入肺泡引起的肺泡气体浓度不出现过大变化;当功能残气量减少时,呼气末部分肺泡发生萎缩,流经肺泡的血液就会因无肺泡通气而失去交换的机会;功能残气量减少见于肺纤维化、肺水肿的患者。⑤时间肺活量,是指深吸气后做一次快速呼气,计算最初 3s 内的呼气量,求出每秒呼出气量占肺活量的百分比,正常值为第 1 秒占肺活量的 83%,第 2 秒占 94%,第 3 秒占 97%;时间肺活量降低表示有阻塞性通气障碍,提前完成(如 2s 内呼完),表示有限制性通气障碍。⑥血液气体分析是用以评价肺泡的通气功能及体液酸碱度的指标,通常采用动脉采血或经皮测定的方法进行,经皮测定提供了一个有效的非创伤性的动脉血气监测的途径,但不适用于低灌注的患者。⑦顺应性,是在静态情况下,外来压力克服弹性阻力所引起的肺容量变化。⑧PaO_2,是指血红蛋白 50% 饱和时的氧分压,它反映血红蛋白对氧的亲和力,增高时,氧解离曲线右移,而利于氧的释放和被组织利用;降低时,氧解离曲线左移,增加了血红蛋白与氧的亲和力,即使有较高的氧饱和度也可能出现组织缺氧。

六、肾功能监护

1.尿量。尿量变化是肾功能改变的最直接的指标,在临床上通常记录1h及24h尿量;当1h尿量少于30mL时,多为肾血流灌注不足,间接提示全身血容量不足;当24h尿量少于400mL时称为少尿,表示有不定程度肾功能损害;24h尿量少于100mL为无尿,是肾衰竭的诊断依据。

2.肾浓缩—稀释功能。主要用于监测肾小管的重吸收功能。现在临床上采用简化的或改良的浓缩—稀释试验。方法:在试验的24h内患者保持日常的饮食和生活习惯,晨8时排弃尿液,自晨8时至晚8时每2h留尿1次,晚8时至次晨8时留尿1次,分别测定各次尿量和比重。①正常值,昼尿量与液尿量之比为3:1~4:1,夜间12h尿量应少于750mL,最高的一次尿比重应在1.020以上,最高尿比重与最低比重之差应>0.009。②临床意义,夜间尿量超过750mL常为肾功能不全的早期表现;昼间各份尿量接近,最高尿比重低于1.018,则表示肾脏浓缩功能不全;当肾功能损害严重时,尿比重可固定在1.010左右。

3.血尿素氮(BUN)测定血中BUN的含量。可以判断肾小球的滤过功能。正常值为2.9~6.4mmol/L(8~20mg/dL)。

4.血肌酐。肌酐由肾小球滤过而排出体外,故血清肌酐浓度升高反映肾小球滤过功能减退。①正常值,58~106μmol/L。②临床意义,各种类型的肾功能不全时血尿素氮、肌酐明显增高。

七、神经功能监护

(一)一般观察

一般观察主要包括:①注意意识、精神状态的变化;②注意观察患者双侧瞳孔大小、对光反射等;③检查深、浅感觉,运动功能和生理、病理反射,观察有无偏瘫、失语、听力障碍等;④观察生命体征的变化。

(二)脑血流监测

脑是机体代谢最旺盛的器官之一,其监测方法可采用非创伤性超声波技

术、脑电阻检查、多普勒仪 TCD 监测、氦—氖激光多普勒血流监测仪(LDF)等
进行。通过脑血流监测以了解脑血管的血流充盈度、动脉壁的弹性和血流动
力学的变化,为判断脑血管和脑功能状态提供一定的临床意义。通过脑血流
监测可判断脑血流的方向和速度,进而了解脑血流或其他部位的血流状态,评
估脑部功能。通过脑血流监测仪的彩色显像,可直接反映脑血管病变部位和
狭窄程度。

(三)脑电图监测

脑电图是通过仪器,从头皮上将脑部的自发性生物电位加以放大记录而
获得的图形,包括脑干诱发电位的监测和脑干听觉诱发电位的监测。脑电图
的异常变化与脑损伤的关系密切,通过脑电活动的观察和分析,可了解大脑功
能状态和脑部的病变情况。除用于癫痫的监测、疗效判断和预后评估外,也广
泛用于神经危重症患者,尤其是昏迷患者的监测、诊断和预后的分级评估,可
为临床医生提供简单、直观、快捷、可靠的信息。

(四)颅内压监测

脑处于骨性颅腔内,脑组织、脑脊液和颅内血管容量三者组成颅内压。
上述任何因素的异常,使三者与颅腔容积平衡失调均可导致颅内压增高。颅
内压是影响脑功能的重要因素,持续的颅内高压会严重损伤脑功能,对颅内
压进行动态监测,有助于临床诊断、治疗和护理。颅内压监测方法有很多,大
致分为有创监护和无创监护两类,临床上使用较多的是有创监护,如脑室内
压力测定、硬脑膜外压力测定、硬脑膜下压力测定、蛛网膜下腔压力测定。近
年来光纤技术应用于临床,操作方便、损伤较小。正常成人平卧位颅内压为
$70 \sim 200 \mathrm{mmH_2O}$,儿童为 $50 \sim 100 \mathrm{mmH_2O}$,成人颅内压持续超过 $200 \mathrm{mmH_2O}$ 时为
颅内压增高。目前临床多应用症状观察法,如有无脑膜刺激征、头痛、呕吐、球
结膜水肿、视神经乳头水肿等,可间接了解颅内压增高的程度。

八、动脉血气和酸碱度监测

血气分析有助于对呼吸状态及体内酸碱代谢状态进行全面而精确的分
析,评价治疗效果,调整呼吸机参数。

1.酸碱度(pH)可以反映体内酸碱平衡的综合情况。①正常值,动脉血中的
pH 为 $7.35 \sim 7.45$,平均 7.40,静脉血比动脉血 pH 低 0.03。②临床意义,pH<7.35

为失代偿性酸中毒,pH>7.45为失代偿性碱中毒,若pH正常并不代表无酸碱平衡失调。

2.动脉血二氧化碳分压($PaCO_2$)是指物理溶解在动脉血中二氧化碳所产生的张力。①正常值,35~45mmHg,平均40mmHg。②临床意义,$PaCO_2$增高提示呼吸性酸中毒或代谢性碱中毒时呼吸代偿;降低提示呼吸性碱中毒或代谢性酸中毒时呼吸代偿。

3.动脉血氧分压(PaO_2)是指动脉血血浆中物理溶解氧的张力。①正常值,80~100mmHg。②临床意义,PaO_2是反映机体氧合状态的重要指标,可衡量有无缺氧及缺氧程度,诊断呼吸衰竭,同时又是诊断酸碱失衡的间接指标。

第十三章　急危重症护理管理

第一节　急诊科的护理管理

急诊科是急诊医疗服务体系(EMSS)的重要组成部分,急诊医疗护理水平直接关系到急危重症患者的安危,是医院综合能力的反映。急诊护理在急诊医学中起着重要和不可替代的作用,是急诊救治水平的决定性因素之一。完善急诊科(室)护理管理水平,加强和建立、健全各项规章制度,重视专业人才培养,实现护理人员合理配置,对急诊医疗服务体系的建设具有重要意义。

一、院前急救中的护理配合和管理

(一)院前急救医疗体系

院前急救是急诊医学的最初和最重要的一环,是后面一切工作的前提。其目的在于在急危重症发病初期给予及时有效的现场抢救,维持患者生命,阻止或减轻患者继续遭受疾病或伤害,减低其痛苦,并快速安全地护送到医院做进一步的救治,为院内急救赢得时间、创造条件,降低急危重症患者的病死率和致残率。

(二)院前急救工作的特点

1.急。从接到呼救至到达救治现场,急救人员始终处于高度紧张状态,要求立即出车、立即抢救、立即运送。

2.差。指环境条件差,不论任何天气和地理环境,必须随叫随到,现场环境不可预测,人员混杂等,这些均对救治工作有很大的影响。

3.快。急诊救治患者病种多,变化快,要求急救医护人员技术全面,掌握各科常见急危重症的救治,对病情快速判断、快速处理、救治到位。

(三)院前急救的出诊程序

①接到求救电话要立即记录患者的姓名、性别、年龄、住址、接车地点、联络电话,3min 内急救车要开出医院。②要求医护人员反应迅速、救治到位,到达现场后,医护人员紧密配合,迅速对患者进行初步诊断和处理,一旦病情允许,马上将患者送往就近医院。执行抢救时,护士必须服从命令,不得擅自离岗。

(四)院前急救对护士的基本要求

①每班护士必须备好急救物品,随时处于待命状态,接到呼救指令后,迅速随车出诊。②护士要有全面的护理知识与病情观察能力,掌握各种危重病急救的基本理论和操作技术,能胜任各种患者的护理急救。③进行现场急救要果断、迅速,必须熟练掌握各种护理技术操作,掌握救护车内所有急救设备的安全使用技术,能熟练配合完成现场急救工作。④掌握常用急救药物的药理作用、常用剂量和观察要点;现场救治依据医生口头医嘱时,护士要复述一遍,无误后方可执行,同时做好抢救记录;必须保存用药后空瓶、空安瓿。⑤器械和各类无菌用品、药品用后及时补充和检查维修,并记录;各班交接和检查各种急救设备,确保完好、齐全。⑥从事院前急救工作的护士,应是护理专科学校毕业 2 年以上的学生,经专科和急救技术培训学习后,方能参加院前急救护理工作。

(五)院前急救设备的准备

①院前急救药品要分类,定数量,定位放置,定人管理,定期检查,使用后及时补充。②院前急救设备及物品安置于急救车内,处于良好备用状态,可供随时使用。③急救设备及物品按轻、重合理搭配,救护人员分工负责携带,参与救治。

(六)院前救护护理措施

①初步判断生命体征后,协助医生对患者进行急救处理。紧急措施包括电除颤、气管插管、包扎止血、骨折固定、胸腔减压等;基本措施包括保持呼吸道通畅、吸氧、建立静脉通道、观察和维护生命体征的平稳等;协助医生进行必要的器械检查,如心电图机、心电监护仪、快速血糖测定仪等。②动态观察病情变化,随时测量并记录患者的生命体征。③心理支持,安抚、鼓励患者,减轻恐惧、紧张情绪,必要时遵医嘱给予镇静剂。④协调与患者家属的关系,使抢

救工作顺利进行。⑤根据病情帮助患者采取合适、安全的体位,减轻患者痛苦。⑥一旦病情允许,应迅速将患者转送医院进行继续治疗,转送前做好病情评估及解释工作,取得患者及家属的理解与合作。

二、院内急救的护理配合和管理

医院急诊是急诊医学中最关键的环节,其意义在于对生命体征不稳定的患者立即进行复苏抢救;快速准确地判断病情,确定进一步的治疗措施;进行必要的救命性手术和其他治疗手段,稳定病情。急诊就诊患者疾病谱广、病情轻重悬殊,其中突然发病、病情突然变化或意外伤害者居多。发病时间短,病情进展快,患者及家庭成员情绪紧张、心理脆弱。同时,急诊患者流量变化大,工作量难以预测,急诊护士长期处于繁忙的工作环境,劳动强度大,精神高度紧张,加强护理管理具有重要意义。

(一)医院急诊科的设置与布局

急诊科是医院24h对外开放的窗口,应相对独立,方便急诊患者就诊、抢救和病情观察。空间安排应便于急危重症患者的接送以及担架、车、床的出入。

1.分诊台。应设在急诊科门厅入口明显位置,固定由经验丰富的护士接待,分诊台设有对讲机、信号灯、呼叫器,分诊护士能够直接呼叫在医院任何位置的值班医护人员。分诊护士根据病情轻、重、缓、急明确分诊和安排就诊。

2.抢救室。空间宽敞,方便出入,照明充足。配备各种抢救仪器和药品并合理摆放。备有各种疾病常规抢救流程及示意图。

3.诊室。应设各专科诊室,方便患者就诊。外科诊室应与急诊手术室、清创室、石膏间相连。

4.急诊监护室。由专职医护人员对暂时不能住院的危重患者进行监护,发现异常及时分析、及时组织和实施抢救。

5.急诊观察室。设置在相对安静的区域,并安装有呼叫系统。

6.急诊手术室。必须符合无菌要求,要能够适应紧急抢救手术的实施。

7.治疗室。应定位安装紫外线消毒灯。严格遵守无菌技术要求,药品、物品、器械分类放置。

8.输液室。配备床、椅、吸氧设备、呼叫器、紫外线消毒灯等供临时输液或观察患者使用。

9.辅助部门。如急诊药房、检验、放射、收费等相关科室,应与急诊科靠近或相连。

（二）急诊室护理配合

1.对急诊就诊患者。做好分诊工作,并根据病情尽快安排到相应诊室进行诊断处理。危重患者的存活常依赖于提供紧急救助的护士的决策,急诊护士要对来诊患者的病情做最初判断。急诊分诊需要判断的是所处环境、病症急缓程度和持续时间、患者耐受力等。上述信息需要护士短时间内收集,为极危重患者抢救创造条件,赢得时间。对病情复杂的和由救护车转入医院的患者立即应诊,按首诊负责制处理,准备好随时抢救患者。一般急诊,通知专科医生诊治。推行分区、分诊急救护理模式,在患者就诊的最初几分钟内,迅速评估、判断,将危急、紧急、次紧急和非急症患者分流到相应的检诊区域进行救治,使抢救更加高效和有针对性,提高成功率。密切配合医生,协调好与相关科室的关系。

2.对急危重症患者。应立即通知医生进行紧急处理,然后办理就诊手续。在医生来到之前护士根据病情予以急救处理,如电除颤、胸外心脏按压、人工呼吸、止血、吸痰、吸氧、建立静脉通道等。护士随时观察病情变化和监测生命体征。

3.对急诊留观患者。给予对症护理和观察,发现病情变化及时采取救治措施。对危重症患者,给予心电图、血压、呼吸、血氧饱和度监护,做好抢救准备。危重患者需做特殊检查,应由护士陪送,按病情需要留取血、尿、便、呕吐物检查标本。

4.需多专科合作抢救患者、成批患者或重大灾害事故。遇有需要多专科合作抢救的患者、成批伤患者或重大灾害性事故发生时,要迅速联络、启动应急救护体系,通知护理部、门诊部和医院行政值班人员,作为护士核心承担现场救护或院内集中抢救工作。

5.熟练进行护理技术操作。严格执行医嘱。

6.确保抢救仪器性能完好。始终处于备用状态,固定放置,不得随意搬动转借。抢救药品齐全,严格交接班。

7.完成各种抢救记录。保障其完整、真实。抢救的患者均应建立详细的病历和抢救记录,填写要认真细致。

8.与患者及其家属沟通。进行安抚和指导,做好健康教育。

9.采取积极有效措施。防止医疗纠纷和医疗差错事故的发生。

10.做好急诊室各种统计工作。

11.涉及法律问题者。因交通事故、吸毒、自杀、凶杀等涉及法律问题者,应立即通知相关部门,并存留相关证据。

12.经抢救病情平稳。要及时按医嘱将患者转入住院部,事先要通知病房护士,交代需要提前准备的器械、物品。医护人员需陪送患者,并将病情及处理、抢救经过向病房医护人员进行交接。如需继续抢救或进行手术者,应通知病房或手术室做准备。不能搬动而急需手术者,安排在急诊手术室进行,做好相应术前准备。

13.严格执行交接班及查对制度。避免将未处理完的工作交由他人处理,特殊情况需离开时,必须床边交接清楚。

14.维护良好的患者就诊环境。使工作秩序化、规范化。严格执行无菌操作技术,防止交叉感染。

(三)加强监护治疗

大部分患者经过医院急诊处理,可脱离生命危险,但有部分危重患者仍未能脱离危险,需进入危重病加强治疗阶段。加强监护治疗是急诊医学的重要组成部分,也是急诊医学发展水平的体现,如果没有它作为后盾,就无法体现急诊医学的整体水平。急诊科应建立重症监护室,提高抢救成功率,降低病死率。

三、急诊护理人员编制标准及要求

(一)急诊护士编制标准

急诊室护理人员的数量依所在医院急救单位规模、承担的急救工作而定。一般急诊科设副主任护师1名,主管护师1~2名,指导和监督日常护理工作。每5名护士中设护师1名,担任急诊各班的组长工作,护士相对固定。培养专业护士。

(二)急诊护理人员专业素质要求

1.受过正规护理专业教育。从事急诊工作的护士必须接受过正规护理专业教育,护士学校毕业后经过院内主要科室轮转学习,具备各专科危重病的理论知识和较强的护理观察能力,接受过重症监护培训,方可独立承担急诊护理工作。

2.有责任心和同情心。急诊室护士必须有高度的责任心和对患者的同情心,业务技术熟练,服务态度优良,做到工作主动、操作敏捷、反应迅速,具备应急、应变能力。密切配合医生,服从统一调动指挥,以尽快挽救患者生命为最高原则。

3.有优秀的心理素质。急诊科护士要具有优秀的心理素质、较强的自控能力,语言精练、贴切,举止沉着、稳重,使患者产生安全感、信赖感。急诊患者大多情绪反应强烈,有时可出现丧失理智的行为,护士不能因患者的情绪反复无常而丧失耐心和信心。

4.熟练掌握急救技能和护理技术操作。熟练掌握以下各项基本的生命急救技能和基本护理技术操作。①电除颤、胸外心脏按压、人工呼吸等心肺复苏技术,简易呼吸囊、呼吸机、氧气吸入等应用方法,冰毯、冰帽等亚低温脑保护的技术。②生命体征(体温、呼吸、血压、脉搏、瞳孔、意识)的监测、分析和判断,瞳孔、意识观察,心电图机、心电监护仪等的使用、分析和判断。③动、静脉采血,头皮针、留置静脉穿刺等技术,留取各种生化检测、血气分析标本。④输液、输血技术和各种微量泵、输液泵的使用。⑤各种导管插管技术,如胃管、尿管、肛管等;洗胃、灌肠、吸痰等技术。⑥掌握急诊常用化验正常值及临床意义。⑦观察、分析、判断水、电解质、酸碱平衡紊乱的能力。⑧熟知常用急诊药品的名称、剂量、药理作用、配伍禁忌、禁忌证、配制方法及用药注意事项等。⑨腹膜透析、血液透析的护理配合方法。

(三)急诊科护理人员应掌握的各项抢救操作流程

①心、肺、脑复苏的抢救流程;②急性心力衰竭、呼吸衰竭的抢救流程;③急性肝、肾衰竭的抢救流程;④昏迷、惊厥、抽搐抢救流程;⑤甲状腺危象、高血压危象的抢救流程;⑥急性心肌梗死的抢救流程;⑦各种休克的抢救流程;⑧急性消化道出血、大咯血及脑出血的抢救流程;⑨中暑、电击、溺水、工伤意外的抢救流程;⑩各种急性中毒的抢救流程。

(四)急诊科护士长的职责

①在科主任、护理部主任领导下进行工作;②协助科主任制订提高医疗、护理质量的有效措施,布置抢救任务,强化全体护理人员急救意识,提高整体

抢救水平；③督促全科护理人员认真执行急诊科各种规章制度和技术操作规程，定期进行考核；④加强急诊室护理管理，严格执行消毒、隔离制度，防止交叉感染；⑤负责制订全科护理工作计划，定期进行护理质量检查，及时解决临床护理工作疑难问题，总结护理工作经验，组织指导全科护理教学和科研工作；⑥针对护士的工作能力、专长以及相互间的配合进行科学排班，合理使用和调配人力资源；⑦组织创建良好的工作环境、融洽的工作氛围、公平的奖惩制度、适宜的工作负荷，注重急诊护士职业角色的实现，避免因角色责任范围不清带来的隐患。

四、急诊科的主要工作制度

(一)急诊科分诊工作制度

①分诊工作应由有一定工作经验的急诊科护士承担，应相对固定；②热情接待每一例患者，根据患者的主诉协助做必要的检查(测量体温、脉搏、呼吸、血压)；③对急诊患者进行分诊登记，根据患者不同病情进行分科，安排就诊；④负责呼叫各相关专业会诊；⑤遇有突发事件，应立即通知门诊部(夜间通知行政值班)，遇有传染病患者应在通知医院有关部门及相关领导的同时立即通知疾病控制中心；⑥分清就诊患者轻、重、缓、急程度，对急重症患者应先指导进入抢救室，并通知有关医生、护士抢救；对交通伤、事故伤等涉及法律纠纷的情况，应及时通知公安、保卫部门和交通部门参与处理；⑦维持就诊环境，指导患者接受检查和指示诊室路线，耐心回答患者问题。

(二)急诊抢救室工作制度

①抢救室是危重患者急救的场所，设备要齐全，制度要严格，要做到能随时投入抢救工作；②所有急救用品实行"四固定"制度：定数量、定地点、定人管理、定期检查，确保各类仪器性能良好，随时备用；抢救物品一律不得外借，值班护士各班交接，并有记录；③参加抢救的医护人员要严肃认真，工作紧张而有秩序，动作迅速认真；抢救过程中由主要医生和护士长组织抢救，遇有重大抢救时要有科主任、院有关领导组织共同抢救，各级人员应听从指挥，明确分工，密切协作；④参加抢救人员必须穿工作服，戴口罩和工作帽，非参加抢救人员未经允许，不得进入抢救室；⑤抢救工作中遇有诊断、治疗、技术操作等困难时，应及时请示上级，迅速予以解决；一切抢救工作要做好记录，要求准确、清

晰、扼要、完整,必须注明执行时间并签名;⑥医护要密切配合,口头医嘱要求准确、清楚,尤其是药物的使用,如药名、剂量、给药途径与时间,护士要复述一遍,避免有误,并及时记录于病历上,补开处方;⑦抢救中急救药物的空安瓿、输液空瓶、输血空瓶等要集中存放,以便统计与核对,避免医疗差错;⑧患者经抢救后,如病情稳定,应由护士护送到病房或手术室继续治疗,因病情而不允许搬动者,应留在急诊监护室或急症病室继续观察与治疗,专人看护或经常巡视;⑨对已住院的急症患者要定期进行追踪随访,不断总结经验;⑩抢救室用品使用后,要及时归还原处,清理补充,并保持整齐清洁。

(三)急诊留院观察制度

①急诊科主要留院观察病情较重、需要短期进行观察治疗、准备住院而等待床位的患者,观察时间一般不超过24h;②所有观察床位应有明确的床号标志,便于护士巡回观察,避免发生差错;③值班医生应及时向危重患者家属交代病情,取得家属理解和合作,必要时请家属签字;④值班护士负责保障患者接受有效、安全的治疗,如输液、注射等治疗和巡回观察;积极倾听患者主诉和对其他治疗的反馈,以便及时发现问题及时处理;值班护士负责观察患者生命体征,及时测量记录,发现异常,尽快与医生联系;⑤值班护士负责陪送急诊患者入院,并向病房护士交代患者的病情、治疗护理情况;⑥每班做到床头交接班,应巡视所有患者,并有交班记录。

(四)出诊抢救制度

①承担120院外急救任务的急诊室,实行24h昼夜值班制度;②配备良好的通信设施,接到呼救电话,应立即派出急救车奔赴急救现场;③急救车内应配备急救箱、必要的抢救仪器和监护设备,医护人员随车出诊;④根据病情就地抢救并及时联系医院准备好抢救及急症手术。

(五)急诊交接班制度

①急诊交接班必须严肃认真,提前15min到岗;②清点物品、器械、药品;③危重患者要执行床头交接班,医护人员要交接病情及治疗情况,同时还要交接特殊护理,如压疮护理、口腔护理、皮肤护理、各种导管通畅情况等,并详细查看交接记录;④本班工作要在下班前处理完毕,如有特殊情况,必须向下班医护人员交代清楚。

第二节　重症监护病房的护理管理

一、重症监护病房与危重病护理

(一)重症监护病房的概念和历史

重症监护病房(ICU)是集现代化医疗、护理技术为一体的医疗组织管理形式,其主要功能是对各种原因导致的一个或多个器官与系统的功能障碍,危及生命或具有潜在高危因素的患者,提供连续、系统、高质量的医学监护和规范、高质量的生命支持及救护,防止多器官功能障碍综合征(MODS)的发生,改善生存质量。

1949～1952年,北欧脊髓灰质炎严重蔓延,出现了大量的呼吸衰竭患者,通过集中起来加强监护、机械通气和护理,病死率显著下降,ICU的雏形由此产生。此后欧美一些国家的大的医疗中心相继建立了ICU,1970年美国危重病医学会成立。我国20世纪70年代开始建立专科ICU,1997年成立了中国危重病医学专业委员会,危重病医学在我国得到迅速发展。

(二)ICU与危重病护理

危重病护理是随着危重病医学的发展而逐步完善起来的,是研究危重患者对危及生命问题的各种反应,并运用现代监测、护理手段进行医疗辅助和护理,解决危重患者护理问题的临床学科。ICU是危重患者集中的场所,其中病种复杂、危象丛生,对护理工作有极高的要求。为完成ICU中危重患者的抢救、监护,护理人员必须熟练掌握各种监护设备的使用方法,准确评估、处理病情变化,以挽救患者生命。在中国,2004年中华护理学会重症监护委员会正式成立,标志着危重病护理的发展进入一个新阶段。

二、ICU的建制与管理

ICU集中了最危重的患者,以"黄金时刻"作为准则提供生命支持,抢救和防治器官衰竭。ICU规范的组织和管理是提高救治成功率的重要保证。

(一)ICU的规模

ICU的病床数量根据医院等级和实际收治患者的需要,一般以医院病床总数的2%～8%为宜,可根据实际需要适当增加。从医疗运作角度考虑,每个

ICU 管理单元以 8 ~ 12 张床位、使用率 65% ~ 75% 为宜,超过 80% 表示 ICU 床位数不能满足临床需要,应扩大规模。用 Bridgeman 公式可简便地估计某个医院所需的 ICU 床位数。ICU 床位数=(ICU 每年收治的患者数×ICU 内患者平均住院天数)/(365×预计床位占有率)。

(二)ICU 病房标准

①ICU 应设置于方便患者转运、检查和治疗的区域,并考虑以下因素:接近主要服务对象病区,如急诊室、手术室和病房,靠近影像科、化验室和血库等。②ICU 中开放式病床每床的占地面积为 15 ~ 18m²;每个 ICU 至少设 1 个单间病房、1 ~ 2 间负压隔离病房,面积为 18 ~ 25m²;在人力资源充足的条件下,多设单间或分隔式病房。③ICU 的基本辅助用房包括医生办公室、主任办公室、工作人员休息室、中央工作站、治疗室、配药室、仪器室、更衣室、清洁室、污废物处理室、值班室、盥洗室等,有条件的 ICU 可配置其他辅助用房,包括示教室、家属接待室、实验室、营养准备室等;辅助用房面积与病房面积之比应达到 1.5∶1 以上。④ICU 的整体布局应该使放置病床的医疗区域、医疗辅助用房区域、污物处理区域和医务人员生活辅助用房区域等有相对的独立性,有利于控制感染和减少彼此之间的干扰。⑤ICU 应具备良好的通风、采光条件,有条件者最好装配气流方向从上到下的空气净化系统,能独立控制室内的温度和湿度;医疗区域内的温度应维持在(24±1.5)℃;每个单间的空气调节系统应该独立控制;安装足够的感应式洗手设施和手部消毒装置,单间每床 1 套,开放式病床至少每 2 床 1 套。⑥ICU 要有合理的包括人员流动和物流在内的医疗流向,最好通过不同的进出通道实现,以最大限度地减少各种干扰和交叉感染。⑦ICU 的建筑装饰必须遵循不产尘、不积尘、耐腐蚀、防潮、防霉、防静电、容易清洁和符合防火要求的原则。⑧ICU 的设计要求应该满足提供医护人员便利的观察条件和在必要时尽快接触患者的通道。⑨除了患者的呼叫信号、监护仪器的报警声外,电话铃声、打印机等仪器发出的声音等均属于 ICU 的噪声,应减少到最低水平;地面覆盖物、墙壁和天花板尽量采用高吸音的材料。⑩ICU 应建立完善的通信系统、广播系统、网络与临床信息管理系统。

(三)ICU 必配设备

①每床配备完善的功能设备带或功能架,提供电、氧气、压缩空气和负压吸引等功能支持;每张监护病床装配电源插座 12 个以上,氧气接口 2 个以上,

压缩空气接口2个和负压吸引接口2个以上;医疗用电和生活照明用电线路分开;每个ICU床位的电源应该是独立的反馈电路供应,有漏电保护装置,每个电路插座都在主面板上有独立的电路短路器;备用不间断电力系统。②配备适合ICU使用的病床,配备防压疮床垫。③每床配备床旁监护系统,进行心电、血压、脉搏血氧饱和度、有创压力等基本生命体征监护;为便于安全转运患者,每个ICU单元至少配备便携式监护仪1台。④三级医院的ICU应该每床配备1台呼吸机,二级医院的ICU可根据实际需要配备适当数量的呼吸机;每床配备简易呼吸器(复苏呼吸气囊);为便于安全转运患者,每个ICU单元至少应有便携式呼吸机1台。⑤输液泵和微量注射泵每床均应配备,微量注射泵每床2套以上;另配备一定数量的肠内营养输注泵。⑥其他设备包括心电图机、血气分析仪、除颤器、血液净化仪、连续性血流动力学与氧代谢监测设备、心肺复苏抢救装备车(车上备有喉镜、气管导管、各种接头、急救药品以及其他抢救用具等)、体外临时起搏器、纤维支气管镜、电子升降温设备等。⑦医院或ICU必须有足够的设备,随时为ICU提供床旁B超、X线摄片、生化和细菌学等检查。

三、ICU 的护理管理

护理管理的核心任务是护理质量管理和护理安全管理。护理质量是全部护理工作效果的集中体现,是衡量护理工作水平的直接尺度。护理质量管理是指全体护理专业人员为了达到护理质量目标,运用现代科学管理技术,对管理的各个因素,加以计划、组织、指挥、控制、协调的综合性活动,以提高整体护理服务质量及水平,取得较理想的成效,表现为感染率下降、住院时间缩短、病死率降低等。ICU护理管理的范畴包括护理人员的管理、仪器设备的管理、药品的管理、ICU的环境管理、护理安全的管理、护理质量监控(制订规章制度、岗位职责、护理技术常规和流程、消毒管理制度与感染监测制度等)。

(一)ICU 质量管理的基本原则

以患者为中心,体现"以人为本"的基本思想。质量第一、预防为主、以数据为依据以及标准化和全面质量管理的原则。

(二)ICU 质量管理的基本方法

"五常法"是ICU质量管理的基本方法,起源于日本,是现代管理的基础。

主要用于改善工作环境、提高工作效率、改善品质、确保安全、提升形象。ICU质量管理"五常法"包括：常组织(将物品分类,判断物品的使用频率);常整顿(将物品定位放置,要求30s内能取出或放回);常规范(包括规范工作制度、技术操作、医疗文书书写、服务态度,完善制度、预防差错事故);常清洁(保持环境、物品清洁);常自律(加强个人修养,履行工作职责)。实施"五常法"管理ICU日常护理工作,可提高护士的团队协作精神和工作效率,营造安全、高效的ICU环境,保证抢救工作顺利实施。

(三)ICU护理人员配备

ICU集中了各类急危重症患者,除了配置各种先进精密的监护、治疗设备,还必须配备足够数量、受过专门训练、掌握重症医学基础知识和抢救技术、具备独立工作能力的高素质及有经验的护士。ICU专科护士的固定编制人数与床位数之比为(2.5~3)∶1。同时,应配备一定数量的卫生和外勤人员、相关检验人员,以免ICU护理人员因承担非护理性工作而影响工作质量。在配置护理人员时,要评估护理工作量,并注意护理人员结构的搭配。

1.病情危重程度与护理工作量评估。根据每例患者每周所需护理量确定,具体计算方法是:以每例患者每周所需护理的工作时间和病房每周所需总护理小时数,除以1名护士每周可能的工作时间数(按40h计算)得出所需护士人数(表13-1)。当危重患者较多时,还应适当增加护士人数。该法国内采用较多。

表13-1　病情危重程度与护理工作量

病情危重程度	患者情况	每日护理工作量(h)
病危	有生命危险,常有一个或多个脏器衰竭	≥16
病重	严重创伤、大手术后或有脏器功能障碍,若不能有效控制病情则可能发展成病危	8~16
一般	病情基本稳定,无明显危险因素	4~8
自理	生活能自理,无生命危险	≤4

2.ICU护理工作负荷评估方法。人力配备的基本原则是根据工作负荷大小来确定人员,因此首先应对工作负荷进行评估。目前,护理工作负荷的评估方法主要采用1974年由Cullen提出的治疗干预评分系统(TISS)。使用TISS可以量化护理人员的工作负荷,科学地计算ICU的人力配备。根据每项操作的

复杂性和劳动负荷强度,TISS的76项操作可以分别记录为1~4分,实施4分操作的患者都是最危重的患者。TISS的具体评分方法见表13-2。TISS值越高,表明患者病情越严重。经过严格测算,一名训练有素的护理人员在一个班次(8h)内满负荷的工作量为40~50分,即1例危重患者在24h内需要3名这样的护士,如果将轮休、病休考虑在内,则护理人员与患者的比例应为4:1。应该注意的是,TISS评分中,并不考虑大、小便等生活护理及病房清洁、物品消毒、送检标本等工作,因为在欧美国家,这些工作并不由护理人员来完成,而我国的护理人员经常承担这些工作。

表13-2　治疗干预评分系统

评分	治疗或护理操作项目
4分	发生在24h内的心搏骤停和(或)难治性休克;伴有或不伴有PEEP的控制通气;间歇或连续使用肌肉松弛剂(肌松剂)的控制通气;食管静脉曲张气囊压迫;连续动脉输液;肺动脉导管;心房和(或)心室起搏;病情不稳定患者的血液透析;腹膜透析;人工低温;加压输血;抗休克裤;颅内压监测;输注血小板;主动脉内球囊反搏;24h内的急诊手术;急性胃出血灌洗;急性内镜或支气管镜;输入血管活性药物(多于1种)
3分	静脉高营养(包括对肾、心、肝功能不全患者输注的液体);随时准备安装起搏器;胸腔引流管;间歇指令通气或辅助通气;连续气道正压(CPAP);中心静脉导管内高浓度钾输入;气管插管;气管内吸引;复杂的代谢平衡紊乱;多次血气、凝血监测(>4次/班);频繁输血制品(>5U/24h);临时静脉内加药;输入血管活性药(1种药);连续抗心律失常输液;心律失常转复(非除颤);降温毯;动脉通路;48h内的急性洋地黄化;测量心排血量;针对液体超负荷或脑水肿的积极利尿;纠正代谢性碱中毒;纠正代谢性酸中毒;紧急胸、腹或心包穿刺术;积极抗凝治疗;容量超负荷的静脉切开放血;静脉内给予2种以上抗生素;卒中或代谢性脑病发作48h内的治疗;复杂的骨科牵引
2分	中心静脉压;2条外周静脉通道;病情稳定患者的血液透析;48h内的气管切开;带有气管插管的自主呼吸;胃肠道出血;脱水补液;胃肠道外化疗;每小时记录神经体征;多处换药;静脉输加压素
1分	心电监测;每小时记录生命体征;1条静脉通道;慢性抗凝;记录24h标准出入量;急诊送检血液化验;按预定方案的间断静脉加药;常规换敷料;标准的骨科牵引;气管切开护理;压疮护理;导尿管留置;鼻导管或面罩给氧;静脉应用抗生素(1~2种);胸部理疗;广泛冲洗、包扎或清创的伤口;瘘管或结肠造口;胃肠减压;外周静脉高营养

(四)ICU护士素质要求和培训

1.护士素质。护士素质是影响ICU护理质量的关键因素。护士具备良好的素质和娴熟的护理操作技能才能保证ICU护理的准确性、规范性、预见性,杜绝护理差错,消除潜在负性因素的影响。ICU护士除了具备护士的基本素质以外,还应具备以下特殊素质。①有效地获取知识的能力。ICU护士应不断学习、更新医学和护理学专业知识。②敏锐精细的观察力。这是 ICU 护士的基本能力。获得珍贵诊断依据、赢得抢救机会,需要 ICU 护士具有敏锐的观察力,运用自身积累的经验和监护仪器设备有目的、有计划地对病情尤其是转瞬即逝的变化进行周密监视,并及时反馈;运用自身的视、触、听、嗅等感官,观察患者细微的躯体功能及心理变化。优秀的观察力基于知识、经验和责任心。③突出的应变能力。护理危重患者分分秒秒都决定着患者的生命,一点疏忽都可能造成巨大损失。要求 ICU 护士对突然发生的危急情况能采取果断、正确的急救护理措施,赢得抢救和治疗时机。应变能力是胜任 ICU 工作的特殊能力,受护士自身经验、学识、技能水平、性格等因素制约,提高总体素质是提高应变能力的根本环节。④精诚合作的团队精神。危重患者的救护过程是一个团队协作的过程,ICU 护士必须具备良好的团队协作精神,以保证各环节救护工作的衔接和开展。⑤非语言交流能力。ICU 患者常因病情严重、机体极度衰弱或使用呼吸机治疗等情况而暂时失去语言能力,ICU 护士应善于从患者的面部表情、体态、眼神、手势等"不说话的语言"中理解其情感活动与需要,以便及时实施各项正确护理,减轻患者痛苦,帮助其度过生命的危急阶段,增强战胜疾病的信心。⑥情绪的调节与自控能力。ICU 患者常因环境与设备特殊、气氛紧张、医护人员陌生以及接受有痛苦的检查和治疗等原因而产生焦虑,同时,患者常被面临生死攸关的恐惧情绪所困扰,需要护士积极的情感支持。护士积极稳定的情绪可以安抚患者、鼓励患者。但是,由于 ICU 护士通常处于紧张繁忙的工作中,面对压力有时也会出现情绪波动。护士任何负性情绪对患者、家属及同行有直接的感染作用。为了增强患者的信心,创造愉快的工作环境,提高工作效率,ICU 护士必须对自己的情绪有较强的自我调节和控制的能力。

2. ICU 护士专业素质要求。抢救的"黄金时间窗"要求 ICU 护士工作以分秒计算,提供生命支持。护士必须具备娴熟的专业技术,赢得时间,挽救生命。①熟练掌握急救复苏技术(包括心、肺、脑复苏),配合呼吸支持的能力(气管插管、机械通气等)和电击除颤技术。②具有专科护理知识和技术,包括循环、呼吸、消化、神经、血液、泌尿等专科护理知识和技能。③熟练掌握各种监护技术,包括心电监测及血压、呼吸、体温、血流动力学的监测;有识别心律失常、对各种监测和化验结果作出快速反应并立即给予反馈的能力。④具有娴熟的基本护理技能,包括生理和心理护理、执行各种护理制度、护理文件的书写、标本留取、各种护理穿刺、置管技术。⑤掌握急救药品的作用、不良反应、配制方法等。⑥配合进行全肠道外营养的能力等。

3.ICU专科护士的培养和资质。目前我国ICU专科护士培训尚未普及。专科护士(CNS)是指在某一特定护理专科领域,具有熟练的护理技术和知识,并完成了专科护士所要求的教育课程的学习而被认定合格的护士。2002年,中国第一批具有ICU护士资格证书的护士走上工作岗位,近几年各地相继举办了ICU专科护士培训班,使ICU护理的专业化程度明显提高。2006年《中国重症加强治疗病房(ICU)建设与管理指南》明确要求ICU护士必须经过严格的专业培训,熟练掌握重症护理基本理论和技能,经过专科考核合格后,才能独立上岗。

4.ICU护士管理者培训。管理者的素质在完成整个目标中起着重要的作用,护士长应率先适应ICU管理角色,加强综合知识的学习,既要有较高的思想素质、业务素质、医学基础知识,又必须具备较高的情商,应用科学的管理方法,实现人性化管理,使护理人员的自身价值得到最佳发挥。利用激励机制,发挥护士主观能动性。ICU紧张的工作氛围,不断更新的仪器、技术都给ICU护士带来巨大的压力,护士长要善于给护士减压。

(五)时间管理

ICU的时间管理就是指在同样的时间消耗情况下,为提高时间的利用率而进行的一系列控制和统筹运用工作。充分利用工作量大小的时间差,如碰到患者少或患者病情稳定时,及时组织护理业务查房、业务学习、理论和技术技能考核,从而提高"单位时间"的利用率,解决人少事多的难点及护士继续教育的时间问题。

(六)物品管理

ICU仪器设备繁多,做好物品管理对赢得抢救时间、减少抢救时的忙乱起着重要作用。

1.药品的管理。指定专人负责,设立药品有效期管理本,每月检查1次。抢救车的药品每次用后及时补充,对麻醉、剧毒、贵重药品专柜放置并加锁,定基数,每班点交登记。

2.仪器设备的管理。仪器摆放、布局合理,使用时才能得心应手。常用仪器配备两套,以便仪器检修时,保证抢救工作正常运行。对仪器编排序号,定点放置。制订仪器设备使用操作规程及保养使用档案,每班护士均有专人负责仪器使用情况记录。专人对仪器进行常规保养并检查其性能是否完好。抢救后及时清洁、消毒,处理后放回原处,保证随时可用。对消毒物品由专人负责检查,一次性用品根据需要定基数,每日补充。

(七)环境管理

病房环境包括病房的建筑设计、设施配置、光线、湿度、温度、声音和清洁卫生等自然环境,也包括人际关系,如护患关系、病友关系、患者与亲属的关系等。ICU的环境管理要求病室宽敞明亮、空气流通、光线可调控、有较好的隔音。允许患者使用耳机听收音机,摆放其熟悉的物品或家人的照片。床与床之间有隔帘,避免相互干扰。减少人员的流动,非本科室人员禁止入内或穿行,工作人员讲话要轻声。严格家属探视管理。护士随时床旁看护患者,及时帮助患者解决问题,非语言交流时要耐心辨析口型、手势和字迹,避免导致患者不安或烦躁。

(八)ICU护理安全管理

护理安全是护理质量的前提条件。①ICU护理操作繁多,用药复杂,紧急处理多,护士要加强责任心,严格遵守规章制度和操作规程,牢记"三查七对",及时查找、消灭隐患;管理者要把从不同渠道获得的警示及时传达给护士,讨论分析,引以为戒。②对意识障碍的患者要严防发生坠床、摔伤、烫伤、义齿吞入、拔除管道等意外,必要时加床挡及适当约束,经常检查肢体循环、感觉及运动情况。③床单位的物品应简单、清洁、整齐;一切危险物品如利器、电源插板、热水瓶、冰袋、加热器等应远离患者。④患者的呼叫器状态良好,并放置在最容易取到的位置。⑤危重患者因疼痛、焦虑、疾病的折磨,易产生恐惧、悲观心理,护士应关怀、尊重患者,掌握其心理变化,防止发生自伤、自杀、坠楼等意外。⑥规范护理文件书写,记录要客观、及时、真实,字迹工整,记录详细、无遗漏、不带主观性;护士长每日检查记录情况,发现问题及时纠正。⑦建立ICU应急流程,如危重患者抢救流程、火灾应对流程、突然停水停电的应急流程、患者坠床或摔伤时应急流程、呼吸机报警处理流程等,护士应熟练掌握并严格执行。

（九）护理质量监控

有效的监控是提高护理质量的重要保证。

1.建立规章制度及护理常规。建立、健全各种医疗护理规章制度及各类人员的工作职责和诊疗护理常规，主要包括以下内容：医疗质量控制制度；临床诊疗及医疗护理操作常规；患者转入、转出 ICU 制度；抗生素使用制度；血液与血液制品使用制度；抢救设备操作、管理制度；特殊药品管理制度；院内感染控制制度；不良医疗事件防范与报告制度；疑难重症患者会诊制度；医患沟通制度；突发事件的应急预案制度；ICU 物资管理制度；消毒隔离制度；抢救制度；交接班制度；查对制度；ICU 岗位人才培养制度等。

2.建立护理质量保障体系。①制订护理工作流程，使 ICU 一线护士在施行护理工作时有依据。②建立临床督导小组，委派资深的 ICU 护士组成临床督导小组，其作用是指导及协助 ICU 护士处理日常的护理事务，确保患者能得到最安全及有效的护理，临床督导小组定时做出检查报告。③制定护理质控标准，设立护理质控小组，ICU 护士可以根据质控标准施行护理，质控小组定期督查。④建立 PDCA（plan-do-check-act）质量监控循环，即准确收集资料，找出影响护理工作质量的主要因素和薄弱环节，制订计划和措施，执行计划和措施，检查效果，并将其纳入修订计划和制度中，按上述程序运作，从而提高 ICU 护理质量。

四、ICU 的医院感染管理

ICU 是医院感染易感人群和危险因素集中的场所，感染发生的概率高，一般在 40% ~ 80%，与疾病种类、住院日长短有关。外科监护病房高于内科监护病房，综合监护病房高于专科监护病房。ICU 内感染常见的部位有呼吸道、泌尿道、血管内、血液内、创口及创内引流、腹腔内、胸腔内及其他部位（眼、耳、口腔、皮肤、会阴部）等。必须严格管理才能有效预防和控制感染。

1.ICU 感染的原因。易感人群密集，医疗仪器消毒与灭菌不彻底，介入性检查与治疗多，内环境的污染与无菌技术操作不严，抗生素应用不合理及免疫抑制剂的应用，完全胃肠外营养引起肝功能下降及肠道内菌群失调。

2.ICU 内感染途径。空气传播，接触传播（由污染的敷料、器械、食品及药剂等直接传播，由医护人员手、鼻等处的细菌间接传播），自身感染。

3.ICU 感染的预防。护士对 ICU 内感染应严格加以控制，及时观察病情，定期、有重点地进行感染监测,更重要的是积极加以预防,保持环境、室内空气清洁,严格执行各项无菌操作及严密消毒隔离管理。

(1)布局合理:设有隔离病房,合理安排床位安置感染患者与非感染患者,从而控制交叉感染的发生。监护区病床距离应在2m以上,每日进行空气消毒,消毒方法见《医院消毒技术规范》。有条件的医院应配备空气净化装置。ICU的出入口必须设强制卫生通过室。ICU旁设置专用污物间,为通过式房屋,一端以门与重症监护室分隔,另一端要直接对污染通道。

(2)室内空气的净化、消毒及效果监测:减少出入人员数量、定时自然通风以达到空气净化的目的;采用紫外线辐照、药物熏蒸或喷雾进行室内空气消毒。通过各项消毒措施的实施最终使室内空气细菌总数≤200CFU/m²,物体表面≤5CFU/cm²。

(3)ICU的人员管理:进入ICU的所有人员均应穿着专用工作服和鞋,外出时更换外出衣;进行各项操作时戴帽子和口罩,做呼吸道护理、伤口换药、会阴清洁、灌肠等操作时戴手套。严格控制入室人员;每季度对ICU工作人员的手、鼻、咽进行细菌检测,手细菌监测应<5CFU/cm²,不得检出致病微生物。当患有感冒、肠炎、皮肤炎症等感染性疾病时,暂时不宜上班;工作人员应加强手的清洁与消毒,流水洗手是预防交叉感染的重要措施。必须洗手的情况有:进行侵入性操作前后;护理患者前后;参加手术操作、处理伤口或侵入性器械有关的操作前后;参加诊疗或护理中手极可能被细菌污染时;曾接触过带有流行性菌类的器皿后;处理感染患者或具有特别重要的流行病学意义的多重耐药菌株定植患者后。

(4)环境和物品:ICU的一切物品应专用,尽可能使用一次性物品,避免交叉使用血压计、听诊器、床头物品等。地面消毒液湿式清扫(湿拖),每日2次,门、床头柜、患者用物、床架、椅子、治疗车、监护仪器消毒液擦拭,每日2次,定期对治疗室台面、门把手、医疗设备与器具等物体表面进行细菌学检测;使用后的一次性物品分类后放于污物间,集中处理;注意患者各种留置管路的观察、局部护理与消毒,最好使用一次性呼吸管路,呼吸螺纹管、湿化器、接头等可拆卸部分应每3~7d更换消毒1次,氧气湿化瓶及管道、雾化吸入器等每使用1次均要浸泡消毒,再用蒸馏水冲洗,晾干备用;床单位终末消毒采用臭氧封闭或紫外线消毒,最好送消毒房消毒;加强医院感染监测;正确合理应用抗生素,防止患者发生肠道内菌群失调,加强细菌耐药性的监测;严格探视制度,限制探视人数,探视者应更衣、换鞋、戴帽子、戴口罩,与患者接触前要洗手;对特殊感染或高度耐药菌感染的患者,严格消毒其用具和环境并隔离。

五、ICU 监护治疗造成的医源性损伤的预防

1.监护治疗引起的身心损害。①粘贴电极部位皮肤过敏,轻者皮肤瘙痒、发红,重者形成小水疱,皮肤接触电极时间越长,过敏者越多。②ICU 内放满了各种仪器设备,如除颤器、吸引器、呼吸机、监护仪等,使患者产生压迫感。③环境噪声刺激,影响患者的睡眠和休息,使心率加快、血压升高,压力感和焦虑、疼痛感加剧、烦躁不安。④感觉超负荷和感觉剥夺,导致病情加重,ICU 内仪器设备的报警声,各种显示器上闪亮的指示灯,运行中的心电、呼吸及压力曲线波形,医护人员忙碌的身影,均给患者异常的刺激;持续机械通气、监护,严格的探视制度,致使患者与外界隔离,使其丧失时间概念,无法确定时间;感觉超负荷和剥夺可产生许多生理和心理效应,导致肾上腺素释放增加、血压升高、肌紧张、头痛、入睡困难、昼夜睡眠节律倒转等;心理反应有孤独、绝望、情感不稳、幻觉。⑤睡眠剥夺,常发生在入院后 2~7d,因 ICU 特殊的环境和持续心电监护所致。⑥强迫静卧感,在监护或抢救过程中,患者全身多部位被各种联线和导管所缠绕,活动受到限制,难以保持舒适的休息姿势,使他们有一种强迫静卧和捆绑感,因而易产生情感上的忧郁和焦虑。⑦个性丧失,ICU 医护人员有时错误地只关注疾病和损伤,对患者的感觉无暇顾及,谈论病情而不与患者交谈,患者会感到医护人员更关心他们身旁的仪器而非其本身。

2.预防措施。①每日更换电极,在更换时用温湿纱布擦净粘贴部位皮肤并变动粘附位置,以免过度刺激皮肤引起不适,原电极粘贴部位可涂皮炎平霜以减轻过敏症状。②满足患者的空间需要,暂时不用的仪器设备应移走,保持空间环境有序和整洁,尽量减少房间的拥塞感。③控制病房噪声,创造安静舒适的环境,工作人员应做到走路轻、讲话轻、开关门轻,仪器设备的报警声应尽量调低,抢救时应注意保护周围患者,规定探视时间,并要求来访者共同保持病室安静。④创造良好的睡眠环境,调整病室的温度、湿度和光线,减少外界对视、听、触等感觉器官的刺激;做好晚间护理,以助患者入睡;夜间护理操作集中进行,尽量保持患者正常的睡眠周期。⑤向患者简要介绍仪器的使用目的、安全性、仪器设置报警的意义;监护线路和管道限制患者活动和舒适度,要

在尽可能的范围内帮助其变换体位,指导其如何活动而不影响监护效果,减轻患者痛苦。⑥尊重患者人格,加强与患者的沟通,人是生理、心理、社会、文化各层次的综合体,不要只注意监护仪各参数的改变,而忽视了患者的存在;花时间与患者交谈或在实施护理的同时与其沟通,增进护患感情,满足患者需要,解决其实际问题,实现护理的根本目标。

第三节　心脏监护室的护理管理

心血管危重症监护病房(CCU)是应用先进的诊断方法和监测技术,集中优良的设备和医护人员,对急性心肌梗死、严重心律失常、急性心力衰竭及其他心血管重症患者实施严密监护、积极治疗和高质量护理和抢救生命的特殊区域。

一、CCU 的设置原则

1.病房与床位设置。CCU 规模一般按心血管病房总床位的 10% ~ 20% 进行设置。①每个床单位占地面积应有 15 ~ 20m²,使病床周围留有充足空间,方便医护人员从各个方位对患者进行操作、检查和抢救;床头处留有 60cm 的空隙,以便进行紧急救治工作,如气管插管等;每个床单位均有中心供氧和中心吸引装置;床头和设备塔上安装 6 ~ 8 个电源插座,并备有多功能电源插头和各种电缆线等;天花板上设滑轨,输液装置可自由移动;床边有可移动照明装置,灯光强弱可调,经过颜色校正,能正确辨认皮肤颜色。②配备多功能床,病床配有脚轮及制动装置,床头及床脚高度及倾斜度可调,能拆装,配备防压疮床垫,两侧装有可调的护栏;有条件时,可装备具有翻身、按摩、称重等特殊功能的电控床;CCU 还应配备专用的电、气应急设备,保证任何情况下抢救治疗工作的连续性。

2.仪器设备。包括设备塔、中心监护仪、多功能生命体征监测仪、心脏血流动力学监测设备、血氧饱和度监测仪、心电图机、呼吸机、心电除颤器、临时心脏起搏器、主动脉内球囊反搏仪、气管插管及气管切开所需急救器材、简易人工呼吸器、吸氧面罩、输液泵、微量注射泵、雾化吸入器以及急救药品等。

3.护理人员配备。CCU 中的护理工作繁重,护理人员与患者比例应按(1 ~ 2):1,以保证护理质量,护士应是参与临床工作 3 年以上者,胜任各项复杂的护理工作。CCU 护士要相对固定,职责清楚,分工明确,配合默契。

二、CCU护士的业务与道德素质要求

CCU收治对象为急、危、重心血管病患者,病情变化快,有不可预料性。如果发生心脏、呼吸骤停,有效抢救时间极有限,通常不超过5min,其间配合需要完成众多复杂的抢救措施,因此对护士要求高。①身体素质好,爱岗敬业。②具备扎实的医学基础理论知识和有效获取知识的能力。③有丰富的临床经验,敏锐精细的观察力和较强的应变能力,对突发问题迅速做出反应。④具有良好的沟通、评判性思维能力。⑤掌握CCU内各种仪器的护理操作。⑥具有呼吸支持的能力(气管插管、机械通气等)。⑦具有识别心律失常及分析有创血流动力学监测的能力。⑧理解各种化验结果的意义并具有立即反馈的能力。⑨CCU护士应掌握以下各项抢救操作的护理流程:心、肺、脑复苏的抢救流程,急性心肌梗死的抢救流程,急性心肌梗死合并心力衰竭、心源性休克、严重心律失常的抢救流程,急性心肌梗死溶栓的抢救流程,急症PCI抢救流程,临时起搏器操作配合的抢救流程,主动脉内球囊反搏操作配合的流程。

三、CCU的管理制度

1. CCU患者的收治。收治各种心血管危重症,如急性心肌梗死合并心源性休克、心力衰竭、心律失常患者;急性心肌梗死患者静脉溶栓;急诊或择期冠状动脉介入治疗患者;不稳定型心绞痛患者;心肺复苏后患者;拟行主动脉内球囊反搏治疗患者;高血压急危症;急性心力衰竭;需要进行有创动脉血压、漂浮导管监测的患者;恶性心律失常需要监测的患者等。

2. 探视管理。CCU应进行外来人员限制与管理。护士在患者入CCU时应向患者及家属介绍主管医生、责任护士,交代病室环境和探视管理制度。CCU病室内无家属陪住,患者入住CCU后,家属在家属休息室静候,家属可留下电话、地址以便及时联系。待患者病情较稳定、暂无危及生命可能时,安排探视。限制一次探视人数和时间。

3. 设备管理。CCU内电子仪器设备多,各种仪器均应处于备用状态,如除颤器放在随手可及之处,参数调节钮打开在使用指数位置,使之接通电源后即可使用。设备需要严格管理,各种抢救仪器的完好率应保持100%,避免因疏忽延误抢救,造成重大损失。①CCU护士应熟悉各种仪器的性能,掌握仪器的操作、消毒及管理。②及时进行仪器的清洁、消毒,定期检查和维修,一旦发生故障,要及时报告、记录,由专职技师负责排除。③CCU仪器应由专人负责,一

般不得外借或挪用;每班均要对仪器设备进行交接和记录;抢救器械定位置、定数量、定品种,以保证应急使用;注意防潮、防热、防腐蚀。④对各种仪器、设备应建立档案,登记造册,保存说明书及维修卡等。

4. CCU安全管理。①加强对医护人员安全服务教育,严格执行CCU病室的规章制度和技术常规。②严格电源系统管理,设有稳压、照明、大功率用电及备用电源4套装置,由专职人员负责用电及检查维修。③要备有足够的消防器材。④CCU患者的安全管理,危重患者易产生恐惧、悲伤心理,医护人员应关怀、尊重患者,掌握其心理变化,做好心理护理,防自伤、自杀、坠楼等;对意识障碍的患者要严防发生意外,如坠床、摔伤、烫伤、义齿吞入、拔除管道等,必要时给予加床挡及适当的约束。

5. CCU环境管理。①CCU病房空间要相对足够大,周围环境要相对安静,以方便治疗和减少患者之间的相互干扰。②保证病房有适当的温度、湿度,减少污染,减少人员的流动,降低院内感染率,提高治疗效果。③有良好的通风条件、照明环境,有较好的隔音条件。

四、CCU的感染监控

(一)CCU感染的原因

CCU感染的原因主要包括:①患者长期卧床,抵抗力低下,易感人群密集;②医疗仪器消毒与灭菌不彻底;③介入性检查与治疗多,易造成侵袭性感染;④内环境的污染与无菌技术操作不严;⑤抗生素应用不合理及免疫抑制剂的应用。

(二)CCU感染的途径

CCU感染的途径主要包括:①空气传播;②接触传播,污染的敷料、器械、食品及药剂等直接传播;由医护人员手、鼻、口腔等处的细菌间接传播;③自身感染。

(三)CCU感染的预防和控制

切断感染链,保护易感人群,保护人体正常免疫功能和微生态平衡是预防和控制CCU内感染的原则,还要加强医院感染监测。

1. 设施与设备。CCU的感染管理必须从基础设施抓起。房间布局要合理,设置缓冲间,还应设置空气净化调节装置、隔离病房(单间)、消毒洗手及更衣设备。两床间距应在1～2m,以降低尘埃和飞沫造成的交叉感染,每床上方应有紫外线灯,以便进行消毒。病区入口及水池旁配备洗手液和手消毒剂,张贴洗手方法与洗手标志,配备擦手小方巾,一用一消毒或配备擦手纸巾。

2.人员要求。CCU医护人员应有较强的预防感染的意识,了解和掌握感染监测的各种知识和技能,并能自觉执行各种消毒隔离制度。医务人员在接触患者、执行各种技术操作前后、护理2名患者之间、处理大小便之后、进入或离开监护病房时均应洗手。注意患者各种留置管路的观察、局部护理与消毒,在各项护理操作中,严格遵守无菌操作原则,预防各种继发感染发生;定期进行生物学监测及合理使用抗生素,预防菌群失调等;严格探视制度,限制探视人数,探视者进入CCU前更衣、换鞋、戴帽子、口罩,与患者接触前要洗手。

3.空气净化及环境消毒。①通风是减少空气中致病微生物有效而又简易的方法,每日开窗通风换气2～3次,每次20～30min。②紫外线消毒,紫外线灯距地面2.5m左右,强度应>70μLW/cm²,每日照射2次,每次20～30min。③喷雾或擦拭消毒,室内无患者时,可用1%的过氧乙酸喷雾消毒,病房内物体表面如床头柜、桌、椅、凳子、水池、水龙头、门把手、各种台面等,用0.05%的有效氯消毒液或用0.2%的过氧乙酸进行擦拭消毒,每日2～3次;有污染随时消毒,消毒剂的浓度视污染的情况适当增加;地面坚持湿式清扫,每日用0.05%的有效氯消毒剂或用0.2%的过氧乙酸拖地,每日2～3次。④设备及用物消毒,感染患者使用的器具与非感染患者的要分开处理;治疗装置在使用前严格消毒,螺纹管尽量使用一次性物品;呼吸机管道、湿化器、呼吸活瓣等可拆卸部分应定期(24～48h)更换消毒,浸泡、晾干后环氧乙烷熏蒸;体温计使用后用0.05%的有效氯消毒剂浸泡消毒30min,血压计、听诊器等每次使用前用75%的乙醇(酒精)擦拭消毒;CCU病房尽量使用一次性医疗用品,用后装黄色塑料袋,分层封扎送焚烧。

参考文献

[1]崔杏芳.实用全科护理技术[M].长春:吉林科学技术出版社,2019.

[2]葛均波,徐永健.内科学[M].8版.北京:人民卫生出版社,2013.

[3]顾炜.护理管理学[M].北京:清华大学出版社,2016.

[4]蒋红,高秋韵.临床护理常规[M].上海:复旦大学出版社,2010.

[5]旷惠桃.运用《金匮要略》理论指导风湿类疾病临证心得[J].湖南中医杂志,2011,7(5):2.

[6]李丹,冯丽华.内科护理学[M].3版.北京:人民卫生出版社,2014.

[7]秦元梅.护理管理学[M].郑州:河南医科大学出版社,2017.

[8]史冬雷.危重症护理教程[M].北京:中华医学电子音像出版社,2019.

[9]王洪飞.内科护理[M].北京:科学出版社,2017.

[10]许虹.急危重症护理学[M].北京:人民卫生出版社,2011.

[11]叶志霞,皮红英,周兰姝.外科护理[M].上海:复旦大学出版社,2016.

[12]张新宇.出血性疾病的临床治疗[J].中外健康文摘,2011,8(4):226-227.

[13]周静.护理管理学[M].北京:科学技术文献出版社,2017.

[14]周英娜,杨惠芹,赵云兰.临床重症监护学[M].北京:中医古籍出版社,2017.